SHIPINJIANYANZHUANYE

国家中等职业教育改革发展示范校建设项目成果教材

食品检验专业

食品营养素检测

SHIPIN YINGYANGSU JIANCE

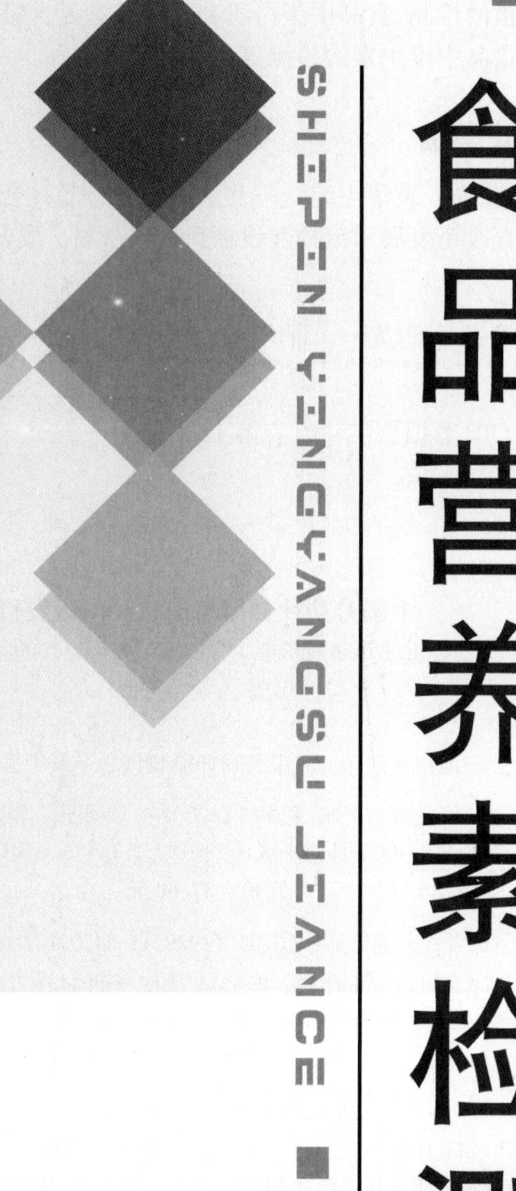

张磊　黄华　主编

中国劳动社会保障出版社

简介

本书为国家中等职业教育改革发展示范校建设项目成果教材，可供中等职业技术学校食品检验专业使用，主要内容包括食品中水分含量的检测、食品中脂肪含量的检测、食品中碳水化合物含量的检测、食品中蛋白质和氨基酸态氮含量的检测、食品中灰分和矿物质含量的检测以及食品中维生素的检测等。

图书在版编目（CIP）数据

食品营养素检测/张磊，黄华主编．—北京：中国劳动社会保障出版社，2013
国家中等职业教育改革发展示范校建设项目成果教材．食品检验专业
ISBN 978-7-5167-0498-1

Ⅰ．①食…　Ⅱ．①张…　②黄…　Ⅲ．①食品营养-营养素-检测-中等专业学校-教材
Ⅳ．①R151.4

中国版本图书馆 CIP 数据核字（2013）第 152839 号

中国劳动社会保障出版社出版发行
（北京市惠新东街 1 号　邮政编码：100029）
出 版 人：张梦欣

*

三河市潮河印业有限公司印刷装订　　新华书店经销
787 毫米×1092 毫米　16 开本　15 印张　240 千字
2013 年 7 月第 1 版　　2022 年 9 月第 4 次印刷
定价：37.00 元

读者服务部电话：（010）64929211/84209101/64921644
营销中心电话：（010）64962347
出版社网址：http://www.class.com.cn
http://jg.class.com.cn

序

作为国家第一批中等职业教育改革发展示范学校，北京一轻高级技术学校开发设计了一批对接产业结构调整升级要求，反映新知识、新工艺、新材料、新技能，符合技术技能型人才成长规律的发展改革示范教材。

职业教育承担着帮助学生构建起专业理论知识体系、专业技术框架体系和相应职业活动逻辑体系的任务，而这三个体系的构建需要通过专业教材体系和专业教材内部结构得以实现。为此，在开发设计时，依据教材在构建知识、技术、活动三个体系中的作用，不同课程的教材采用了不同的内部结构设计和编写体例。

承担专业理论知识体系构建任务的教材，例如《食品检验技术基础》强调了专业理论知识体系的完整性与系统性，不强调专业理论知识的深度和难度，注重培养学生对专业理论知识整体框架的把握和应用能力。

承担专业技术框架体系构建任务的教材，例如《电工电子技术应用》强调学生对专业技术整体框架的把握，培养学生对新技术的学习能力，注重让学生在技术应用过程中提高实际操作的能力，同时培养学生职业活动过程中的技术比较与选择能力。

承担职业活动逻辑体系构建任务的教材，依据不同职业活动对从业人员应有特质的要求，分别采用了过程驱动、情景驱动的方式，形成了"做中学"的结构与体例。例如《常用机床及起重机电气维修》等技术类专业教材，采用过程驱动的教材结构，反映了技术职业活动的过程导向特点。这对于培养从事制造业等技术技能型人才过程导向的思维方式、行为的标准规范、准确的技术语言，特别是对尊重工艺规范和追求标准与精度价值的敏感特质的形成，将是十分有效的。《物流客户服务》等服务类专业教材，采用情景驱动的教材结构，反映了服务职业活动的情景导向特点。这对于培养从事现代服务业技能型人才的个性化服务理念、规范而又不失灵活的行为方式、富有情感的语言和交往沟通能力，将起到积极的促进作用。

在教学目标的确定以及教材内容、结构、素材的设计和选择上，教材还充分利用课程标准与国家职业资格标准、课程内容与典型职业活动、教学过程与职业活动逻辑、教材素材与职业活动案例的对接，力图实现工学结合。因此，这批教材不但符合我国经济发展方式转变、产业结构调整升级的新形势，而且十分适合"做中学、学中做"的教学方法，有利于学生职业素质和职业能力的形成。

2013 年 6 月

国家中等职业教育改革发展示范校建设项目成果教材
食品检验专业编委会

本书主编： 张　磊　黄　华

前言

为落实教育部、人力资源和社会保障部、财政部《关于实施国家中等职业教育改革发展示范学校建设计划的意见》文件精神，对接本地产业结构升级调整要求，大力推进职业院校课程体系改革，增强技能人才培养的针对性与适应性，我们组织多年从事食品检验专业教学的骨干教师和企业专家，在充分调研企业岗位要求和学校教学需求的基础上，开发编写了这套食品检验专业改革教材，包括《食品检验技术基础》《食品感官检验》《食品微生物检验》《食品营养素检测》《食品快速检测》和《食品安全检测》。

本套教材开发工作的重点有以下几个方面：

第一，根据食品检验岗位真实的工作任务设置学习情境。首先以典型性、实践性、职业性、先进性为原则选取工作任务，在此基础上，对其进行转化、补充，并结合相关理论知识，使之成为学习任务，同时融入职业素质内容，使学生在掌握理论知识、专业技能的同时，逐步形成和提高个人职业素养。

第二，根据学生的认知规律和职业能力形成规律组织教材内容，创新编写模式。以食品检验岗位需要的能力为主线，由简单到复杂，由单项到综合安排学习任务。学生通过完成不同的任务，掌握食品分析与检测全过程的工作技能，实现职业能力的提高。

第三，根据食品检验岗位的实际需要和《国家职业标准·食品检验工（中级）》对知识和技能的要求，同时依据现行食品安全国家标准设计学习任务的实施过程，使学生在完成食品分析与检测任务的过程中掌握相关知识和分析方法，并提高对国标方法的解读能力和执行能力。

第四，根据学生的学习特点确定教材的呈现形式。注重利用图表、现场照片和实物照片辅助讲解知识点和技能点，突出教材的直观性，激发学生的学习兴趣。

本套教材的编写得到了北京市人力资源和社会保障局职业技能开发研究室、北京市食品安全监控中心、北京市食品及酿酒产品质量监督检验一站、北京市燕京啤酒股份有限公司、北京义利面包食品有限责任公司、北京龙徽酿酒有限责任公司、北京红星股份有限公司和北京家乐福超市双井店等单位的大力支持，在此表示诚挚的谢意！

由于时间和编者水平有限，书中不妥之处在所难免，恳请读者批评指正。

食品检验专业编委会

2013 年 7 月

目录 CONTENTS

项目一　食品中水分含量的检测 /1

任务 1　面粉中水分含量的检测……7

任务 2　糕点中水分含量的检测……19

项目二　食品中脂肪含量的检测 /31

任务 1　萨其马中脂肪含量的检测……33

任务 2　午餐肉中脂肪含量的检测……46

任务 3　牛奶中脂肪含量的检测……55

项目三　食品中碳水化合物含量的检测 /67

任务 1　软糖中还原糖含量的检测……70

任务 2　糕点中总糖含量的检测……83

任务 3　粉条中淀粉含量的检测……93

项目四　食品中蛋白质与氨基酸态氮含量的检测 /109

任务 1　牛奶中蛋白质含量的检测……110

任务 2　酱油中氨基酸态氮含量的检测……120

项目五　食品中灰分和矿物质含量的检测 /137

任务 1　麦片中总灰分含量的检测……141

任务 2　香辛料中水不溶性灰分含量的检测……150

任务 3　葡萄酒中铁含量的检测……159

任务 4　加盐味精中氯化钠含量的检测……174

任务 5　乳酪中钙含量的检测……188

项目六　食品中维生素的检测 /204

任务 1　果汁中维生素 C 含量的检测……205

任务 2　复合维生素片剂中维生素 B_2 的检测……217

项目一
食品中水分含量的检测

【先导知识】

水是维持动物、植物和人类生理功能必不可少的物质之一，也是食品的重要组分。不同种类的食品水分含量差别很大，例如鲜菜为 79.7% ～ 97.1%，鲜瘦肉为 52.6% ～ 77.4%，乳类为 87% ～ 89%，蛋类为 73% ～ 75%；即使是干态食品，也含有少量水分，如面粉为 12% ～ 14%、饼干为 2.5% ～ 4.5%。在食品体系内，水不仅以纯水状态存在，而且还常常溶解一些糖类、盐类等可溶性物质；淀粉、亲水性蛋白质等高分子物质也会分散在水中从而形成凝胶，赋予食品一定的形态；即使不溶于水的物质如脂肪和某些蛋白质，也能在适当的条件下分散于水中成为乳浊液或胶体溶液。因此，水分是食品的重要成分，控制食品中的水分含量，对于保持食品的感官性状、维持食品中其他组分的平衡关系、保证食品的稳定性十分重要。

一、检测食品中水分含量的意义

1. 水分含量影响食品的品质

食品体系的组成离不开水，一定的水分含量可保持食品的品质。但是，当某些食品的水分增加或减少到一定程度时，会对食品的品质产生影响。如新鲜面包的水分含量若低于 30%，其外观形态就会干瘪，失去光泽；水果硬糖的水分含量一般控制在 3.0% 左右，过低会出现反砂现象，过高则易反潮。此外，在肉类加工中，如香肠的口味与吸水、持水的情况关系十分密切。

2. 水分含量影响食品的保藏

食品中的水分在食品保藏中也是一个关键因素，其含量的高低会影响到某些食品的风味、腐败和发霉。如全脂乳粉的水分含量必须控制在 2.5% ～ 3.0% 以内，因为这种条件不利于微生物的生长，可延长保质期。若水分含量提高，则易造成奶粉结块、变色、储藏期变短；此外，对于有些食品，如果水分含量过高，则会发生组织形态软化、弹性降低或者消失的现象。

3. 水分含量是食品生产的重要经济指标

对于食品生产企业，检测食品原料中的水分含量，有利于实行工艺监督、进行成本核算，对提高经济效益均具有重要意义。如鲜奶含水量为87.5%，需要计算用多少这种牛奶才能生产一吨含水量为2.5%的奶粉（7∶1出奶粉率）；又如生产面包，需要根据面粉的含水量计算和面的用水量，加水适量才能保证面团的韧性，使生产出的面包软硬度、口感、体积等质量指标合格。

由此可见，水分含量是食品的一项重要理化指标，合理控制食品中的水分，不仅可以保证食品品质、延长食品货架寿命、防止霉变，还有利于改善食品加工工艺技术、提高产品出品率和经济效益。

二、水分在食品中的存在状态

不同食品的水分含量差异很大，根据水分在食品中所处的状态不同以及与非水组分结合强弱的不同，可把食品中的水分为以下三类：

1. 自由水

自由水也称游离水，是指在食品组织或细胞外能够自由移动的、在低温下容易结冰，也能溶解溶质的水。在自由水中，可发生一些能使食品变质的反应及微生物活动。在高水分含量的食品中，自由水含量可以达到总含水量的90%以上。

2. 结合水

结合水也称束缚水，是指构成蛋白质、糖等胶粒周围水膜的水，也是食品中与非水组分结合最牢固的水。结合水不易流动，不能作为溶质的溶剂；也不易结冰，其冰点往往在-40℃左右；微生物及其孢子也不能利用结合水进行生命活动。

3. 化合水

化合水是指食品中物质分子间生成新的化合物产生的水，如葡萄糖、麦芽糖、乳糖的结晶水或果胶、明胶所形成冻胶中的结合水。

相对而言，自由水易于分离；结合水和化合水的分子与物质分子间的引力要比自由水大得多，不易于分离。因此，在食品中，以自由水形态存在的水分在加热时容易蒸发；而以另外两种形态存在的水分，其蒸发则不如自由水来得容易，若进行长时间的加热，非但不能将其去除，反而会使食品发生变质，影响分析结果。所以，水分测定要在一定的温度、时间和规定的操作条件下进行，方能得到准确的结果。

食品中的自由水含量与其品质有密切关系，通常所研究的主要是自由水。如饼干生产中自由水的在线控制，食品微生物的生长、繁殖也取决于其中自由水的含量。

三、检测食品中水分的方法

食品中水分含量的检测有多种方法，根据检测原理可分为直接法和间接法。其中直接法是利用水分本身的物理、化学性质来测定水分的方法，如干燥法（直接干燥法、真空干燥法）、蒸馏法和卡尔·费休法。直接法准确度高、重复性好，但是花费时间多，且主要靠人工操作，广泛应用于实验室内。间接法是利用食品的相对密度、折射率等物理性质测定水分的方法。间接法不需要除去样品中的水分，测定速度快，有专用的水分测定仪，能自动连续测量，适用于食品工业生产过程中的在线或现场物料中水分的测定。但间接法的准确度低于直接法，若对样品的要求高，检测结果则需要与直接法进行对照校正。

目前，测定食品水分主要依据食品安全国家标准《食品中水分的测定》（GB 5009.3—2010），标准中规定了直接干燥法、真空干燥法、蒸馏法、卡尔·费休法四种方法。其中干燥法因操作简便、准确度高，广泛应用于食品中水分含量的检测。

此外，红外线干燥法、化学干燥法和微波干燥法等因操作简便、快速，在某些食品或原料的水分检测中也有较普遍的应用。

1. 干燥法

在一定的温度和压力下，通过加热方式将样品中的水分蒸发完全，并根据样品加热前后的质量差来计算水分含量的方法，称为干燥法，包括直接（常压）干燥法和真空（减压）干燥法。干燥法属于分析方法中的重量分析法。

应用干燥法测定水分时，应注意以下问题：水分是样品中唯一的挥发物质，因为食品中挥发组分的损失会造成测量误差，例如醋酸、丙酸、丁酸、醇、酯和醛等；干燥法可以较彻底地去除水分，如果食品中含有较多的胶态物质，就很难通过直接干燥法来排除水分；在加热过程中，如果样品中的其他组分之间发生化学反应，由此而引起的质量变化可以忽略不计。

使用干燥法测定水分时，操作条件的选择非常重要，主要包括：样品量的控制、称量瓶的选择、干燥设备、干燥温度和干燥时间的选择等。

（1）样品量的控制。测定时样品量一般控制在待干燥后残留物为 1.5 ～ 3 g。对于水分含量较低的固态、浓稠态食品，通常将样品的质量控制在 3 ～ 5 g，样品质量的控制量依水分含量的增加而增加。对于液态样品质量应控制在 15 ～ 20 g 为宜。

（2）称量瓶的选择。测定食品的水分可选择铝制或玻璃称量瓶。玻璃称量瓶能耐酸碱，不受样品性质的限制，常用于直接干燥法；铝制称量瓶质量轻，导热性强，但对酸性食品不适宜，常用于真空干燥法。对于称量瓶规格的选择，原则上应控制样品厚度不超过瓶高的 1/3 为宜。

（3）干燥设备。干燥设备是指用于加热挥发食品中水分的设备，一般选择电热干燥箱和真空电热干燥箱，分别用于直接干燥法和真空干燥法。电热干燥箱有各种形式，包括对流型、强力循环通风型。对流型温差最大；强力循环通风型由风扇强制空气在烘箱内做循环运动，温差最小，但轻质试样会飞散。最好选用风量可调节的干燥箱，使干燥箱上隔板 1/3 ～ 1/2 面积的温度能保持在规定温度的 ±1℃的范围内，符合测定的要求。为保证测定温度的恒定，以及减少取出过程中因吸潮而产生的误差，一般称量瓶最好为 8 ～ 10 个，并列在隔板的靠中心位置。

（4）干燥温度的选择。直接干燥法的干燥温度一般控制在 95 ～ 105℃，对热稳定的样品（如谷类）可提高到 120 ～ 130℃；对还原糖含量高的食品应先用低温（50 ～ 60℃）干燥 0.5 h，再用 95 ～ 105℃干燥。真空干燥法的干燥温度一般控制在 60 ～ 80℃。

（5）干燥时间的选择。确定干燥时间有两种方法，第一种方法是干燥至恒重，基本能保证水分完全蒸发；第二种方法是规定一定的干燥时间。前者基本能保证水分蒸发完全，后者则需要根据测定对象的不同而规定不同的干燥时间。通常，后者的准确度不如前者，故一般采用干燥至恒重的方法，对水分测定结果准确度要求不高的样品可采用第二种方法。

在干燥过程中，一些食品原料可能易形成硬皮或结块，从而造成不稳定或错误的水分测量结果。为了避免此类情况的发生，可以使用清洁干燥的海砂与样品一起混匀。加入海砂的作用有两个：一是防止样品表面形成硬皮；二是可以使样品分散，有利于水分蒸发。海砂的用量依样品量而定，一般每 3 g 样品加入 20 ～ 30 g 的海砂。

2. 蒸馏法

基于两种互不相溶的液体二元体系的沸点低于各组分沸点的原理，将食品中的水分与甲苯或苯共沸蒸馏即可得到食品中的水分。由于两种液体的密度不同，馏出液会在接收管中分层，根据馏出液中水的体积，即可计算出样品中的水分含量。

蒸馏法测定水分的过程因在密闭容器中进行，加热温度比直接干燥法低，故对易氧化、易分解、热敏性以及含有大量挥发性组分样品的测定准确度明显优于干燥法。该法设备简单，操作方便，现已广泛用于谷类、果蔬、油类、香料等多种样品的水分测定，尤其对于香料，此法是唯一、公认的水分含量最标准的分析法。

3. 卡尔·费休法

卡尔·费休法简称费休法，是 1935 年由卡尔·费休（Karl Fischer）提出的关于水分容量测定的分析方法，是最准确、最专一的测定水分方法。卡尔·费休法适用于含有 1% 或更多水分的样品，广泛应用于面粉、茶叶、砂糖、人造奶油、蜂蜜、乳粉等食品的水分检测。通常，凡不能用于常压干燥法或减压干燥法测定的样品，都可采用此法进行测定。

另外，此法不仅可以测得样品中的自由水，而且可测出结合水，测得的结果更能客观地反映出样品中的总水分含量。

4. 其他干燥法

（1）微波烘箱干燥法。微波是指频率范围为 103 ～ 105 MHz 的电磁波。微波加热是靠电磁波把能量传播到被加热物体的内部使水分蒸发，这种加热方法具有加热速度快、加热均匀性好、加热易于瞬时控制、加热效率高等特点。

在食品工业中，部分食品在被包装之前可利用微波烘箱干燥法快速测定食品在生产过程中的水分含量，并据此加以调整。例如，在加工干酪时，在原料加入容器之前，可利用此法分析原料的组成成分，并在搅拌之前调整成分，且在以后的几个月内都应用微波烘箱干燥法来有效地控制水分。

（2）红外线干燥法。红外线干燥法通常应用红外线快速水分测定仪（见图 1—0—1）来测定食品中的水分。仪器以红外线发热管为热源，通过红外线的辐射热和直射热加热试样，高效、迅速地使水分蒸发。样品在干燥过程中，红外线水分测定仪的显示屏上会直接显示出水分的变化过程，直至达到恒定值即为样品的水分含量。与采用热传导和对流方式的普通烘箱相比，热渗透至样品中蒸发水分所需的干燥时间能显著缩短 10 ～ 25 min。但精密度较差，可作为简易法用于测定 2 ～ 3 份样品的大致水分，或快速测定在一定允许偏差范围内样品的水分含量。

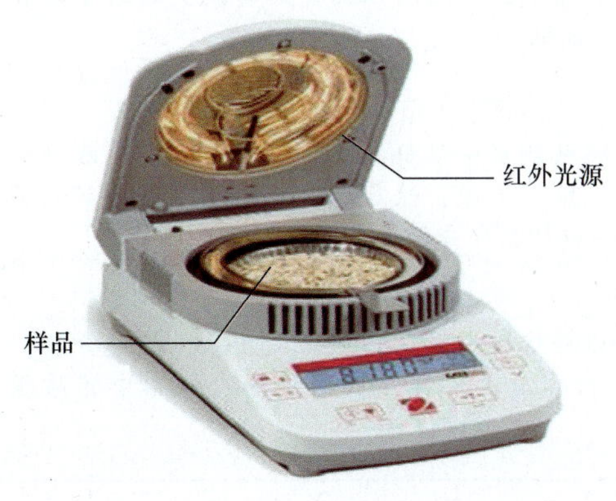

图 1—0—1 红外线快速水分测定仪

由于红外线干燥是使物体表面由表及里地获得热量，故干燥速度快、时间短。该方法广泛用于对谷物、咖啡、可可、花生、肉制品、乳粉等食品的水分含量检测。随着计算机技术的发展，红外线快速水分测定仪的性能得到了很大的提高，在测定精度、速度、操作简易性、数字显示等方面都表现出优越的性能。

由于食品种类繁多，样品性质差异很大，且分析的目的和要求各异，同时，各种方法的适用范围不同，因此，在实际工作中应合理选择水分的测定方法。需要注意的是，在测定水分含量时，必须要预防在操作过程中所产生的水分得失误差，或尽量将其控制在最低范围内。因此，任何样品都需要尽量缩短其暴露在空气中的时间，并尽可能地减少样品在碾碎过程中产生的摩擦热，否则会影响样品的水分含量，造成不必要的误差。

【知识链接】质量分析法

质量分析法是指通过称量物质的质量来测定被测物质组分质量分数的一种方法。一般是将被测组分从试样中分离出来，转化为可定量称量的形式，然后用称量方法测定被测组分的质量分数。

由于质量分析法是直接用分析天平称量质量而得到分析结果，因此，它是常量分析中准确度较好、精密度较高的分析方法之一。一般测定的相对误差不大于0.1%。

根据被测组分分离方法的不同，质量分析法分为挥发法、萃取法和沉淀法三类，其原理和应用见表1—0—1。

表1—0—1　　质量分析法的原理及在食品分析中的应用

方法	原理	应用
挥发法	将一定质量的样品加热或与某种试剂作用，使被测成分生成挥发性的物质逸出，然后根据样品所减少的质量计算被测成分的质量分数	对食品中水分、灰分的测定
萃取法	利用萃取剂将被测成分从样品中萃取出来，通过蒸干萃取剂将萃取物浓缩、干燥，然后称量萃取物，根据萃取物的质量计算样品中被测成分的质量分数	对食品中脂肪的测定
沉淀法	使被测成分以难溶化合物的形式沉淀出来，经过分离，然后称取沉淀物的质量来计算被测成分在样品中的质量分数	对水质中硫酸盐质量分数的测定

任务 1 面粉中水分含量的检测

【学习目标】

1. 掌握用直接干燥法测定食品水分含量的原理和应用范围。
2. 掌握食品中水分含量的测定条件。
3. 能遵守安全操作规程，熟练使用电热干燥箱。
4. 能在教师指导下，以小组协作方式，应用直接干燥法测定不同种类食品的水分含量。

【任务引入】

面粉的水分含量是面粉品质的重要指标之一，合理的水分含量既有利于面粉的长期储存，也能够确保生产出的产品具有良好的组织结构和口感。如果面粉中水分含量过高，易发热、发霉、变质、生虫，就会严重影响面粉的品质。因此，面粉生产企业应严格控制生产工艺，检验部门则应严格按照相关标准检测面粉的水分含量，以确保产品的品质。本任务将完成面粉中水分含量的检测工作。

【任务分析】

根据面粉中不含有易挥发物质的特点，其水分含量的检测可采用国家标准《食品中水分的测定》（GB 5009.3—2010）中的直接干燥法进行。

【相关知识】

一、直接干燥法

1. 检测原理

直接干燥法的检测原理是在一定温度下，食品中的水分受热后产生的蒸汽压高于在电热干燥箱中的分压，使食品中的水分蒸发出来，同时，不断地加热和排走水蒸气，从而达到完全干燥的目的。食品中的水分一般指在 100℃左右直接干燥的情况下所失去物质的质量，食品在加热前后的质量差即为水分含量。

2. 适用范围

直接干燥法适用于 95 ～ 105℃下、不含或其他挥发性物质含量较低且对热稳定的食品，如谷物及其制品、淀粉及其制品、味精、调味品、水产品、豆制品、乳制品、肉制品、啤酒花、发酵制品和酱腌菜等食品水分含量的测定。该法不适合含易挥发物质、高脂肪、高糖及含有较多的高温易氧化、易挥发、易分解物质的食品。

另外，直接干燥法所用设备简单，测定结果准确，但测定时间较长。

3. 恒重

在使用直接干燥法时，要观察水分是否蒸发干净，但并没有一个直观的指标，只能依靠是否达到恒重来判断。在测定水分含量时，恒重是指供试品连续两次干燥后的质量差异在 2 mg 以下的质量。干燥至恒重的第二次及以后各次称重均应在规定条件下继续干燥 1 h，在每次干燥后应立即取出放入干燥器中，待冷却至室温后称量。

4. 样品的制备

样品的制备依食品的种类、存在状态不同而不同。一般情况下，食品以固态（如面包、饼干、乳粉等）、浓稠态（如炼乳、糖浆、果酱等）和液态（如牛乳、果汁等）存在。

（1）固态样品。固态样品必须磨碎，混匀，过 20 ～ 40 目筛。在磨碎过程中，要防止样品中水分的变化。样品水分含量在 14% 以下称为安全水分，即在实验室条件下进行粉碎过筛处理，水分含量一般不会发生变化，可以直接测定。

对于水分含量在 14% 以上的样品，在粉碎过程中水分会显著损失，因此，需要采用两步干燥法。如检测面包之类的谷类食品，做法是先将样品称出总质量后，切成 2 ～ 3 mm 厚的薄片，在自然条件下风干 15 ～ 20 h，使其与大气湿度大致平衡，然后再次称量，并将样品粉碎、过筛、混匀，放于称量瓶中以烘箱干燥法测定水分含量。两步干燥法所得分析结果的准确度比直接用一步法要高，但费时较长。

（2）浓稠态样品。浓稠态样品加热干燥时，其表面易于结硬壳焦化，使其内部水分蒸发受阻，故在测定前，需加入精制海砂或无水硫酸钠搅拌均匀，以增大蒸发面积。但是在测定过程中，应先准确称样，再加入已知质量并恒重的海砂或无水硫酸钠，搅拌均匀后干燥至恒重。糖浆、甜炼乳等浓稠液体一般要加水稀释，如糖浆稀释液的固形物含量应该控制在 20%～ 30%。

（3）液态样品。液态样品若直接置于高温下加热，可因沸腾造成样品的损失，故应先低温浓缩后再进行高温干燥。测定前先称取样品放于已烘干至恒重的蒸发皿内，置于热水浴上蒸发至近干，再移入干燥箱干燥至恒重。

5. 方法说明和注意事项

（1）直接干燥法所用的设备和操作都比较简单，但是，由于直接干燥法不能完全排出食品中的结合水，所以它不可能测定出食品中的真实水分含量。

（2）用直接干燥法测得的水分质量中包含了所有在100℃下失去的挥发物的质量，如微量的芳香油、醇、有机酸等挥发性物质的质量。

（3）含有较多氨基酸、蛋白质及羰基化合物的样品，若长时间加热会发生羰氨反应，析出水分而导致误差，宜采用其他方法测定水分含量。

（4）测定水分含量之后的样品，可以用来测定脂肪、灰分的含量。

（5）经加热干燥的称量瓶要迅速放到干燥器中冷却；干燥器内一般采用硅胶作为干燥剂，当其颜色由蓝色减退或变成红色时，应及时更换，在135℃条件下烘干2～3 h后再重新使用。

6. 食品水分含量测定产生误差的原因

（1）样品在制备过程中，水分蒸发或吸湿导致水分含量发生变化。

（2）样品中含有易挥发物质。

（3）样品中某些成分和水结合，限制水分的挥发，使结果偏低。

（4）加热过程中浓稠样品表面产生薄膜，导致水分蒸发不完全。

（5）烘干结束后样品重新吸收水分。

二、电热鼓风干燥箱的使用及维护

电热鼓风干燥箱的结构如图1—1—1所示。

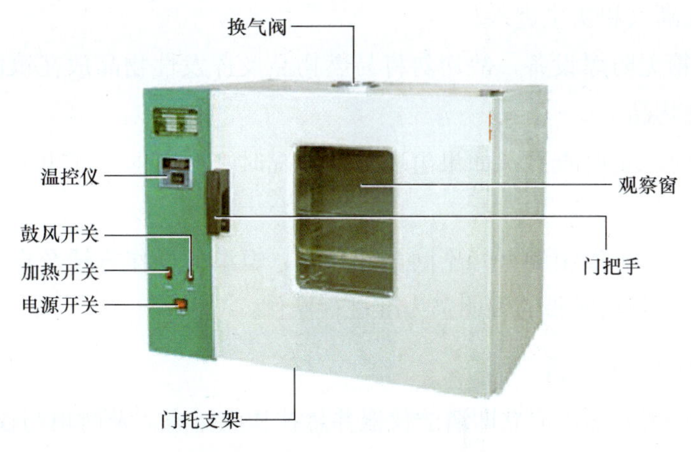

图1—1—1　电热鼓风干燥箱

1. 使用方法

（1）将电热鼓风干燥箱放在室内水平处。

（2）接通电源，开启设备开关，红色指示灯亮，表示电源已接通，加热器开始工作。

（3）将实验物放入干燥箱内，将玻璃门与外门关上，将箱顶部的换气阀适当旋开。

（4）拨动“鼓风开关”至“开”处，鼓风电动机开始运转。

（5）通过操作面板将温度调至所需温度（按照设备操作规程操作）。红色指示灯亮，表示加热器工作。

（6）箱内温度达到设定值，绿色指示灯亮，开始计时。

（7）当达到处理时间时，关闭设备开关，待温度降至80℃以下时开启箱门，取出物品（操作时注意戴手套）。

（8）关闭电源。

2. 使用注意事项

（1）使用前必须注意所用电源电压是否相符；使用时，必须将电源插座接地极按规定进行有效的接地。

（2）在通电使用时，切忌用手触及箱内的电气部分或用湿布擦抹及用水冲洗。

（3）电源线不可缠绕在金属物上，不可放置在高温或潮湿的地方，以防止因橡胶老化导致漏电。

（4）试验物品放置在箱内不宜过挤，使空气流动畅通，保持箱内受热均匀，内室底板因靠近电热器，故不宜放置试验物品。在试验时应将箱上部的换气阀门适当旋开，以利于调节箱内温度。

（5）干燥物品时，顶部的换阀门应适度旋开，以便水蒸气逸出；停止使用时换气阀应关闭，以免潮气和灰尘进入。

（6）干燥箱无防爆设备，故切勿将易燃物品及挥发性物品放在箱内加热。箱体四周不可放置易燃物品。

（7）使用时应定时查看，如果出现异常情况时，应立即关闭电源，请专业人员查看并检修。

（8）电热鼓风干燥箱的型号不同，其升温、恒温的操作方法及指示灯的颜色也有差异，使用时应以随箱所带的说明书为准进行操作。

3. 日常维护与清洁

（1）每次使用完毕，应立即清洁仪器并悬挂相应标志，及时填写仪器使用记录。

（2）干燥箱要保持清洁，在清洗时应用软布蘸中性洗涤剂擦洗，再用干布擦干。

（3）干燥箱中的铁丝网上勿放置腐蚀性的物质，以免腐蚀箱体内部。

（4）用细软布擦拭箱体表面污迹、污垢，目测无洗涤剂残留后，再用干净的抹布擦干。

（5）效果评价：设备内外表面应该光亮、整洁，没有污迹。

【任务实施】

参照图 1—1—2 所示流程，完成面粉中水分含量的检测工作。

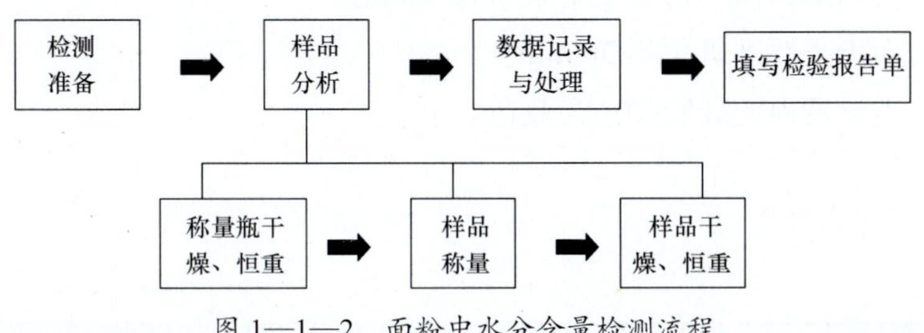

图 1—1—2　面粉中水分含量检测流程

一、检测准备

1. 仪器和设备

（1）分析天平：精度为 ±0.1 mg（见图 1—1—3）。

（2）玻璃矮型称量瓶：玻璃（见图 1—1—4）或铝制，内径为 60 ～ 70 mm，高 35 mm 以下。

（3）电热恒温鼓风干燥箱（见图 1—1—5）、玻璃干燥器。

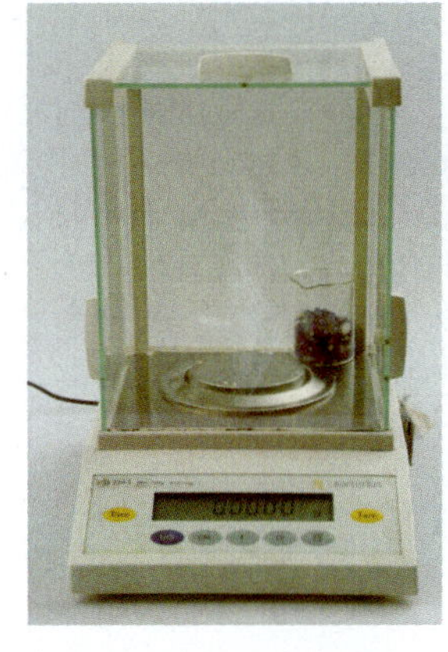

图 1—1—3　分析天平

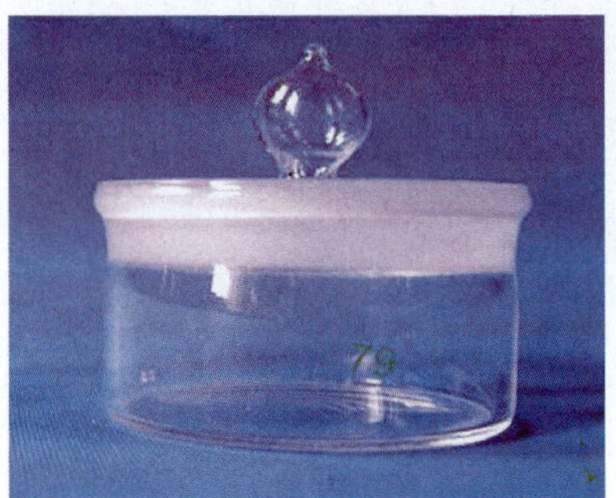

图 1—1—4　玻璃矮型称量瓶

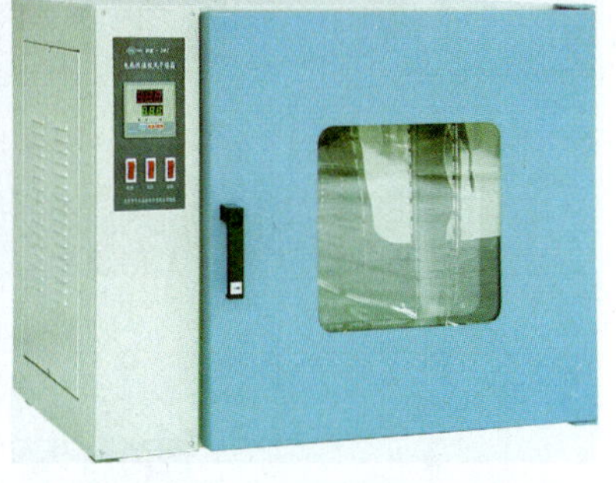

图 1—1—5　电热恒温鼓风干燥箱

2. 检测样品

袋装面粉。

3. 用具用品

有记号笔、药匙、手套、计算器。

4. 相关资料

《食品中水分的测定》（GB 5009.3—2010）、检验报告单、原始记录本。

5. 说明

（1）检测前确认仪器和设备处于正常使用状态。

（2）分析天平需要开机预热 30 min。

（3）确认干燥器内的硅胶颜色为蓝色。

二、样品分析

配图	操作步骤	操作说明
	1. 称量瓶烘干、恒重 （1）取干净称量瓶，置于干燥箱内，瓶盖斜放于旁边	（1）称量前准备好原始记录本 （2）将称量瓶编号，每个样品做三次平行试验
	（2）待温度升至（103±2）℃开始计时，烘 30 min~1 h，取出时先盖好盖子，用纸条套住称量瓶取出，置于干燥器内冷却至室温	（1）干燥箱温度降到 80℃以下才可打开箱门 （2）称量瓶从干燥箱中取出后，应迅速放入干燥器中进行冷却，以避免在空气中吸收水分
	（3）取出称量瓶准确称量，将数据记录在原始记录本中	称量时要戴手套，动作迅速，以避免称量瓶吸收空气中的水分，增加测定误差

续表

配图	操作步骤	操作说明
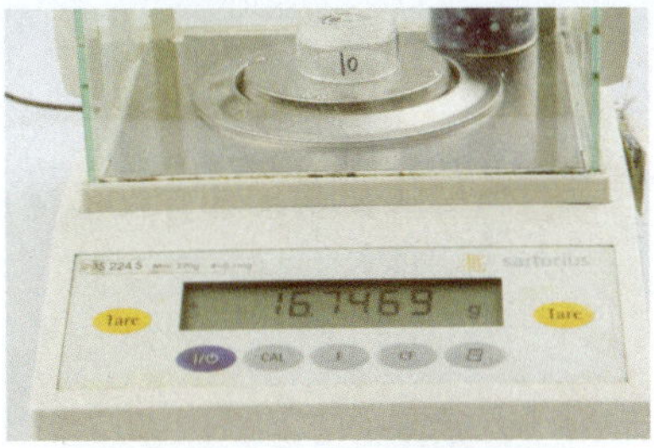	（4）重复以上加热操作，直至前后两次质量之差不超过 2 mg 时，所得数据即为恒重，记录称量数据	每次称量后准确填写原始记录，数据记录清晰、工整
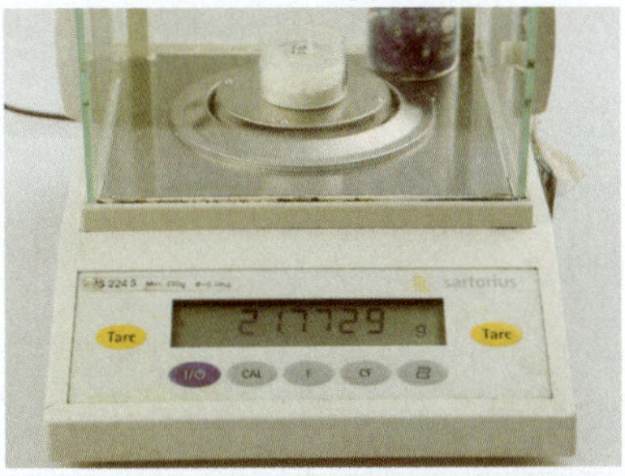	2. 样品称量 称取 5 ~ 10 g（精确至 0.000 1 g）面粉样品，放置于称量瓶中，记录数据	（1）应用直接称量法称量面粉样品和称量瓶 （2）样品称量要迅速 （3）样品在称量瓶中铺开后，以厚度不超过瓶高的 1/3 为宜
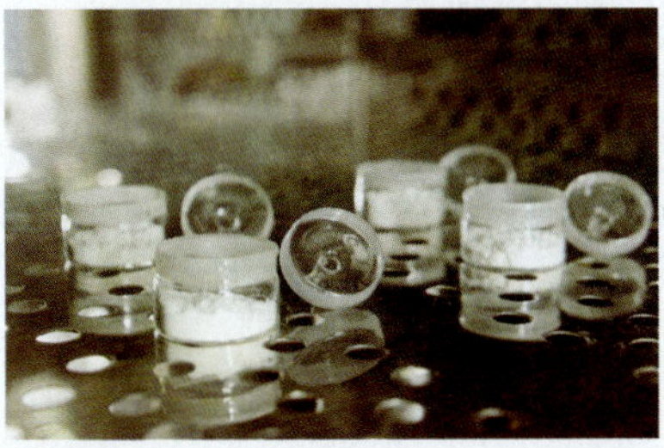	3. 样品干燥、恒重 （1）样品称量后，置于干燥箱内，称量瓶盖斜支于旁边，待温度升至（103±2）℃开始计时	加热过程中应随时观察干燥箱的温度显示，及时发现可能出现的异常状况
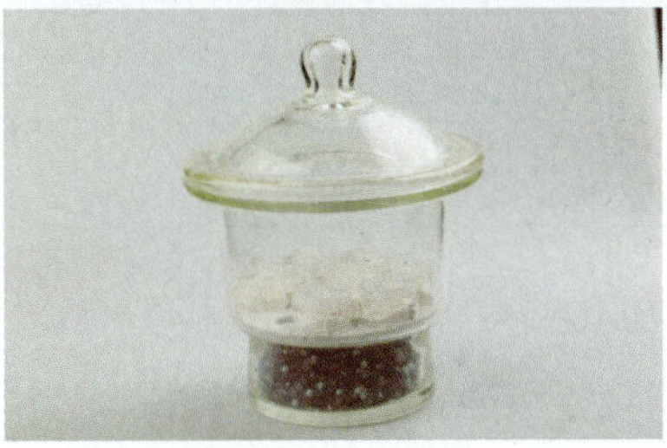	（2）干燥 1 h 左右，加盖取出，置于干燥器内冷却至室温，取出后应准确称量（精确至 0.000 1 g），记录数据	称量瓶从干燥箱中取出后，应迅速放入干燥器中进行冷却，以避免在空气中吸收水分。一般样品在干燥器内冷却 0.5 h 可达室温
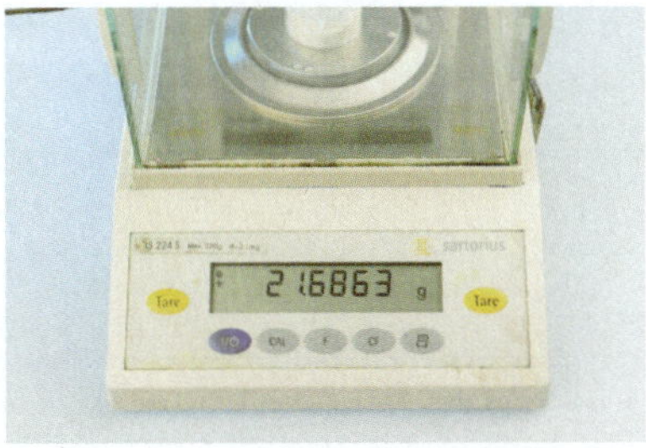	（3）将称量瓶再次放入干燥箱内，（103±2）℃加热 1 h 后，加盖取出，置于干燥器内冷却至室温，取出后应准确称量，记录数据	样品称量要迅速

续表

配图	操作步骤	操作说明
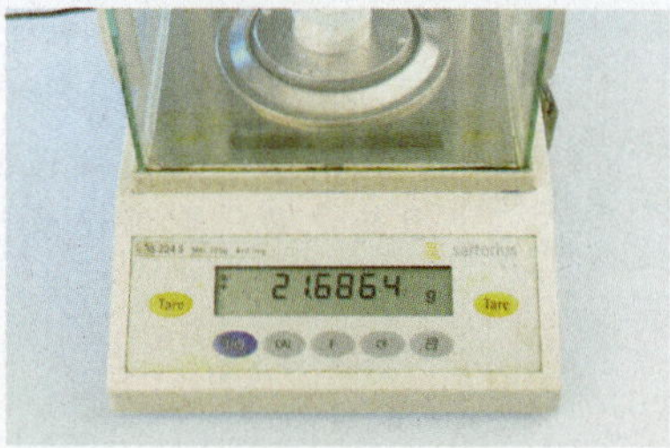	（4）重复以上加热操作，直至前后两次质量之差不超过 2 mg，记录数据	按要求填写仪器使用记录

三、数据记录与处理

1. 填写检测原始记录表（见表 1—1—1）

表 1—1—1　　　　原始记录表

<table>
<tr><td colspan="2">检验依据</td><td></td><td>检测项目</td><td></td></tr>
<tr><td colspan="2">仪器名称</td><td></td><td>仪器型号</td><td></td></tr>
<tr><td colspan="2">编号
名称</td><td>Ⅰ</td><td>Ⅱ</td><td>Ⅲ</td></tr>
<tr><td colspan="2">称量瓶质量 /g</td><td></td><td></td><td></td></tr>
<tr><td rowspan="3">烘前试样 + 称量瓶质量 /g</td><td>1</td><td></td><td></td><td></td></tr>
<tr><td>2</td><td></td><td></td><td></td></tr>
<tr><td>3</td><td></td><td></td><td></td></tr>
<tr><td colspan="2">样品质量 /g</td><td></td><td></td><td></td></tr>
<tr><td rowspan="3">烘后试样 + 称量瓶质量 /g</td><td>1</td><td></td><td></td><td></td></tr>
<tr><td>2</td><td></td><td></td><td></td></tr>
<tr><td>3</td><td></td><td></td><td></td></tr>
<tr><td rowspan="2">水分含量 / %</td><td>测定值</td><td></td><td></td><td></td></tr>
<tr><td>平均值</td><td colspan="3"></td></tr>
<tr><td colspan="2">检验员</td><td></td><td>检验日期</td><td></td></tr>
</table>

2. 数据处理

计算公式如下：

$$W=\frac{m_1-m_2}{m_3}\times100\%$$

式中　W——样品的水分含量；

m_1——试样和称量瓶干燥前的质量，g；

m_2——试样和称量瓶干燥后的质量，g；

m_3——试样质量。

说明：水分含量大于等于 1 g/100 g 时，计算结果保留三位有效数字；水分含量小于 1 g/100 g 时，计算结果保留两位有效数字。

3. 异常点分析

（1）干燥箱温控装置是否出现异常。

（2）干燥剂水分含量高。

（3）原始记录是否有误。

（4）计算是否有误。

四、填写检验报告单

1. 按照要求正确填写检验报告单，报告要求实事求是、完整、清晰。
2. 根据面粉质量标准判定面粉中水分含量是否合格。

【考核评价】

素质	内容 学习目标	评价项目	评价 自我评价（30%）	小组评价（30%）	教师评价（40%）
知识 20 分	应知应会	1. 用直接干燥法测定食品水分含量原理 2. 恒重 3. 直接干燥法测定水分含量的条件 4. 测定水分含量产生误差的原因			
专业能力 60 分	试验准备 10 分	1. 天平预热 2. 称量瓶选择正确 3. 其他试验用品准备齐全			

续表

<table>
<tr><th rowspan="2">素质</th><th>内容</th><th rowspan="2">评价项目</th><th colspan="3">评价</th></tr>
<tr><th>学习目标</th><th>自我评价（30%）</th><th>小组评价（30%）</th><th>教师评价（40%）</th></tr>
<tr><td rowspan="4">专业能力60分</td><td>仪器使用10分</td><td>1. 正确使用分析天平
2. 正确使用电热干燥箱</td><td></td><td></td><td></td></tr>
<tr><td>操作规范10分</td><td>1. 样品处理方法正确
2. 样品称量方法正确
3. 称量瓶恒重方法正确
4. 样品干燥方法正确</td><td></td><td></td><td></td></tr>
<tr><td>检验报告20分</td><td>1. 原始记录填写清晰
2. 数据处理方法正确
3. 检验报告填写规范
4. 结果评价正确</td><td></td><td></td><td></td></tr>
<tr><td>遵守安全、卫生要求10分</td><td>1. 正确执行安全技术操作规程
2. 试验过程保持现场整洁</td><td></td><td></td><td></td></tr>
<tr><td rowspan="4">通用能力10分</td><td>语言能力</td><td>1. 准确阐述自己的观点
2. 专业术语表达准确</td><td rowspan="4"></td><td rowspan="4"></td><td rowspan="4"></td></tr>
<tr><td>合作能力</td><td>能与同学配合共同完成工作</td></tr>
<tr><td>发现、分析和解决问题能力</td><td>1. 善于发现试验过程中的问题
2. 自主分析和解决试验中的问题</td></tr>
<tr><td>创新能力</td><td>1. 善于总结工作经验
2. 善于体验新的检测方法</td></tr>
<tr><td>态度10分</td><td>工作态度</td><td>工作认真、细致</td><td></td><td></td><td></td></tr>
<tr><td>合计</td><td></td><td></td><td></td><td></td><td></td></tr>
</table>

【思考与练习】

1. 水在食品中的存在形式有哪几种？
2. 利用干燥法测定水分含量时，样品需要满足哪些条件？
3. 试述比较干燥法、蒸馏法、卡尔·费休法的特点及它们在食品中水分含量测定的适用范围。

4．什么叫做“安全水分”？

5．利用直接干燥法测定食品中的水分含量，在下列情况下水分含量测定结果是偏高还是偏低？

（1）烘干干燥法中样品粉碎不充分；

（2）样品中含较多挥发性成分；

（3）样品的吸湿性较强；

（4）干燥器硅胶受潮。

6．解释恒重的概念，在水分含量测定过程中应怎样进行恒重操作？

7．如何减少浓稠态样品在水分含量测定过程中因表面产生硬壳而造成的测定误差？

8．某检验员要测定某种面粉的水分含量，用干燥恒重为 21.360 8 g 的称量瓶称取样品 3.052 0 g，置于 100℃的恒温箱中干燥 3 h 后，置于干燥器内冷却称重为 24.032 8 g；重新置于 100℃的恒温箱中干燥 2 h，完毕后取出置于干燥器中冷却后称重为 24.012 0 g；再置于 100℃的恒温箱中干燥 2 h，完毕后取出置于干燥器中冷却后称重为 24.012 1 g。问：被测定的面粉水分含量为多少？

9．实训题：利用直接干燥法测定其他食品的水分。

提示：浓稠状食品取样后需加入海砂，在水浴锅上蒸发至近干后再进行干燥箱干燥。

【拓展任务】采用蒸馏法测定香辛料中的水分含量

一、检测准备

1．仪器

蒸馏式水分测定仪（见图 1—1—6）、分析天平（精度 ±0.1 mg）。

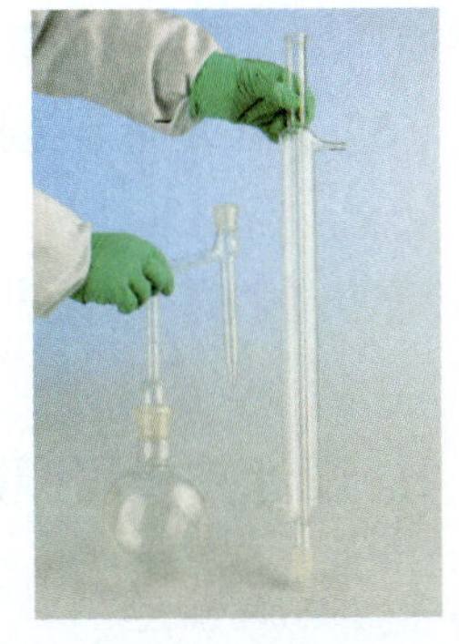

图 1—1—6　蒸馏式水分测定仪

2．试剂

甲苯（或二甲苯）。

3．样品

香辛料。

二、样品分析

1. 操作步骤

（1）准确称取适量样品（含水量 2 ～ 5 mL），放入水分测定仪的烧瓶中。

（2）加入新蒸馏的甲苯（或二甲苯）50 ～ 75 mL，至样品浸没，如图 1—1—7 所示。

（3）连接冷凝管及接收管，从冷凝管顶端注入甲苯（或二甲苯），使之充满水分接收刻度管。

（4）先慢慢加热蒸馏，使其每秒钟约蒸出 2 滴馏出液，待大部分水分蒸出后，加速蒸馏，使其每秒钟约蒸出 4 滴馏出液。

（5）当水分全部蒸出后（接收管内水的体积不再增大时），从冷凝管顶端注入少许甲苯（或二甲苯）冲洗。

（6）读取接收管水层的容积，如图 1—1—8 所示。

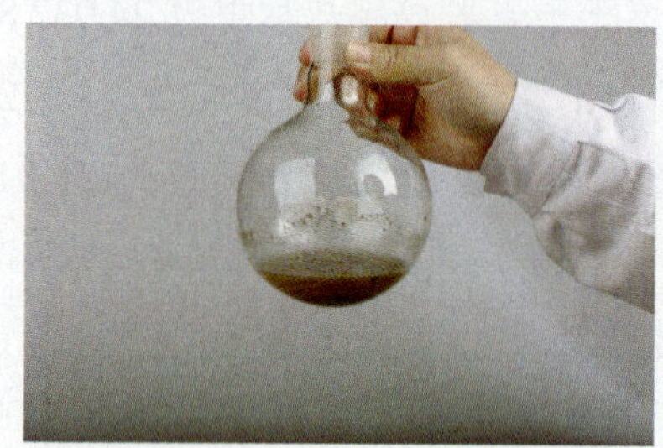

图 1—1—7　浸没样品

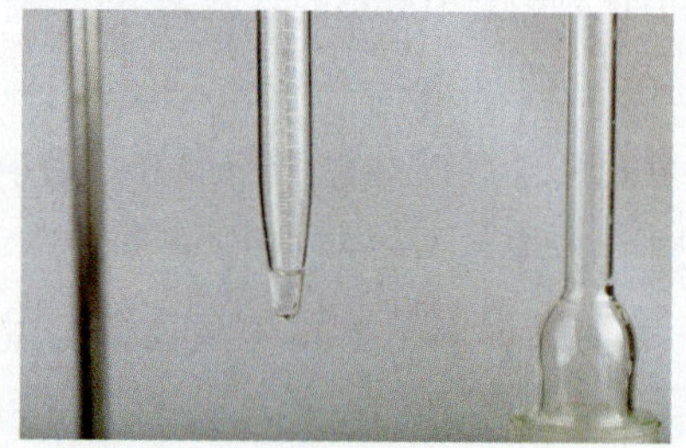

图 1—1—8　读取接收管水层的容积

2. 操作说明

（1）对于在高温条件下易分解的样品，需要用苯作为蒸馏溶剂，但蒸馏的时间需延长。

（2）加热温度不宜太高，如果温度太高，冷凝管上端的水汽难以全部回收。

（3）蒸馏时间一般为 1 ～ 2 h，样品不同则蒸馏时间各异。

（4）如果发现冷凝管壁或接收管上部附有水滴，可用带有小橡皮头的铜丝擦拭，再蒸馏片刻，直至接收管上部及冷凝管壁无水滴附着为止。

（5）为了尽量避免接收管和冷凝管壁附着水滴，仪器必须洗涤干净。

三、数据记录与处理

1. 设计并填写原始记录表

2. 数据处理

试样中水分含量按以下公式进行计算：

$$W=\frac{V}{m}\times 100$$

式中　W——每百克样品的水分含量；

V——接收管内水的体积，mL；

m——样品的质量，g。

说明：

（1）水分含量≥ 1 g/100 g 时，计算结果保留三位有效数字；水分含量小于 1 g/100 g 时，计算结果保留两位有效数字。

（2）在重复性条件下，两次独立测定结果的绝对值差值不得超过算术平均值的 10%。

任务 2　糕点中水分含量的检测

【学习目标】

1. 掌握真空干燥法测定食品水分含量的原理及适用范围。
2. 能遵守安全操作规程，正确使用和维护真空干燥箱。
3. 能在教师指导下，以小组协作的方式，应用真空干燥法测定食品中的水分含量。

【任务描述】

糕点中水分含量的高低关系到糕点的品质及其保藏特性。如果糕点中的水分含量过高，则很容易受到微生物污染，导致食品变质，严重时可引起食物中毒。因此，准确测出糕点中的水分含量，是保证糕点质量（品质）的重要手段。本任务将完成糕点中水分含量的检测。

【任务分析】

《食品中水分的测定》第二法——减压干燥法，也叫真空干燥法，适用于对在较高温度下易热分解、变质或不易除去结合水的食品，如糕点、糖浆、果糖、味精、麦乳精、高脂肪食品、果蔬及其制品等的水分含量测定。因此，本任务将采用真空干燥法完成。

【相关知识】

一、真空干燥法

1. 检测原理

采用较低的温度，在减压条件下蒸发排除样品中的水分，根据干燥前后样品的质量差计算样品的水分含量。

2. 适用范围

减压干燥法的操作压力较低，水的沸点也相应降低，因而可以在较低温度下将水分完全蒸发。它适用于在 100℃以上加热容易变质及含有不易除去结合水的食品，如淀粉制品、豆制品、罐头食品、糖浆、蜂蜜、蔬菜、水果、味精、油脂等。由于采用较低的蒸发温度，可以防止含脂肪高的样品在高温下的脂肪氧化；可防止含糖高的样品在高温下的脱水炭化；也可防止含高温易分解成分的样品在高温下分解等。

3. 样品处理

同直接干燥法。

4. 方法说明及注意事项

（1）减压干燥法选择的压力一般为 40 ～ 53 kPa，温度为 50 ～ 60℃。但实际应用时可根据样品性质及干燥箱耐压能力的不同而调整压力和温度，如咖啡的干燥条件为 3.3 kPa 和 98 ～ 100℃；奶粉条件为 13.3 kPa 和 100℃；干果条件为 13.3 kPa 和 70℃；坚果和坚果制品条件为 13.3 kPa 和 95 ～ 100℃；糖和蜂蜜条件为 6.7 kPa 和 60℃。

（2）减压干燥时，自干燥箱内部压力降至规定真空度时起计算干燥时间，一般每次烘干时间为 2 h，但有的样品则需 5 h。

（3）恒重一般以减量不超过 0.5 mg 为标准，但对受热后易分解的样品则可以不超过 1 ～ 3 mg 的减量值为恒重标准。不过，在使用真空干燥箱时还需要注意：如果被测样品中含有大量的挥发物质，应考虑使用校正因子来弥补挥发量；另外，在真空条件下热量传导不是很好，因此，称量瓶应该直接放置在金属架上，以确保良好的热传导。

（4）蒸发是一个吸热过程，因此要控制样品的数量，以防止多个样品放在同一烘箱中使箱内温度降低，影响蒸发。但不能通过升温来弥补冷却效应，否则样品在最后干燥阶段可能会产生过热现象。

（5）干燥时间取决于样品的总水分含量、样品的性质、单位质量的表面积、是否使用海砂、是否含有较强持水能力和易分解的糖类，以及其他化合物等因素。

二、真空干燥箱的使用、维护保养和清洁

真空干燥箱的结构如图 1—2—1 所示。

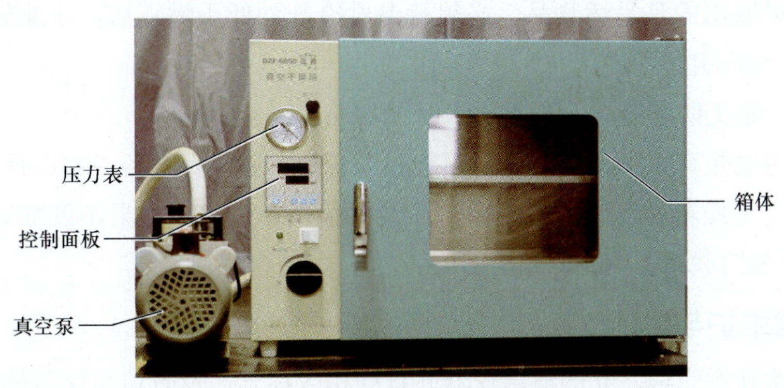

图 1—2—1　真空干燥箱

1. 操作方法

（1）将需要干燥处理的物品放入真空干燥箱内，关上箱门，并关闭放气阀，开启真空阀，接通真空泵电源开始抽气，当箱内真空度达到 –0.1 MPa 时，关闭真空阀，再关闭真空泵电源。

（2）把真空干燥箱电源开关拨至“开”处，选择设定温度，箱内温度开始上升，当箱内温度接近设定温度时，加热指示灯会忽明忽暗，反复多次，一般在 120 min 以内可进入恒温状态。

（3）当所需工作温度较低时，可采用二次设定方法，如所需温度为 60℃，第一次可设定 50℃，等温度过冲（温度超过设定温度 5℃以上）开始回落后，再第二次设定 60℃。这样可降低甚至杜绝温度过冲现象，使其尽快进入恒温状态。

（4）根据不同物品的潮湿程度，应选择不同的干燥时间。如果干燥时间较长，真空度下降，则需再次抽气恢复真空度，操作时应先开真空泵电源，再开启真空阀。

（5）干燥结束后，应先关闭干燥箱电源，开启放气阀，解除箱内的真空状态，再打开箱门取出物品（解除真空后，如果密封圈与玻璃门吸紧变形，则不宜立即打开箱门，经过一段时间后，等密封圈恢复原形后，才能开启箱门）。

（6）关闭电源开关。

2. 使用注意事项

（1）真空箱外壳必须有效接地，以确保使用安全。

（2）根据不同物品的潮湿程度，选择不同的干燥时间。

（3）真空箱不需连续抽气使用时，应先关闭真空阀，再关闭真空泵电源，否则真

空泵油会倒灌至箱内。

（4）真空泵应经常更换真空泵油。

（5）请勿随意拆开边门，以免损坏电器系统。

（6）如果取出的是易燃物品，必须待温度冷却到低于燃点后，才能放入空气中，以免发生氧化反应引起燃烧。

（7）真空箱无防爆装置，不得放入易爆物品干燥。

（8）使用电热真空干燥箱时，必须有专人看管，以确保设备正常运行。

（9）真空干燥箱若发生异常现象，应及时检查、维修，如果不能准确判断故障，要及时与技术部门联系。

3. 日常维护与清洁

（1）每次使用完毕，立即清洁仪器并悬挂相应标志，及时填写仪器使用记录。

（2）干燥箱要保持清洁，用软布蘸中性洗涤剂擦洗，再用干布擦干。

（3）干燥箱中的铁丝网勿放置腐蚀性的物质，以免腐蚀箱体内部。

（4）用细软布擦拭箱体表面污迹、污垢，目测无清洁剂残留时，再用清洁布擦干。

（5）效果评价：设备内外表面应该光亮整洁，没有污迹。

【任务实施】

参照如图 1—2—2 所示的流程，完成糕点中水分含量的检测工作。

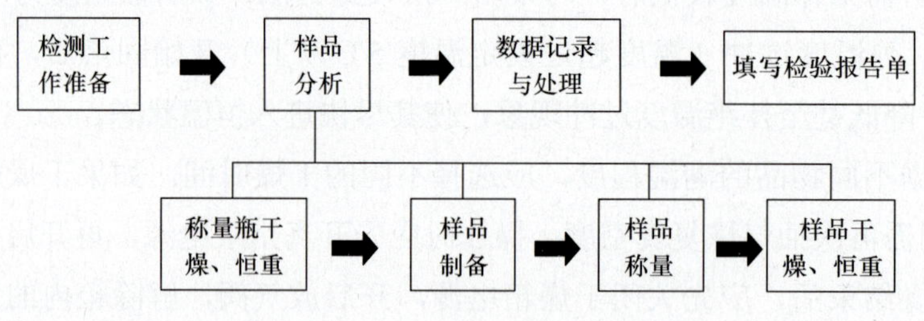

图 1—2—2 糕点中水分含量检测流程

一、检测准备

1. 仪器和设备

电子天平（±0.1 mg）、真空干燥箱、矮型称量瓶、干燥器。

2. 试验样品

散装糕点，如图 1—2—3 所示。

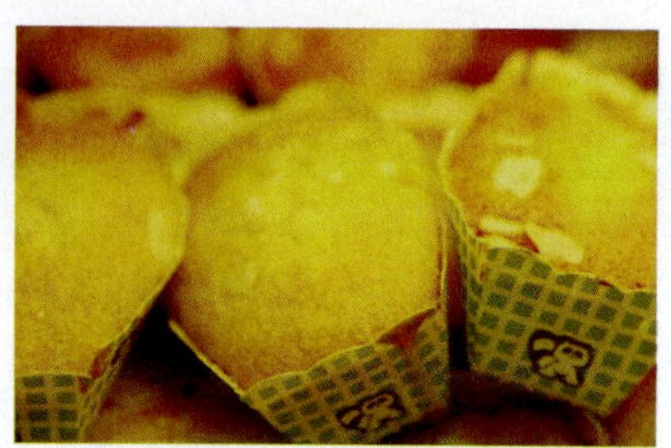

图 1—2—3 糕点样品

3. 用具用品

有记号笔、药匙、手套、计算器。

4. 相关资料

《食品中水分的测定》（GB 5009.3—2010）、真空干燥箱使用说明书、检验报告单、原始记录本。

5. 说明

（1）确认仪器和设备处于正常使用状态。

（2）将真空干燥箱连接在真空泵上。

（3）确认干燥器内硅胶颜色为蓝色。

（4）用具用品、相关资料、记录准备齐全。

二、样品分析

配图	操作步骤	操作说明
	1. 称量瓶干燥、恒重 同任务 1（面粉中水分含量的检测）	同任务 1（面粉中水分含量的检测）
	2. 样品制备、保存 称取蛋糕样品 200 g，用研钵研细（或用剪刀剪碎），混合均匀，置于密闭的玻璃容器内，备用	处理样品动作要迅速，以减少处理过程中的水分变化

续表

配图	操作步骤	操作说明
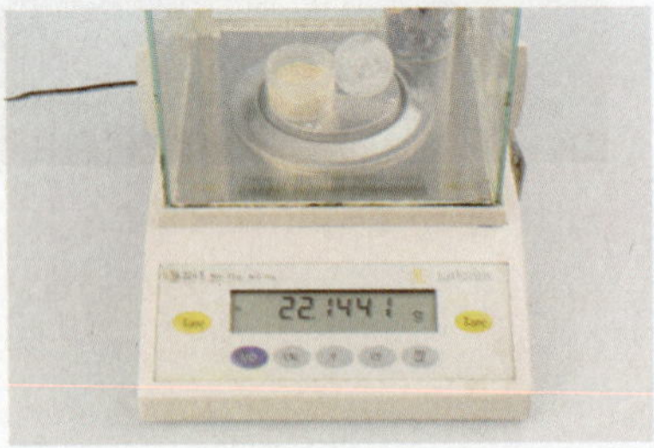	3. 样品称量 准确称取 5 ~ 10 g（精确至 0.000 1 g）样品，放置于称量瓶中，记录数据	样品称量时动作要迅速，样品在称量瓶中铺开后，厚度以不超过瓶高的 1/3 为宜
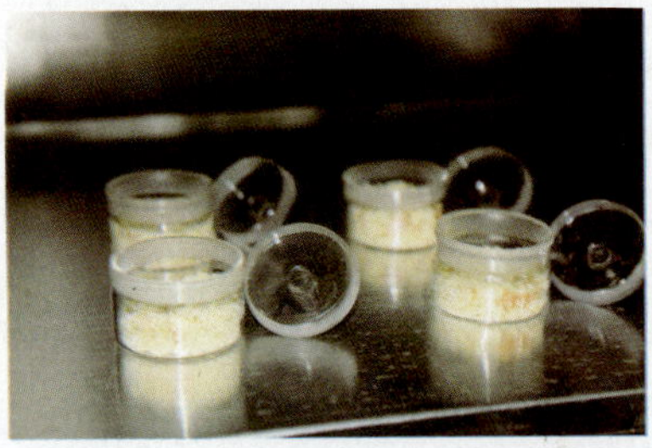	4. 样品干燥、恒重 （1）样品置于干燥箱内，瓶盖斜放于称量瓶旁边	
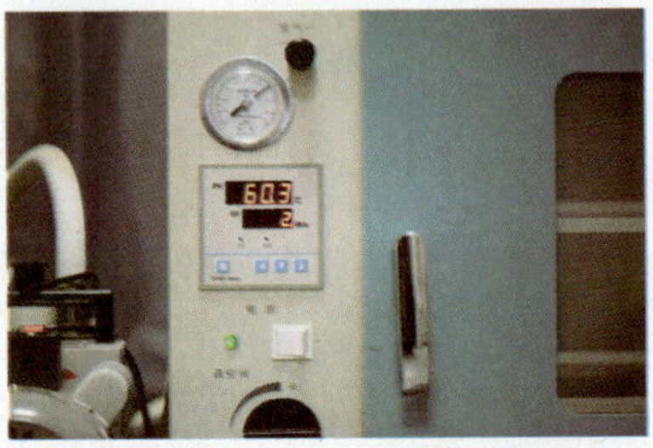	（2）将干燥箱连接真空泵，打开真空泵，抽出干燥箱内的空气，当干燥箱内真空度达到 –0.09 MPa 以上，同时待温度升至（80 ± 1）℃时关闭真空泵活塞	当干燥箱内部真空度达到 –0.09 MPa 时开始计算时间。为防止真空泵倒吸，关闭真空泵前应先缓慢打开二通活塞
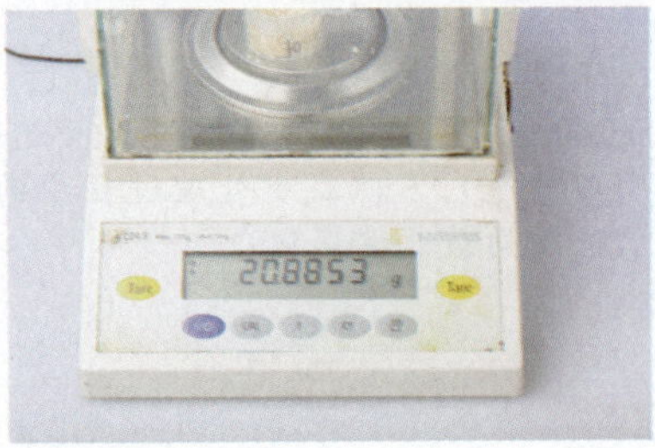	（3）加热 4 h，打开活塞，待干燥箱内温度恢复至常压时，打开干燥箱，取出称量瓶，放入干燥器内冷却至室温，准确称量，记录数据	

续表

配图	操作步骤	操作说明
	（4）重复以上加热（每次 1 h）与称量操作至恒重	减压干燥法测定水分含量的恒重一般以减量值不超过 0.5 mg 为标准，但是对受热易分解的样品则可以不超过 1 ~ 3 mg 的减量值为恒重标准

三、数据记录与处理

1. 填写检测原始记录表（见 1—2—1）

表 1—2—1　　原始记录表

检验依据			检测项目	
仪器名称			仪器型号	
名称 \ 编号		Ⅰ	Ⅱ	Ⅲ
称量瓶质量 /g				
烘前试样 + 称量瓶质量 m_1/g	1			
	2			
	3			
样品质量 m_3/g				
烘后试样 + 称量瓶质量 m_2/g	1			
	2			
	3			
水分含量 /%	测定值			
	平均值			
检验员			检验日期	

2. 数据处理

计算公式如下：

$$W=\frac{m_1-m_2}{m_3}\times 100\%$$

式中 W—— 样品的水分含量；

m_1——试样和称量瓶干燥前的质量，g；

m_2——试样和称量瓶干燥后的质量，g；

m_3——试样的质量。

说明：

（1）水分含量≥ 1 g/100 g 时，计算结果保留三位有效数字，水分含量＜ 1 g/100 g 时，计算结果保留两位有效数字。

（2）在重复性条件下，两次独立测定结果的绝对差值不得超过算术平均值的 10%。

四、填写检验报告单

按照要求正确填写检验报告单，报告要求实事求是，完整、清晰。

五、异常点分析及处理

（1）样品研磨不均匀。

（2）真空干燥箱真空度或温度是否出现异常。

（3）原始记录是否有误。

（4）计算是否有误。

【考核评价】

素质	内容 学习目标	评价项目	评价		
			自我评价（30%）	小组评价（30%）	教师评价（40%）
知识 20 分	应知应会	1. 真空干燥法测定食品水分含量原理 2. 真空干燥法的适用范围 3. 真空干燥箱的使用方法			

续表

素质	内容 学习目标	评价项目	评价 自我评价（30%）	小组评价（30%）	教师评价（40%）
专业能力60分	试验准备10分	1. 天平预热 2. 称量瓶选择正确 3. 其他试验用品准备齐全			
	仪器使用10分	1. 正确使用分析天平 2. 正确使用真空干燥箱			
	操作规范20分	1. 样品处理方法正确 2. 样品称量方法正确 3. 称量瓶恒重方法正确 4. 样品干燥方法正确			
	检验报告10分	1. 原始记录填写清晰 2. 数据处理方法正确 3. 检验报告填写规范 4. 结果评价正确			
	遵守安全、卫生要求10分	1. 正确执行安全技术操作规程 2. 试验过程保持现场整洁			
通用能力10分	语言能力	1. 准确阐述自己的观点 2. 专业术语表达准确			
	合作能力	能与同学配合共同完成工作			
	发现、分析和解决问题能力	1. 善于发现试验过程中的问题 2. 自主分析和解决试验中的问题			
	创新能力	1. 善于总结工作经验 2. 善于体验新的检测方法			
态度10分	工作态度	工作认真、细致			
合计					

【思考与练习】

1．说明减压干燥法测定食品水分含量的原理及适用范围。

2．指出下列各类食品中水分含量测定分别适合哪种测定方法，为什么？

谷类食品、肉类食品、果酱、淀粉糖浆、糖果、浓缩果汁、面包、饼干、水果、蔬菜、麦乳精、乳粉。

3．采用真空干燥法测定食品水分含量时，如何减小测定误差?

4．使用真空干燥箱时应注意哪些问题?

5．某检验员要测定某种糕点的水分含量，用干燥恒重为 22.360 8 g 的称量瓶称取样品 2.672 0 g，置于 100℃的干燥箱中干燥 3 h 后，置于干燥器内冷却称重为 24.805 3 g；重新置于 80℃的干燥箱中干燥 4 h，完毕后取出置于干燥器冷却后称重为 24.762 8 g；再置于 80℃的干燥箱中干燥 2 h，完毕后取出置于干燥器冷却后称重为 24.763 5 g。问：被测定的糕点水分含量为多少?

6．实训题：利用真空干燥法测定蜂蜜中的水分含量。

【拓展任务】采用卡尔·费休法测定食品中的水分含量

一、检测准备

1. 仪器

卡尔·费休水分测定仪，如图 1—2—4 所示。

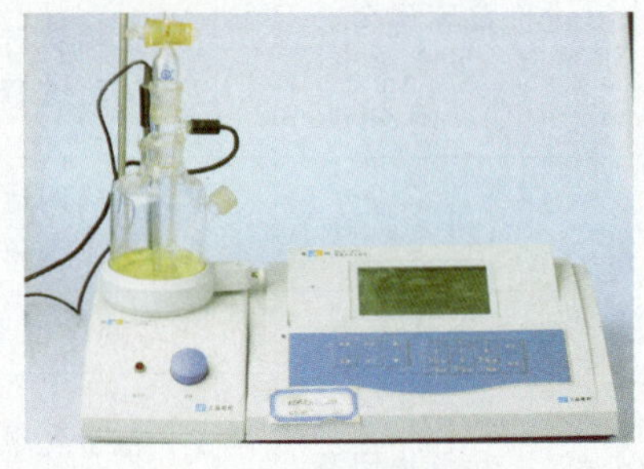

图 1—2—4　卡尔·费休水分测定仪

2. 试剂

（1）卡尔·费休试剂

1）配制：称取 85 g 碘置于干燥的 1 L 具塞的棕色试剂瓶中，加入 670 mL 无水甲醇，盖上瓶塞，摇动至碘全部溶解后，再加入 270 mL 无水吡啶，摇匀，然后置于冰水浴中冷却，通入干燥的二氧化硫气体 60 ～ 70 g，通气完毕后塞上瓶塞，放暗处至少 24 h 后使用。

2）标定：预先加入 50 mL 无水甲醇于反应器中，接通仪器电源，先用卡尔·费休试剂滴入甲醇中，使其尚残留的痕量水分与试剂反应达到终点，即微安表的刻度值为 45，保持 1 min 不变，不记录试剂用量。然后用 10 μL 的微量注射器从反应器的加料口缓缓注入 10 μL 蒸馏水，此时电流表指针的偏向接近零点，再用卡尔·费休试剂滴定到原定终点，记录卡尔·费休试剂的用量，并计算平均值。

试剂中水分含量计算公式如下：

$$T=\frac{m}{V}$$

式中　T——每毫升卡尔·费休试剂相当于水的质量，mg/mL；

m——水的质量，mg；

V——滴定消耗试剂的体积，mL。

（2）水－甲醇标准溶液（水 1 mg/mL）：准确吸取 1 mL 水注入预先干燥的 1 000 mL 的称量瓶中，并用无水甲醇稀释到刻度，摇匀，备用。

3. 样品

茶叶、奶油、巧克力、蜂蜜任选一种。

二、样品处理

固体样品先粉碎均匀，准确称取 0.3 ～ 0.4 g（试样置于称量瓶中）。

三、样品分析

在反应器中加入 50 mL 无水甲醇，此时足以淹没电极，并用卡尔・费休试剂滴定 50 mL 甲醇中的痕量水分，滴定至电流指针偏转到与标定时相当并保持 1 min 不变时（不记录卡尔・费休试剂用量），打开加料口迅速将称好的试样加到反应器中，立即塞上橡皮塞，使试样搅拌至试样水分被甲醇萃取，用卡尔・费休试剂滴定到终点保持 1 min 不变，记录卡尔・费休试剂的用量。

四、数据记录与处理

1. 设计并填写原始记录表

2. 数据处理

试样中水分含量按以下公式进行计算：

$$X=\frac{T\times V\times 100}{m}$$

式中　X——试样中水的质量，g/100 g；

T——每毫升卡尔・费休试剂中水的质量，mg/mL；

m——样品的质量，mg；

V——滴定消耗试剂的体积，mL。

五、方法说明

1. 卡尔・费休法是测定食品中微量水分的方法，如果食品中含有氧化剂、还原剂、碱性氧化物、氢氧化物、硼酸等，都会与卡尔·费休试剂所含组分发生反应，干扰测定。

2．滴定仪的调节与使用注意事项：组装滴定仪并按制造商的说明书调节好，待用于直接滴定。调节定时器至30 s终点。加入足够的无水甲醇至盖过电极探测点上的电极，并启动搅拌器。调节速度，以使其搅拌充分又不飞溅，勿让搅拌棒触及电极，滴定至达到终点。新装配的仪器或较长时间未使用的仪器需要重复此步骤。

3．当进行样品水分含量测定时，若在两个样品滴定之间有较长的时间间隔，则在加入下一个样品之前，用试剂滴来调节滴定瓶中的液体至终点。

项目二

食品中脂肪含量的检测

【先导知识】

脂类是油、脂肪、类脂的总称。食物中的脂类物质主要指油和脂肪，一般将常温下为液体的称为油，常温下为固体的称为脂肪。大多数动物、植物食品都含有天然脂肪或类脂化合物。

脂肪是脂类物质的一种，从其构成上讲，是指由甘油和脂肪酸形成的一种特殊的酯，称为“三羧酸甘油酯”，或称为“甘油三酸酯”。在日常生活中，人们习惯称其为油脂，或干脆称其为“油”。通常，脂肪占脂质总量的 90% 以上。

食品中脂肪的存在形式有游离态的，如动物性脂肪及植物性油脂；也有结合态的，如天然存在的磷脂、糖脂、脂蛋白及某些加工品（如焙烤食品及麦乳精等）中的脂肪与蛋白质或碳水化合物形成结合态。对大多数食品来说，游离态脂肪含量较多，结合态脂肪含量较少。

一、脂肪的生理功能

脂肪是构成生物体的重要物质，在生命活动中承担着重要的生理功能。它是人和动物体内能量储存的主要形式，与蛋白质、碳水化合物共同形成动植物体的三大功能体系，且供能系数为其他两种物质的两倍多。脂肪能供给人体必需的脂肪酸和脂溶性维生素，且在体内可以起到润滑、保温及缓冲作用。

二、脂肪检测的意义

脂肪含量是食品质量一项重要的控制指标。在食品加工生产过程中，原料、半成品、成品的脂类含量对产品的外观、品质、风味、口感、组织结构等都有直接的影响。因此，在含脂肪的食品中，其含量都有一定的规定，是食品质量管理中的一项重要指标。测定食品中的脂肪含量，不仅可以用来衡量食品的营养价值，评价食品的品质，还对生产过程中的质量管理，实行工艺监督，研究食品的储藏方式是否恰当等方面都有重要的意义。

三、食品中脂肪的检测方法

食品中脂肪的检测方法主要是应用质量分析法。其主要原理是利用食品中的脂类不易溶于水、易溶于有机溶剂的特点，采用有机溶剂萃取的方法，将脂类物质从样品中萃取出来，并回收有机溶剂，而剩余的即为脂类物质。

1. 萃取

萃取属于化学分析法中称量分析的一种，主要利用溶质在互不相溶的两相之间分配系数的不同而使溶质得到纯化或浓缩的方法。用有机溶剂将被测组分从样品中萃取出来，然后再将溶剂蒸发，干燥至恒重，称量萃取物的质量，计算被测组分含量。可见，萃取是一种初步分离纯化技术。

萃取一般指用有机溶剂将物质从水相转移到有机相的过程，而反萃取则可看作是萃取的逆过程，是将萃取液与反萃取剂（一般为水溶液）相接触，使某种被萃入有机相的溶质转入水相的过程。被提取的溶液称为料液，其中欲提取的物质称溶质，而用来进行萃取的溶剂称为萃取剂。当达到萃取平衡后，大部分溶质会转移到萃取剂中，这种含有溶质的萃取剂溶液称为萃取液，而被萃取出溶质以后的料液称为萃余液。待测组分被有机相所萃取的质量占总待测组分质量的百分数，称为萃取率。在恒温、恒压条件下，当溶质在两个互不相溶的两相中达到分配平衡时，则其在两相中的总浓度之比称为分配比。通常，萃取率的高低主要取决于待测组分在有机相和水相中的分配比、萃取时有机溶剂的用量及萃取次数。

2. 萃取剂的选择

通常采用低沸点的有机溶剂作为萃取剂。常用的溶剂有乙醚、石油醚、氯仿－甲醇混合溶剂，也可使用几种溶剂进行混合。

（1）乙醚。乙醚溶解脂肪的能力强，沸点低，只有 34.6℃，但易燃、易爆（空气中最大允许浓度为 4×10^{-4}），能溶约 2% 的水分，含水后可提取出糖等非脂成分。不过，因为含水乙醚的提取能力会下降，因此，必须采用无水乙醚作为提取剂，且样品必须预先烘干。通常，乙醚只能提取游离脂肪。

（2）石油醚。石油醚吸收水分比乙醚少，没有乙醚易燃，使用时允许样品含有微量水分。但其溶解脂肪的能力比乙醚弱一些，沸程为 35 ～ 45℃。与乙醚相同，石油醚也只能提取游离脂肪。

（3）氯仿－甲醇。氯仿－甲醇对于脂蛋白、磷脂的提取率较高，特别适用于提取水产品、家禽、蛋制品中的脂肪。

因乙醚、石油醚各有特点，故常常混合使用。以上萃取剂都只能提取样品中游离态的脂肪。对于结合态的脂类，必须预先用酸或碱及醇破坏脂类与非脂类结合后，才能提取。

3. 萃取剂的要求

水和醇类会导致糖类及水溶性盐类等物质的溶出，使测定结果偏高。过氧化物会导致脂肪氧化，在烘干时还有引起爆炸的危险。因此，所用的乙醚或石油醚要求无水、无醇、无过氧化物、挥发残渣含量低。

任务 1 萨其马中脂肪含量的检测

【学习目标】

1. 理解索氏提取法原理。
2. 掌握索氏提取器组成及使用原理。
3. 能熟练安装和操作索氏提取器。
4. 能正确回收和使用乙醚 / 石油醚等有机溶剂。
5. 在教师指导下，以小组协作方式，用索氏提取法检测食品中脂肪含量。

【任务引入】

萨其马是一款营养价值极高的佳食美点，是以小麦面粉为主要原料，用新鲜鸡蛋调制面团，用纯净色拉油炸过后，再用白糖、饴糖黏裹成型并辅以各种果仁果脯。萨其马虽然美味可口，但其热量较高，尤其是脂肪含量较高。本任务将完成萨其马中脂肪含量的检测。

【任务分析】

萨其马中脂肪含量的测定采用《食品中脂肪的测定》（GB/T 5009.6—2003）中的索氏提取法。该法适用于肉制品、豆制品、谷物、坚果、油炸果品、中西式糕点等粗脂肪含量的测定，不适用于乳及乳制品。

【相关知识】

一、索氏提取法

1. 检测原理

利用脂肪能溶于有机溶剂的性质，在索氏提取器中将之前处理的样品用无水乙醚或石油醚等溶剂反复萃取，使样品中的脂肪进入溶剂中，蒸去溶剂后所得到的残留物即为脂肪（或粗脂肪，因为除脂肪外，还含色素及挥发油、蜡、树脂等物）。

利用索氏提取法提取的脂溶性物质为脂肪类物质的混合物，除含有脂肪外还含有磷脂、色素、树脂、固醇、芳香油等醚溶性物质。

2. 适用范围与特点

索氏提取法适用于对脂类含量较高、结合态的脂类含量较少、能烘干磨细、不易吸湿结块的样品的测定。食品中的游离脂肪一般都能直接被乙醚、石油醚等有机溶剂抽提，而结合态脂肪则不能直接被乙醚、石油醚提取，需要在一定条件下进行水解等处理，使之转变为游离态脂肪后方能提取，故索氏提取法测得的只是游离态脂肪，而结合态脂肪测不出来。此法是经典方法，是我国国家标准的第一法，对大多数样品所测得的结果都比较可靠，但其耗时长，溶剂用量大，且需要专门的索氏提取器。

二、脂肪检测的样品制备与处理

用溶剂提取食品中的脂肪时，为了使有机溶剂能更有效地提取出脂肪，要根据食品种类、形状及所选取的分析方法，在测定之前对样品进行制备与处理。检测脂肪所用的样品预处理的方法如下：

1. 粉碎

固体样品要粉碎，粉碎的方法有切碎、碾磨、绞碎或者采用均质等。粉碎后的颗粒大小要合适，注意粉碎过程中的温度，以防止脂肪氧化。

2. 加海砂

有些易结块的样品，用萃取剂比较难提取，可以加样品 4 ～ 6 倍量的海砂来保持样品的散粒状。

3. 加入无水硫酸钠

加入无水硫酸钠可除去水分，有些含水量高的样品可加入适量无水硫酸钠，用量以样品呈粒状为宜。

4. 干燥

干燥时要注意温度。干燥温度低，酶活力高，脂肪易降解。干燥温度高，脂肪易氧化成结合态。通常，较理想的干燥方法是冷冻干燥法。

5. 酸水解

对于乙醚不能渗入内部的或含结合态脂肪的样品，需要对其进行酸水解，使脂肪游离出来。

有些样品还含有大量的碳水化合物，故测定脂肪时应先用水洗掉水溶性碳水化合物再进行干燥、提取。

三、索氏提取器

索氏提取器如图 2—1—1 所示，由提取瓶、提取管、冷凝管三部分组成，提取管两侧分别有虹吸管和连接管。通常，各部分连接处要严密，不能漏气。

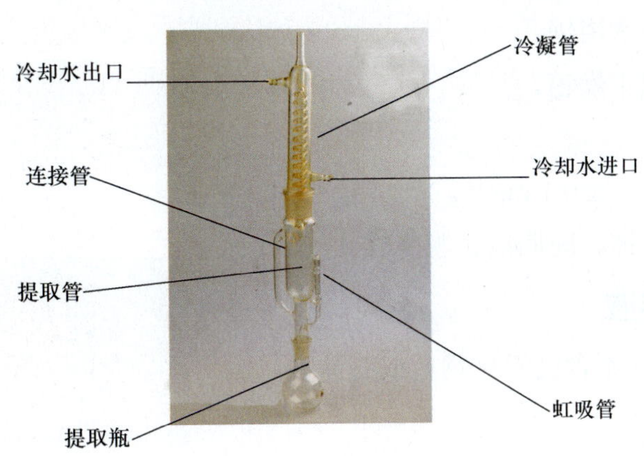

图 2—1—1　索氏提取器组成

索氏提取器是利用溶剂的回流和虹吸原理来对待测样品进行连续提取的。提取时，将用脱脂滤纸包好的待测样品放入提取管内，并将提取管和提取瓶连接好，从提取管上端加入萃取剂。连接好冷凝管，打开冷凝水，加热提取瓶，萃取剂气化，由连接管上升进入冷凝管，萃取剂冷凝成液体滴进提取管内，提取样品中的脂类物质。待提取管中回流下的萃取剂的液面超过索氏提取器的虹吸管时，提取管中的萃取剂便由虹吸管流回提取瓶内，即发生虹吸。而流入提取瓶内的萃取剂继续被加热气化、上升、冷凝，滴入提取瓶内，如此循环往复，直到抽提完全为止。

【任务实施】

参照如图 2—1—2 所示流程，完成萨其马中脂肪含量的检测工作。

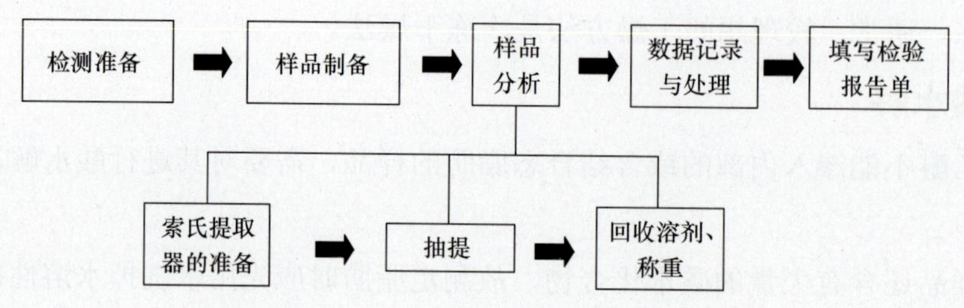

图 2—1—2　索氏提取法检测脂肪含量流程

一、检测准备

1. 仪器和设备

（1）索氏提取器：提取瓶体积不小于 150 mL。

（2）电热恒温水浴锅。

（3）电热恒温干燥箱。

（4）干燥器。

（5）分析天平（±0.1 mg）。

（6）滤纸、研钵、脱脂线、脱脂棉。

2. 试剂及溶液

准备无水乙醚（不含过氧化物）或石油醚。

3. 检验样品

市售萨其马，如图 2—1—3 所示。

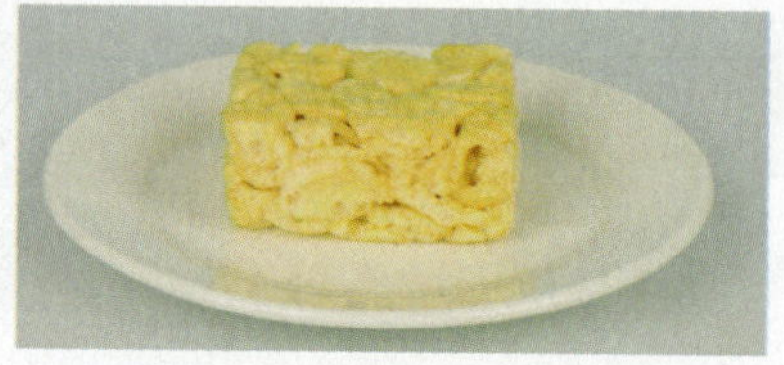

图 2—1—3　萨其马样品

4. 用具用品

有口罩、记号笔、药匙、计算器。

5. 说明

（1）确认仪器和设备处于正常使用状态。

（2）将恒温水浴锅的水温事先加热。

（3）务必保证提取管和提取瓶内干燥、洁净；否则，需要将其洗净并置于干燥箱内烘干。

（4）用具用品、相关资料、记录准备齐全。

（5）无水乙醚不含过氧化物。

（6）抽提剂乙醚是易燃、易爆物质，应注意通风并且不能有火源。

二、样品制备

配图	操作步骤	操作说明
	（1）准确称取均匀样品 2 ~ 5 g（精确至 0.01 mg）	样品应干燥后研细，可取测定水分后的试样
	（2）装入滤纸筒内。装样品的滤纸筒一定要紧密，不能往外漏样品，否则重做	包装的作用：对萃取液起过滤作用，避免非脂成分的固体颗粒随同萃取液回流

三、样品分析

配图	操作步骤	操作说明
	1. 索氏提取器的准备 （1）将索氏提取器各部位充分洗涤并用蒸馏水清洗后烘干	提取瓶要进行编号

续表

配图	操作步骤	操作说明
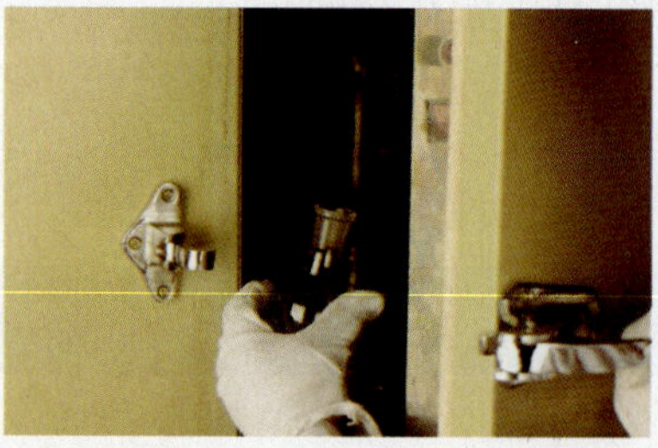	(2)提取瓶在(103±2)℃的干燥箱内干燥至恒重(前后两次称量差不超过 2 mg)	
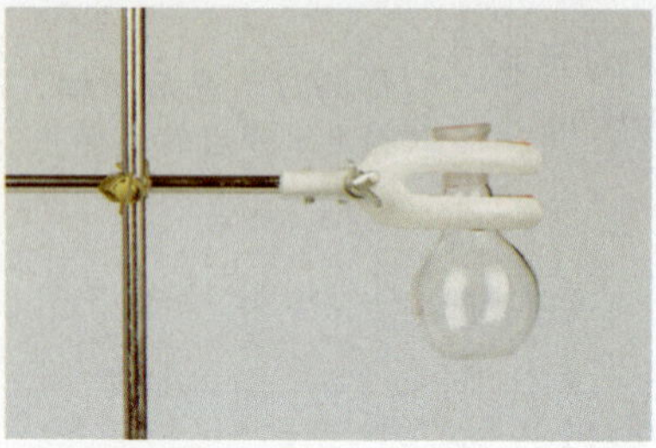	2. 抽提 (1)将索氏提取器从下至上安装，先安装好提取瓶	应在通风橱内进行
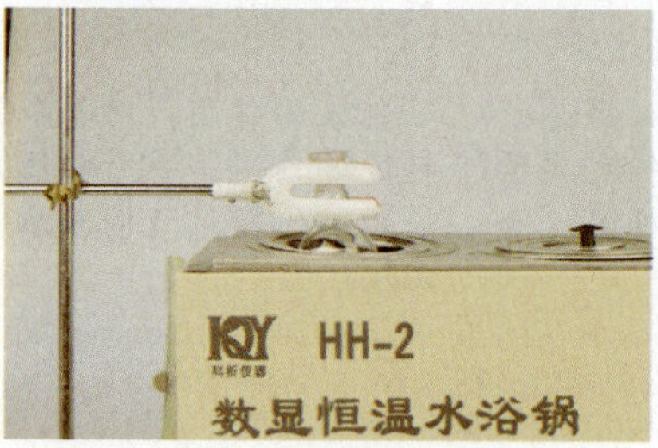	(2)使提取瓶刚好能浸入水浴锅中的水中	提取瓶的安装要注意高度
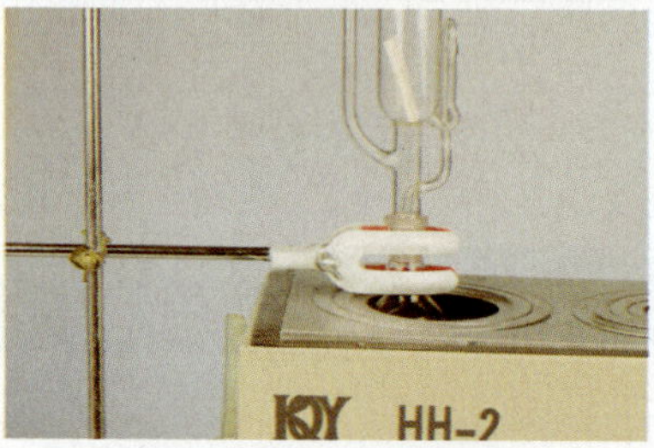	(3)把装有样品的滤纸筒放入索氏提取器的提取管内，连接至安装好的提取瓶	放入滤纸筒的高度不能超过回流弯管，否则乙醚不易穿透样品，使脂肪不能全部提取，造成误差。应高于虹吸管，低于蒸汽上升管
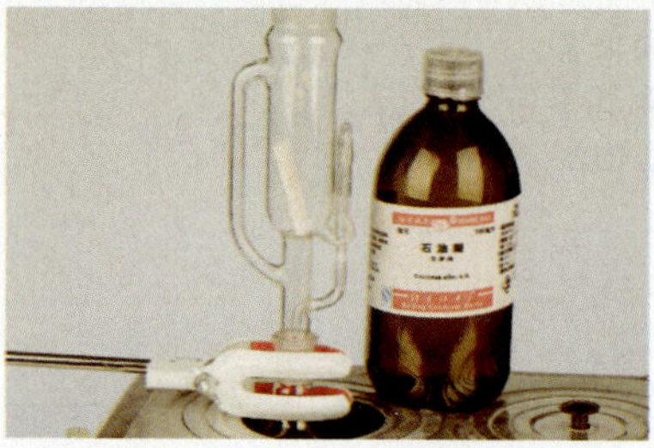	(4)从提取器冷凝管上端加入无水乙醚或石油醚至瓶内容积的 2/3 处	加乙醚前，应接通冷却水，检查仪器的密封

续表

配图	操作步骤	操作说明
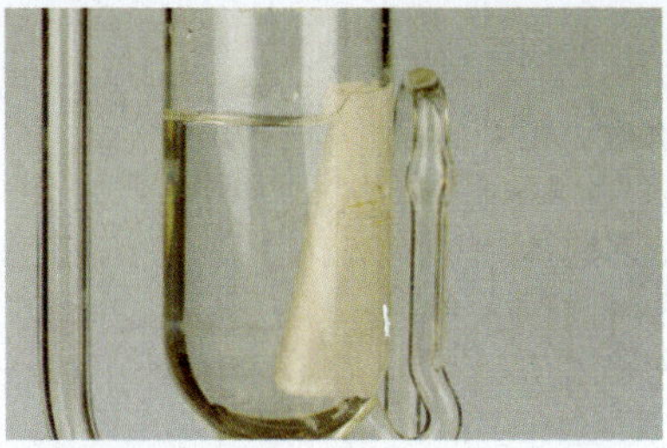	（5）加入无水乙醚直至液面达到虹吸管上弯头部，正好虹吸一次	所用乙醚必须是无水乙醚，如果没有乙醚或无水乙醚，可以用石油醚提取，石油醚沸点在 30 ~ 60℃为宜
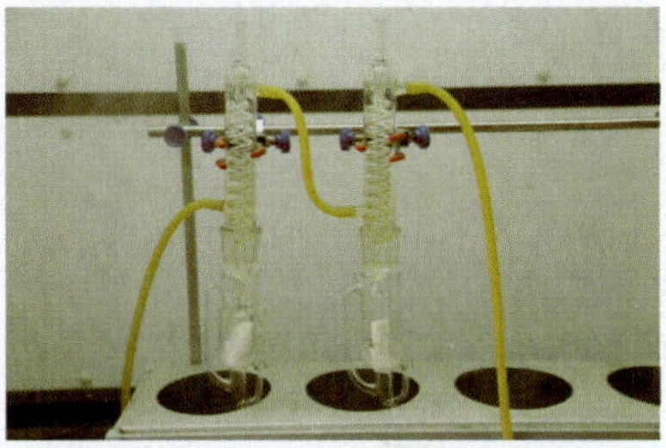	（6）用乳胶管将冷凝管与自来水管相连，将冷凝管安装到提取管上，检查一下，确保所有接口均对接完好（不漏气、不打滑）	抽提时，冷凝管上端开口应安装氯化钙管或塞上少量脱脂棉团，以防止空气进入和乙醚挥发
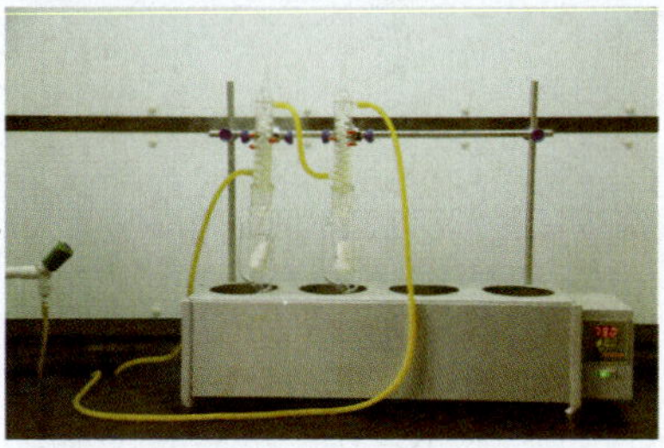	（7）轻轻打开自来水开关（冷凝用），将冷凝管置于水浴上加热提取（水温：夏天为 65℃，冬天为 80℃左右）。提取时间 6 ~ 12 h，至抽提完全为止	提取时水浴温度不能过高，回流速度以 8 ~ 12 次 /h 为宜
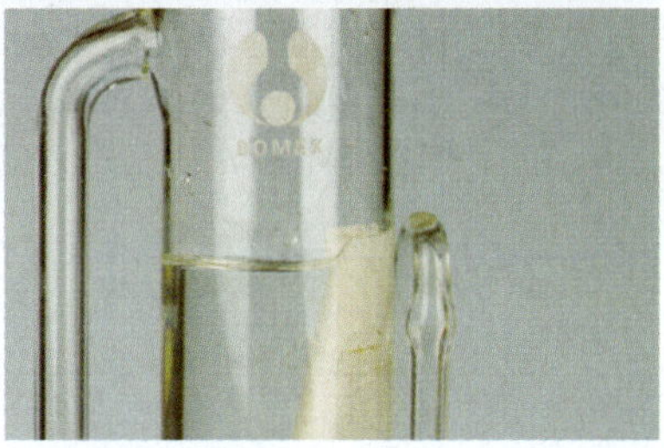	3. 回收溶剂、称重 （1）提取结束后，当乙醚（或石油醚）在提取管中的液面即将达到虹吸管的上弯头处时，从水浴锅中取出索氏提取器，在室温下冷却 5 ~ 10 min	取出索氏提取器时，小心提取管，不要倾斜
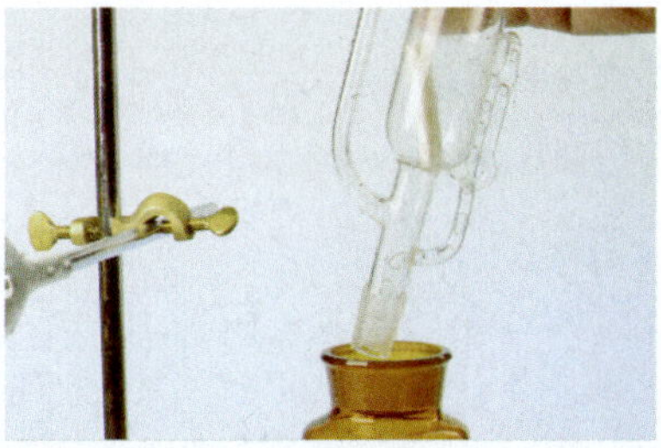	（2）取下提取瓶，将提取管的下端口插入回收瓶中，倾斜装置，提取管中的乙醚（石油醚）会因虹吸而流入回收瓶中，以达到回收的目的	抽提效果检验：从提取管内吸取少量的乙醚并滴在干净的滤纸上，待乙醚干后，滤纸上不留有油脂的斑点则表示已经抽提完全，可停止提取

续表

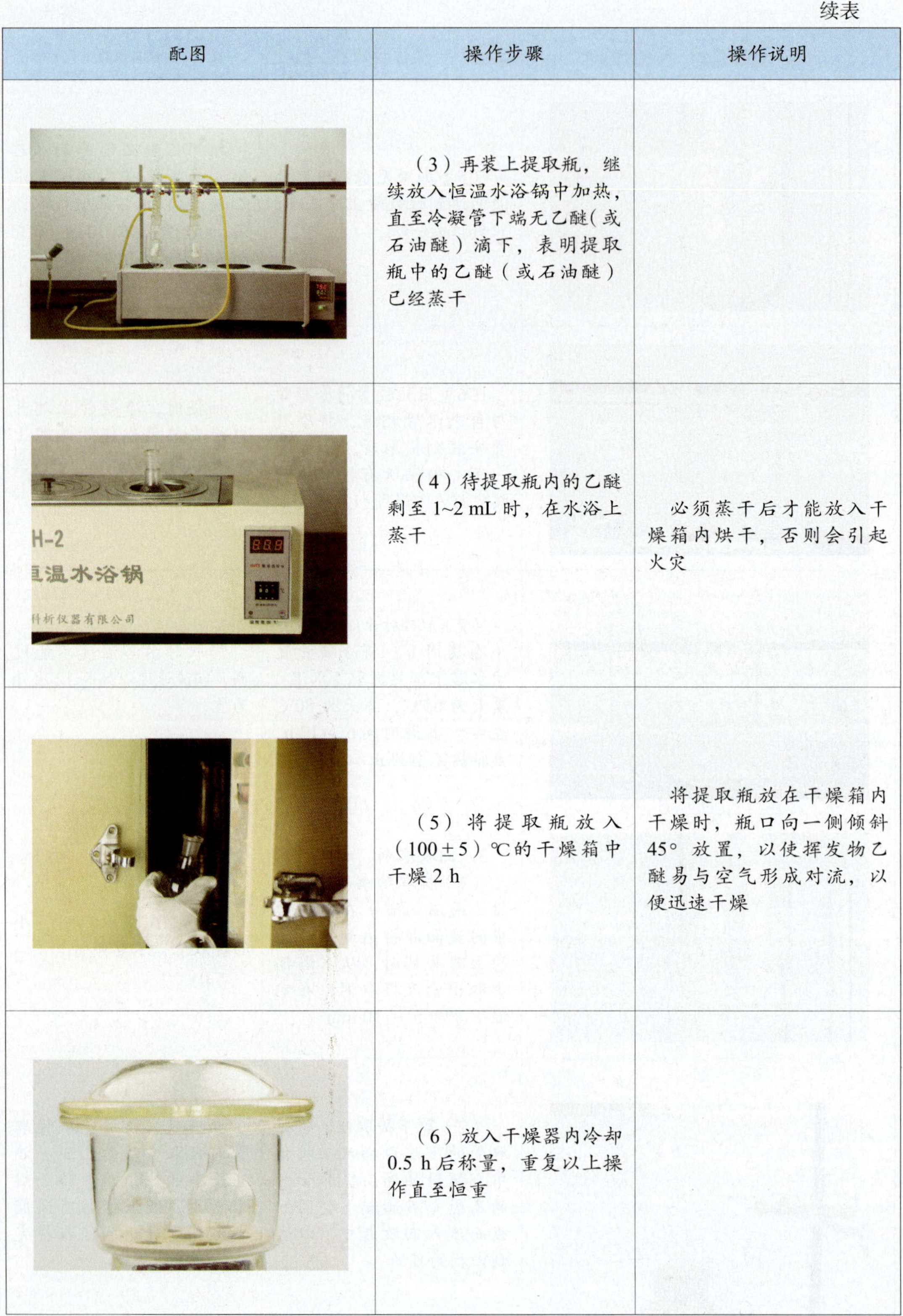

配图	操作步骤	操作说明
	（3）再装上提取瓶，继续放入恒温水浴锅中加热，直至冷凝管下端无乙醚（或石油醚）滴下，表明提取瓶中的乙醚（或石油醚）已经蒸干	
	（4）待提取瓶内的乙醚剩至 1~2 mL 时，在水浴上蒸干	必须蒸干后才能放入干燥箱内烘干，否则会引起火灾
	（5）将提取瓶放入（100±5）℃的干燥箱中干燥 2 h	将提取瓶放在干燥箱内干燥时，瓶口向一侧倾斜 45° 放置，以使挥发物乙醚易与空气形成对流，以便迅速干燥
	（6）放入干燥器内冷却 0.5 h 后称量，重复以上操作直至恒重	

四、数据记录与处理

1. 填写检测原始记录表（见表 2—1—1）

表 2—1—1　　原始记录表

<table>
<tr><td>检验依据</td><td></td><td>检测项目</td><td></td></tr>
<tr><td>仪器名称</td><td></td><td>仪器型号</td><td></td></tr>
<tr><td>样品编号
名称</td><td>Ⅰ</td><td>Ⅱ</td><td>Ⅲ</td></tr>
<tr><td>试样质量 /g</td><td></td><td></td><td></td></tr>
<tr><td>空接收瓶质量 /g</td><td></td><td></td><td></td></tr>
<tr><td>接收瓶和粗脂肪质量 /g</td><td></td><td></td><td></td></tr>
<tr><td>脂肪含量 /%</td><td></td><td></td><td></td></tr>
<tr><td>检验员</td><td></td><td>检验日期</td><td></td></tr>
</table>

2. 数据处理

萨其马中的脂肪含量按以下公式进行计算：

$$X=\frac{m_2-m_1}{m}\times100$$

式中　X——试样中粗脂肪的含量，g/100 g；

m——试样质量（如果是测定水分后的试样，则按测定前的质量计），g；

m_1——接收瓶的质量，g；

m_2——接收瓶和粗脂肪的质量，g。

说明：

计算结果保留小数点后一位。在重复性条件下获得的两次独立测定结果的绝对差值不得超过算术平均值的 10%。

3. 异常点分析

（1）试剂是否出现问题。

（2）抽提是否完全。

（3）操作步骤是否正确。

（4）原始记录是否记错。

（5）计算是否有错误。

（6）复检。

五、填写检验报告单

1．按照要求正确填写检验报告单，报告要求实事求是，完整、清晰。

2．根据萨其马质量标准（GB/T 22475—2008）判定萨其马的脂肪含量是否合格。

【考核评价】

素质	内容	评价项目	评价		
	学习目标		自我评价（30%）	小组评价（30%）	教师评价（40%）
知识 20分	应知应会	1. 索氏提取器组成及使用原理 2. 萃取法的相关概念 3. 索氏提取法的测定原理			
专业能力 60分	试验准备 10分	1. 仪器、试剂、样品准备充分 2. 试验方案设计正确 3. 样品处理方法正确			
	仪器使用 10分	1. 熟练使用恒温水浴锅 2. 熟练使用索氏提取器			
	操作规范 10分	1. 操作流程熟练 2. 操作规范			
	检验报告 20分	1. 原始记录填写清晰 2. 数据分析正确 3. 检验报告填写正确			
	遵守安全、卫生要求 10分	1. 具有安全防护意识 2. 卫生规范			
通用能力 10分	语言能力	1. 准确阐述自己的观点 2. 专业术语表达准确			
	合作能力	能与同学配合共同完成工作			

续表

素质	内容 学习目标	评价项目	评价		
			自我评价（30%）	小组评价（30%）	教师评价（40%）
通用能力10分	发现、分析和解决问题能力	1. 善于发现试验过程中的问题 2. 自主分析和解决试验中的问题			
	创新能力	1. 善于总结工作经验 2. 善于体验新的检测方法			
态度10分	工作态度	认真、细致			
合计					

【思考与练习】

1. 简述索氏提取法的测定原理。
2. 简述测定脂类提取剂的种类。
3. 使用乙醚作为脂肪提取溶剂时，应注意哪些事项？为什么？
4. 根据索氏提取器图，说出索氏提取器由哪三部分组成？各部分分别起什么作用？
5. 实训题：利用索氏提取法测定大豆、花生中的脂肪含量。

提示：大豆、花生需用粉碎机粉碎过40目筛。

【拓展任务】采用脂肪测定仪检测萨其马中的脂肪含量

一、检测准备

1. 仪器：脂肪测定仪（以SOX500脂肪测定仪为例）

脂肪测定仪是根据索氏提取法原理，采用重量法来测定脂肪含量的全自动粗脂肪测定仪，如图2—1—4所示。其主要工作流程是先在有机溶剂下溶解脂肪，然后用索氏提取法使脂肪从溶剂中分离出来，继而烘干，称量，计算出脂肪含量。脂肪的提取方式有索氏热萃取、索氏标准抽提、连续流动、热萃取、索氏CH

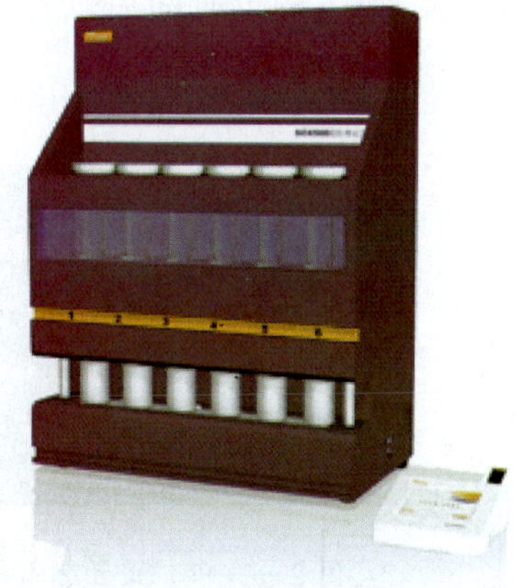

图2—1—4　脂肪测定仪

标准等5种萃取方式。脂肪测定仪可自动实现萃取、淋洗、溶剂回收和预干燥四大功能。

2. 试剂：无水乙醚或石油醚

二、样品分析

1. 操作步骤

（1）安装仪器，并连接好管路。

（2）按照检测要求，干燥后研细称取样品；将溶剂杯在（103±2）℃的干燥箱内烘干至恒重，称量干燥溶剂杯质量；将样品用滤纸包裹好置于随仪器配备的滤纸筒中，并将滤纸筒放入样品托架，如图2—1—5所示，置于萃取室内。

（3）用量筒量取所需的溶剂加入萃取室（至标志处），旋紧上部密封螺母（见图2—1—6），将溶剂杯置于加热盘上（见图2—1—7）。

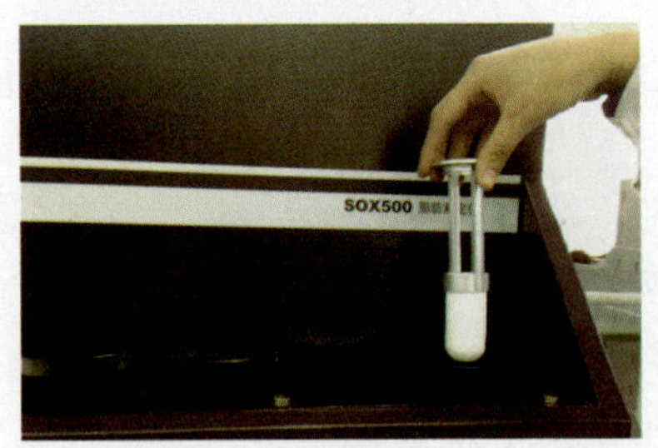

图2—1—5　放滤纸筒

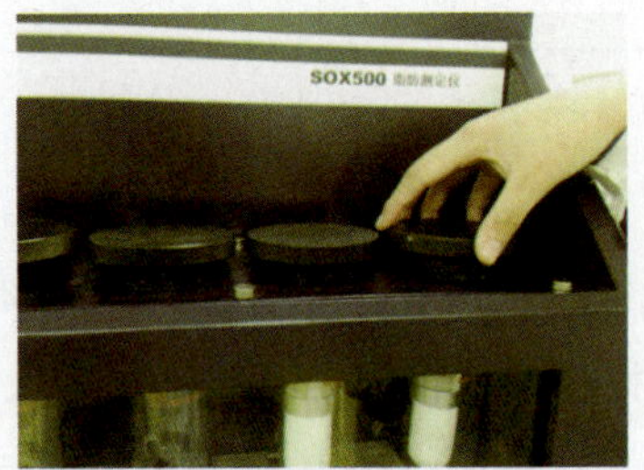

图2—1—6　旋紧密封螺母

（4）打开冷凝水，开启仪器。设置好相应的参数（见图2—1—8，萃取时间为90～120 min，萃取温度比试剂沸程高5～10℃，预干燥时间为20～30 min）后开始试验。用加热盘加热溶剂杯内的溶剂，使溶剂挥发并在冷凝管中冷凝，回流至萃取室，到达设定时间后，打开电磁阀，萃取室内的溶剂便会回流至溶剂杯，从而形成一次循环。

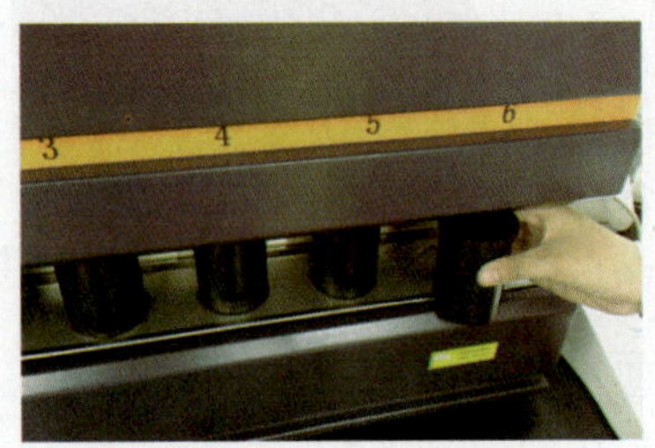

图2—1—7　放置溶剂杯

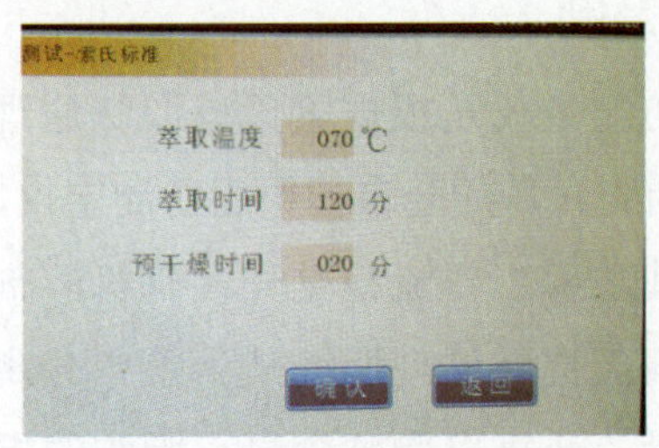

图2—1—8　设置参数

（5）检测结束后，使升降装置下降，移走溶剂杯，并放在干燥箱中干燥，冷却后称量脂肪与溶剂杯质量。

（6）回收溶剂，放置好合适的容器（如玻璃容器），打开相应的电阀。

（7）计算脂肪含量（自行计算或输入仪器计算）。

2. 操作说明

（1）样品应干燥后研细，装样品的滤纸筒一定要紧密，不能往外漏样品，否则重做。

（2）抽提剂乙醚是易燃、易爆物质，应注意通风并且附近不能有火源。

（3）如果没有乙醚时，可以用石油醚提取，石油醚沸点以 30 ～ 60℃为宜。

（4）提取石油醚时温度不能过高，一般使乙醚刚开始沸腾即可（45℃左右），回流速度以 8 ～ 12 次 /h 为宜。

（5）所用乙醚必须是无水乙醚，如果含有水分，则可能将样品中的糖以及无机物抽出，造成误差。

（6）将提取瓶放在干燥箱内干燥时，瓶口向一侧倾斜 45℃放置，以使挥发物乙醚易与空气形成对流，以便迅速干燥。

三、数据记录与处理

1. 设计并填写原始记录表

2. 数据处理

试样中的脂肪含量应按以下公式进行计算：

$$X=\frac{(m_1-m_0)}{m}\times 100\%$$

式中　X——样品中粗脂肪的含量，%；

m_1——溶剂杯和粗脂肪的质量，g；

m_0——干燥溶剂杯质量，g；

m—— 样品质量（如果是测定水分后的试样，则按测定水分前的质量计），g。

说明：计算结果保留小数点后一位。在重复性条件下获得的两次独立测定结果的绝对差值不得超过算术平均值的 10%。

任务 2　午餐肉中脂肪含量的检测

【学习目标】

1. 掌握酸水解法测定脂肪含量的原理。
2. 掌握酸水解法测定脂肪的检测流程。
3. 利用学习资料，与小组成员合作制订检测方案。
4. 能采用酸水解法测定午餐肉中的脂肪含量。

【任务引入】

午餐肉主要是以猪肉、鸡肉为原料，加入一定量的淀粉、香辛料加工制成的。午餐肉不但方便食用，而且由于将猪肉放进密封的罐中，所以也易于保存。午餐肉中的脂肪含量是午餐肉品质的重要指标之一，是午餐肉出厂的必须检验项目。本任务将完成午餐肉中脂肪含量的检测。

【任务分析】

午餐肉中的脂肪通常被包含在组织内部，或与其他成分结合而形成结合态脂类。在这种情况下，必须要用强酸将淀粉、蛋白质、纤维素水解，使脂类游离出来，再用有机溶剂提取。因此，本任务中脂肪含量的测定需采用《食品中脂肪测定》（GB/T 5009.6—2003）中的酸水解法。

【相关知识】

在某些食物中，脂肪被包含于食品组织的内部，与蛋白质或碳水化合物形成蛋白脂、糖脂。由于脂溶剂不能渗入样品颗粒的内部，用索氏提取法不能将其中的脂类完全提取出来。在这种情况下，需应用酸水解法。

一、酸水解法的测定原理

将试样与盐酸溶液一起加热进行水解，使结合或包埋在组织内的脂肪游离出来，再用有机溶剂提取脂肪，回收溶剂，干燥后称量，提取物的质量即为样品中脂肪的含量。

二、酸水解法的适用范围

此法适用于测量各类食品中总脂肪的含量，但对含磷脂较多的一类食品，如鱼类、贝类、蛋类及其制品，在盐酸溶液中加热时，磷脂会完全分解为脂肪酸和碱，使测定结果偏低，故此法不宜测定含大量磷脂的食品；对含糖（低聚糖）量较高的食品，因糖类遇强酸易炭化影响测定结果，此法也不适用。

【任务实施】

参照如图 2—2—1 所示的流程，完成午餐肉中脂肪含量的检测工作。

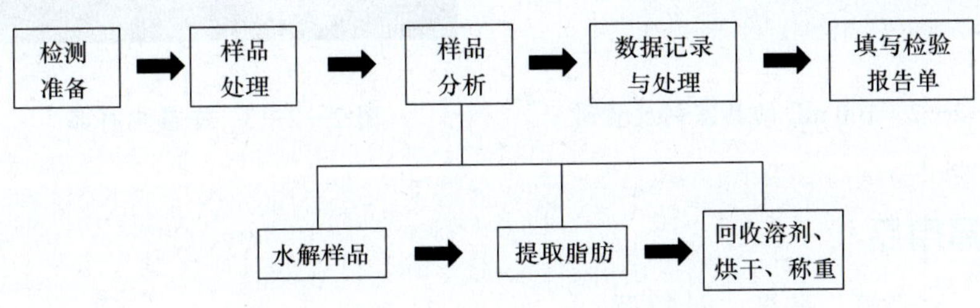

图 2—2—1　酸水解法检测脂肪含量流程

一、检测准备

1. 仪器和设备

（1）100 mL 的具塞刻度量筒，如图 2—2—2 所示。

（2）50 mL 大试管。

（3）电子分析天平（±0.1 mg）。

（4）恒温水浴锅。

2. 试剂及溶液

（1）乙醇（95% 体积分数）。

（2）乙醚（不含过氧化物）。

（3）石油醚（30 ～ 600℃沸腾）。

（4）盐酸。

3. 检验样品

市售午餐肉，如图 2—2—3 所示。

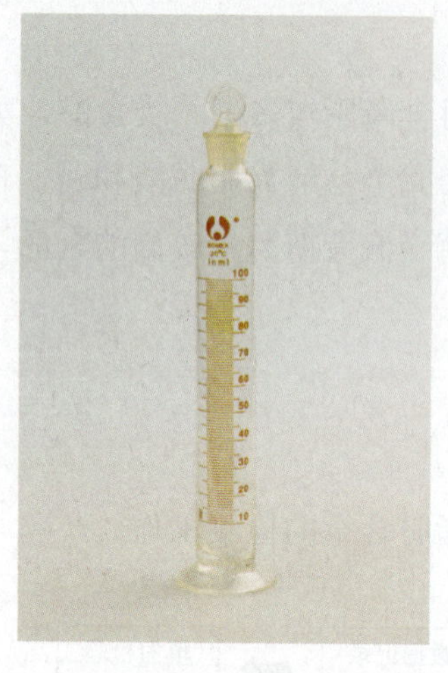

图 2—2—2　100 mL 的具塞刻度量筒

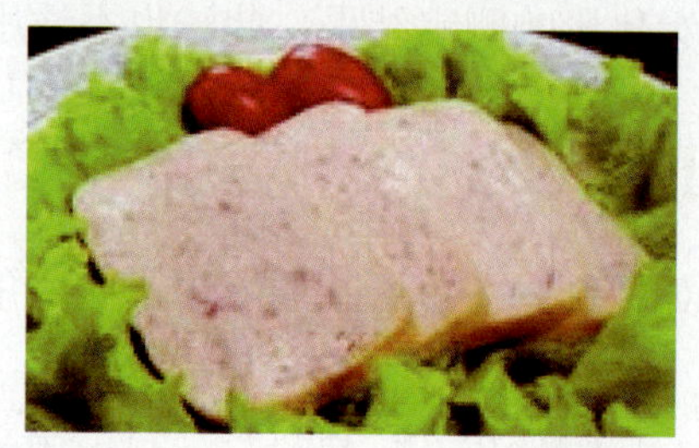

图 2—2—3　午餐肉样品

4. 用具用品

有口罩、记号笔、药匙、计算器。

5. 说明

（1）确认仪器和设备处于正常使用状态。

（2）用具用品、相关资料、记录准备齐全。

二、样品处理

配图	操作步骤	操作说明
	（1）准确称取经研细的样品 2 g ± 0.1 mg	（1）根据午餐肉中的脂肪含量可适当调节取样量 （2）固体样品必须充分磨细

续表

配图	操作步骤	操作说明
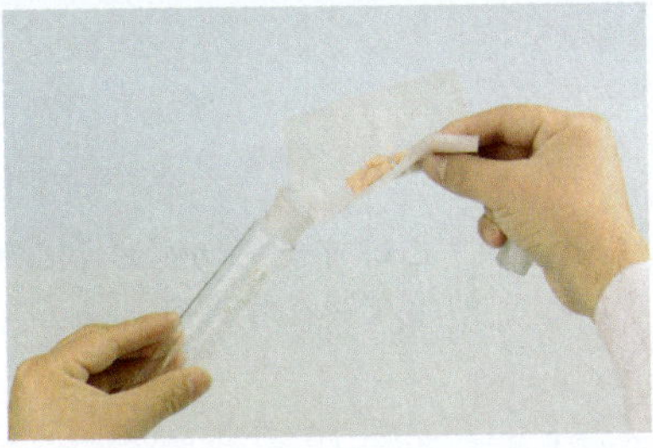	（2）置于 50 mL 大试管内	
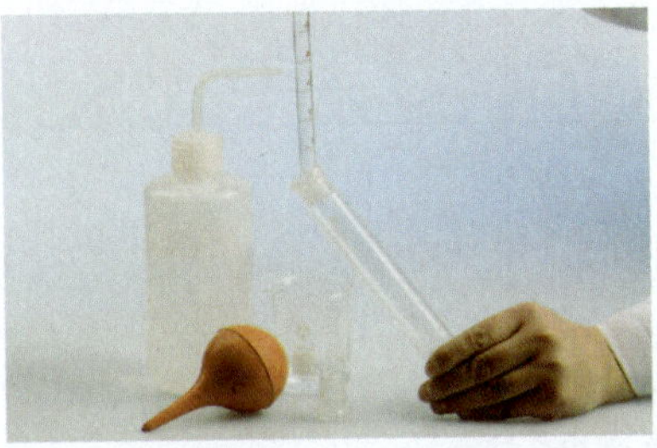	（3）加 8 mL 水	开始时加入 8 mL 水是为了防止后面加盐酸时干试样固化
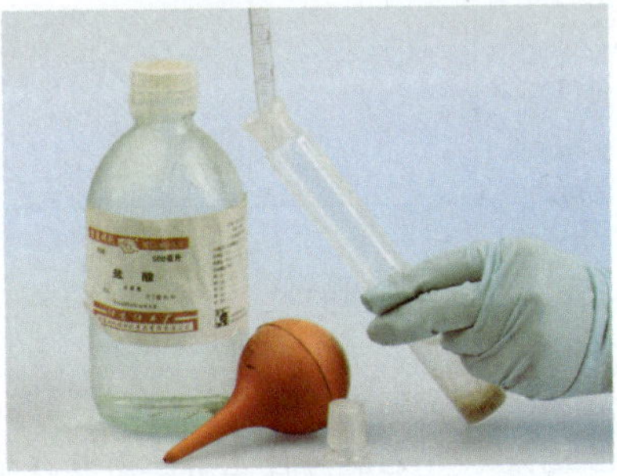	（4）混匀后再加 10 mL 盐酸	应在通风橱内进行

三、样品分析

配图	操作步骤	操作说明
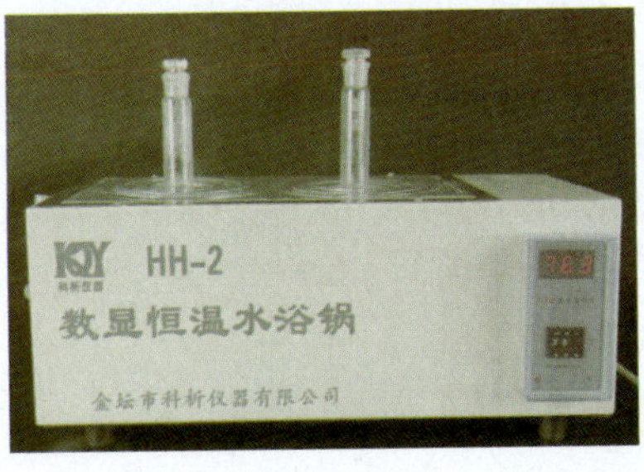	1. 水解样品 将试管放入 70 ~ 80℃ 水浴中。 每隔 5 ~ 10 min 搅拌一次，至脂肪完全游离为止时，需 40 ~ 45 min	水解时应防止大量水分损失，使酸浓度升高

续表

配图	操作步骤	操作说明
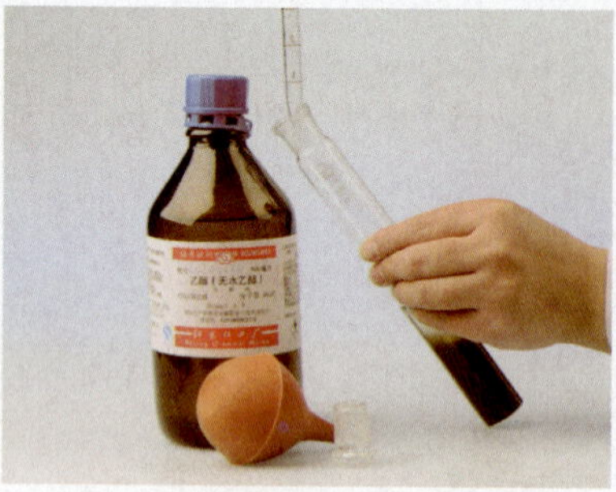	2. 萃取（提取）脂肪 （1）取出试管，加入10 mL乙醇，混合	乙醇可使一切能溶于乙醇的物质留在溶液内
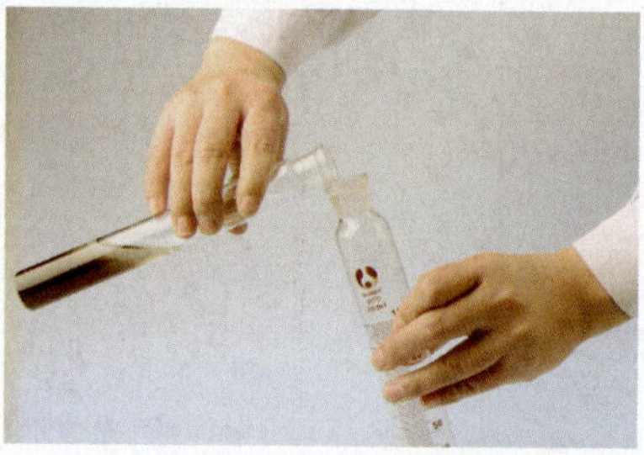	（2）冷却后将混合物移入100 mL具塞量筒中	
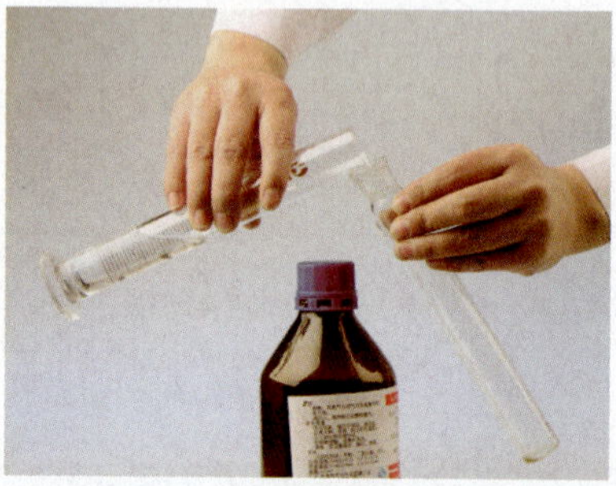	（3）用25 mL乙醚分次洗试管，一并倒入量筒中	乙醚可使乙醇溶解物残留在水层，并使分层清晰
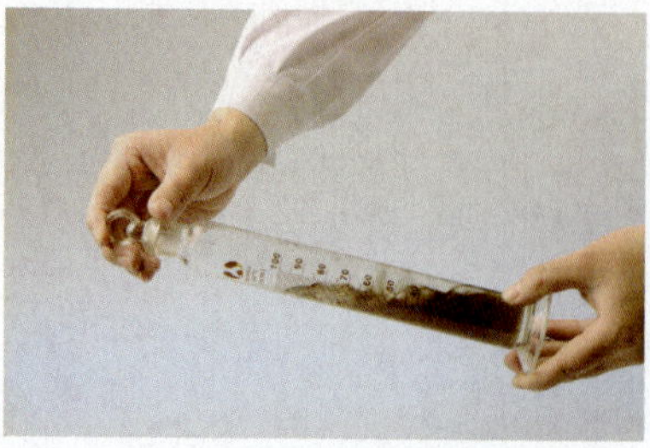	（4）待乙醚全部倒入量筒后，加塞振摇1 min，小心开塞放出气体，再塞好，静置12 min	

续表

配图	操作步骤	操作说明
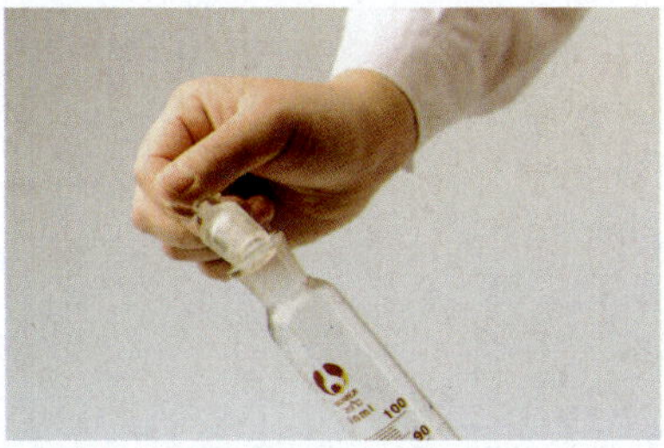	（5）小心开塞，用石油醚－乙醚等量混合液冲洗瓶塞及筒口附着的脂肪	石油醚可使乙醇溶解物残留在水层，并使分层清晰
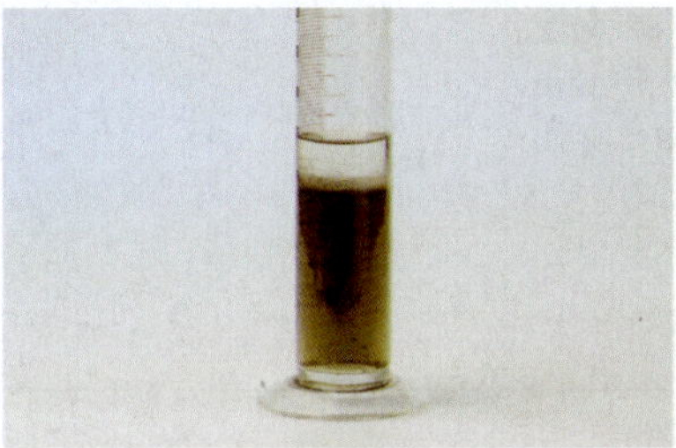	（6）静置 10 ~ 20min，直至上部液体清晰	
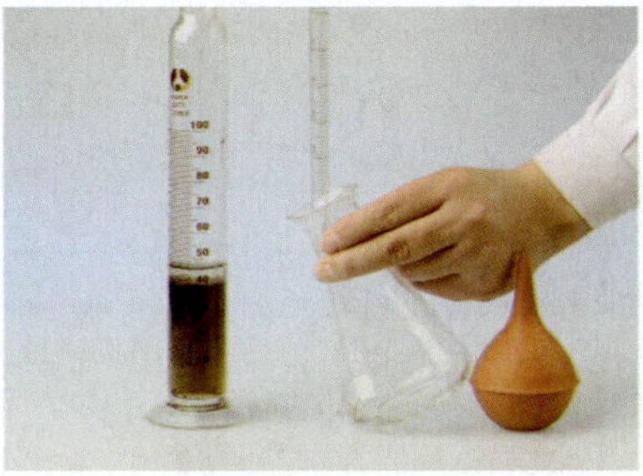	（7）吸出上清液，置于已恒重的锥形瓶内，再加 5 mL 乙醚于具塞量筒内，振摇，静置后，仍将上层乙醚吸出，放入原锥形瓶内	
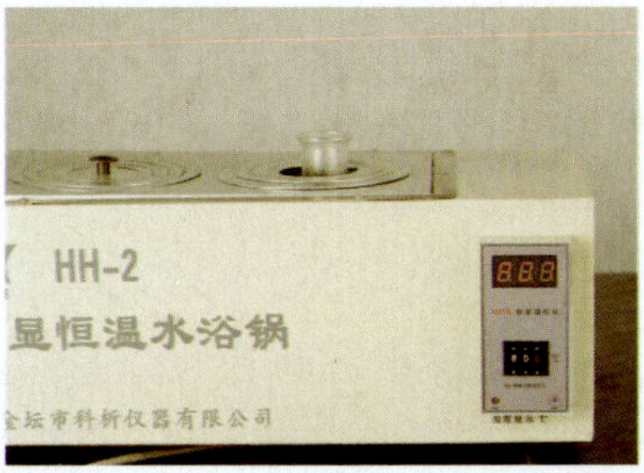	3. 回收溶剂、烘干、称重 （1）将锥形瓶置于水浴上蒸干	挥干溶剂后，残留物中若有黑色焦油状杂质，是分解物与水一同混入所致，会使测定值增大，造成误差，可用等量的乙醚及石油醚溶解后过滤，再次进行挥干溶剂的操作

续表

配图	操作步骤	操作说明
	（2）将锥形瓶置于100～105℃干燥箱中干燥2 h	
	（3）取出锥形瓶并放入干燥器内冷却30 min后称量，并重复以上操作至恒重	

四、数据记录与处理

1. 填写检测原始记录表（见表2—2—1）

表2—2—1　　原始记录表

检验依据		检测项目	
仪器名称		仪器型号	
样品编号 名称	Ⅰ	Ⅱ	Ⅲ
试样质量/g			
空接收瓶质量/g			
接收瓶和粗脂肪质量/g			
脂肪含量/%			
检验员		检验日期	

2. 数据处理

午餐肉中的脂肪含量按以下公式进行计算：

$$X=\frac{m_2-m_1}{m}\times 100$$

式中　X——试样中粗脂肪的含量，g/100 g；

m——试样质量（如果是测定水分后的试样，则按测定前的质量计），g；

m_1——接收瓶的质量，g；

m_2——接收瓶和粗脂肪的质量，g。

说明：计算结果保留小数点后一位。在重复性条件下获得的两次独立测定结果的绝对差值不得超过算术平均值的 10%。

3. 异常点分析

（1）试剂是否出现问题。

（2）操作步骤是否正确。

（3）原始记录是否记错。

（4）计算是否有错误。

（5）复检。

五、填写检验报告单

1. 按照要求正确填写检验报告单，报告要求实事求是，完整、清晰。

2. 根据《午餐肉的质量标准》（GB/T 13213—2006）判定午餐肉中的脂肪含量是否合格。

【考核评价】

素质	内容 学习目标	评价项目	评价 自我评价（30%）	小组评价（30%）	教师评价（40%）
知识 20 分	应知应会	1. 酸水解法测定脂肪的原理 2. 酸水解法测定脂肪的检测流程			
专业能力 60 分	试验准备 10 分	1. 仪器、试剂、样品准备充分 2. 试验方案设计正确 3. 样品处理方法正确			

续表

素质	内容		评价		
	学习目标	评价项目	自我评价（30%）	小组评价（30%）	教师评价（40%）
专业能力60分	仪器使用10分	1. 熟练使用分析天平 2. 熟练使用水浴锅			
	操作规范10分	1. 操作流程熟练 2. 操作规范			
	检验报告20分	1. 原始记录填写清晰 2. 数据分析正确 3. 检验报告填写正确			
	遵守安全、卫生要求10分	1. 具有安全防护意识 2. 卫生规范			
通用能力10分	语言能力	1. 准确阐述自己的观点 2. 专业术语表达准确			
	合作能力	能与同学配合共同完成工作			
	发现、分析和解决问题能力	1. 善于发现试验过程中的问题 2. 自主分析和解决试验中的问题			
	创新能力	1. 善于总结工作经验 2. 善于体验新的检测方法			
态度10分	工作态度	认真、细致			
合计					

【思考与练习】

1．简述酸水解法的测定原理及适用范围。

2．国家标准中规定午餐肉中脂肪含量的合格值为多少？将其与检测结果进行比对，判断样品的脂肪含量是否合格。

3．实训题：利用酸水解法检测火腿肠中的脂肪含量。

提示：依据《食品中脂肪含量的测定》（GB/T 5009.6—2003）。

任务 3　牛奶中脂肪含量的检测

【学习目标】

1. 了解牛奶中乳脂肪的物理状态、理化特性、营养价值。
2. 掌握测定牛奶中脂肪含量的方法及测定原理。
3. 在教师指导下，以小组协作方式完成牛奶中脂肪含量测定。

【任务引入】

乳脂肪是一种消化率很高的食用脂肪，能为机体提供能量。牛奶中含有 3.5% 左右的乳脂肪，是消化吸收率很高的食用脂肪。巴氏杀菌乳中的脂肪含量是巴氏杀菌乳的重要指标之一，是巴氏杀菌乳出厂的必须检验项目。本任务将完成巴氏杀菌乳中脂肪含量的检测。

【任务分析】

《食品安全国家标准　巴氏杀菌乳》（GB 19645—2010）中规定巴氏杀菌乳中的脂肪含量≥ 3.1 g/100 g，脂肪含量低于标准时为不合格产品。巴氏杀菌乳中脂肪含量的检测主要采用《婴幼儿食品和乳品中脂肪的测定》（GB 5413.3—2010）中第一法。

【相关知识】

一、乳脂肪

1. 乳脂肪的物理状态及组成

乳脂肪是乳中可用醚类提取出来的全部脂肪部分，是牛奶的重要成分之一。乳脂肪主要是以脂肪球的形式存在，其外部被乳脂肪球膜包围，乳脂肪球膜能够保持脂肪球的完整性，并使脂肪球具有亲水性。乳脂肪的组成包括甘油三酸酯类、磷脂类、固醇类、脂溶性维生素类等，占 97% ～ 99%。

2. 乳脂肪的理化特性

（1）易氧化。乳脂肪与氧、光线、金属接触时，会氧化产生哈败。故在工艺上，避免使用铜、铁设备和容器，应使用不锈钢设备。

（2）易水解。乳脂肪水解的起因在于牛乳本身含有的解脂酶和受外界污染的微生物酶。乳脂肪含低级脂肪酸比较多，即使稍微水解也会产生带刺激性的酸败味。

3. 乳脂肪的营养价值

乳脂肪的主要功能是产生供给人体的热能。另外，乳脂肪在人体内还是一种很好的溶剂，如脂溶性维生素 A、维生素 D、维生素 E、维生素 K 就是靠乳脂肪的溶解，才能在人体内被顺利地消化、吸收及利用。同时，乳脂肪风味好，容易被人体消化吸收，给机体造成的负担很少。

二、测定乳品中脂肪含量的方法

乳品中脂肪含量的检测采用《婴幼儿食品和乳品中脂肪的测定》（GB 5413.3—2010）中的第一法和第二法。

1. 第一法

（1）原理。用乙醚和石油醚抽提样品的碱水解液，通过蒸馏或蒸发去除溶剂，并测定溶于溶剂中的抽提物的质量。

（2）适用范围。该方法适用于巴氏杀菌乳、灭菌乳、生乳、发酵乳、调制乳、乳粉、炼乳、奶油、稀奶油、干酪和婴幼儿配方食品中脂肪含量的测定。

2. 第二法

（1）原理。在乳中加入硫酸以破坏乳胶质性和覆盖在脂肪球上的蛋白质外膜，离心分离脂肪后测量其体积。

（2）适用范围。该方法适用于巴氏杀菌乳、灭菌乳、生乳中脂肪含量的测定。

【任务实施】

参照如图 2—3—1 所示的流程，完成牛奶中脂肪含量的检测工作。

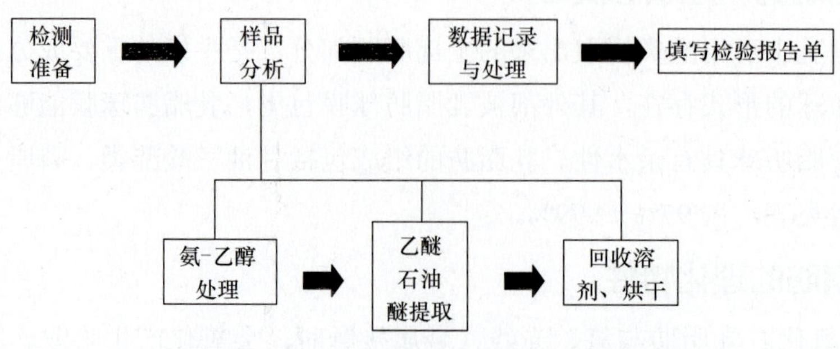

图 2—3—1 牛奶中脂肪含量的检测流程

一、检测准备

1. 仪器和设备

（1）抽脂瓶，如图 2—3—2 所示。

（2）脂肪收集瓶 250 mL 锥形瓶。

（3）电子分析天平（±0.1 mg）。

（4）恒温水浴锅。

2. 试剂及溶液

（1）氨水：NH_3 的质量浓度为 250 g/L。

（2）刚果红：将 1 g 刚果红溶于水，稀释到 100 mL。

（3）乙醇：体积分数不低于 94%。

（4）乙醚（不含过氧化物）。

（5）石油醚（30 ～ 600℃沸腾）。

3. 检验样品

市售牛奶，如图 2—3—3 所示。

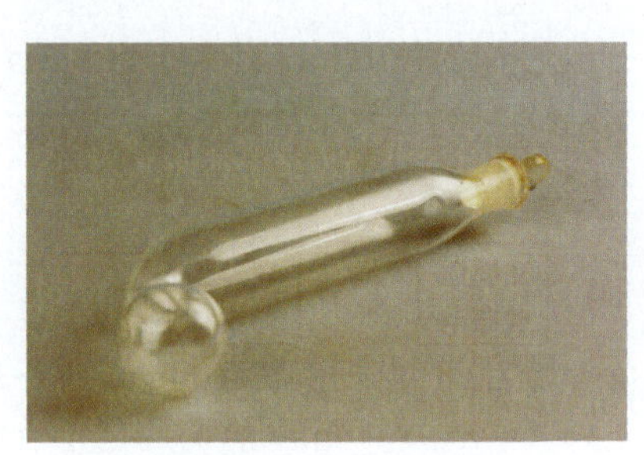

图 2—3—2　抽脂瓶

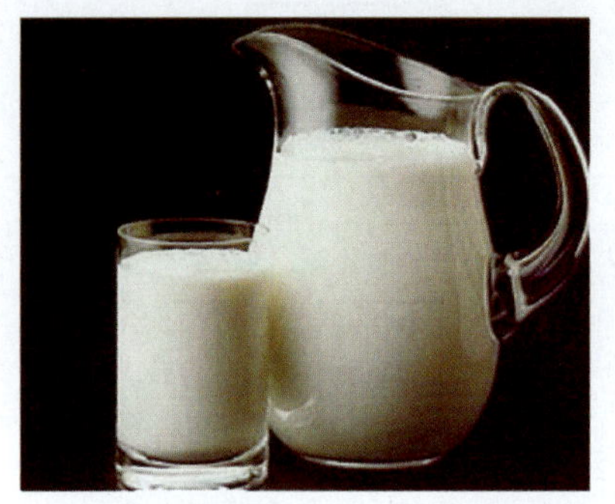

图 2—3—3　牛奶样品

4. 用具用品

有口罩、记号笔、药匙、计算器。

5. 相关资料和记录

牛奶质量标准、《食品安全国家标准　巴氏杀菌乳》（GB 19645—2010）、检验报告单、原始记录本、学生评价表。

6. 说明

（1）确认仪器和设备处于正常使用状态。

（2）用具用品、相关资料、记录准备齐全。

二、样品分析

配图	操作步骤	操作说明
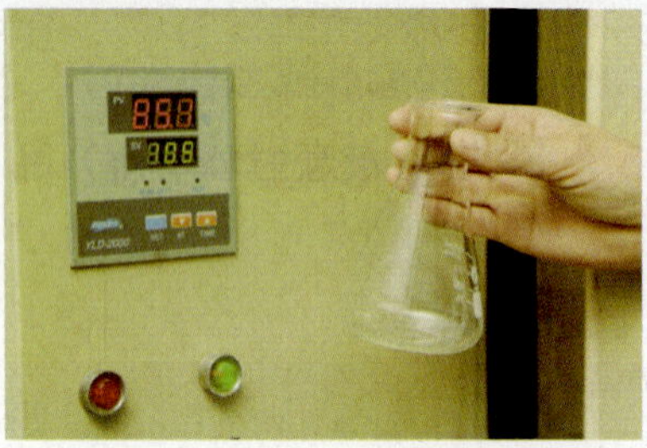	1. 脂肪收集瓶的准备 于干燥的脂肪收集瓶中加入几粒沸石，放入干燥箱中干燥 1 h。使脂肪收集瓶冷却至室温，称量，精确至 0.1 mg	脂肪收集瓶可根据实际需要自行选择
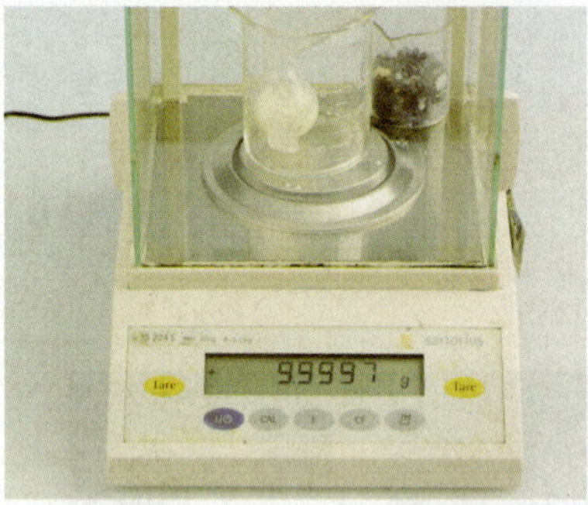	2. 氨－乙醇处理 （1）称取充分混匀试样 10 g（精确至 0.000 1 g），置于抽脂瓶中	
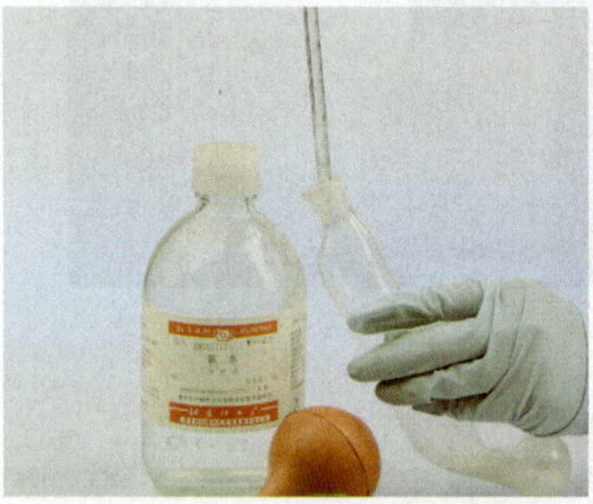	（2）加入 2.0 mL 氨水	加氨水后，要充分混匀，否则将会影响下一步乙醚－石油醚对脂肪的提取
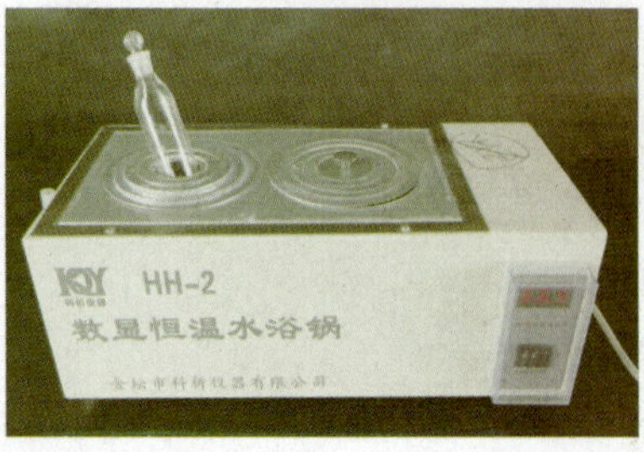	（3）充分混合后立即将抽脂瓶放入（65 ±5）℃的水浴中，加热 15 ~ 20 min，不时取出振荡。取出后，冷却至室温	

续表

配图	操作步骤	操作说明
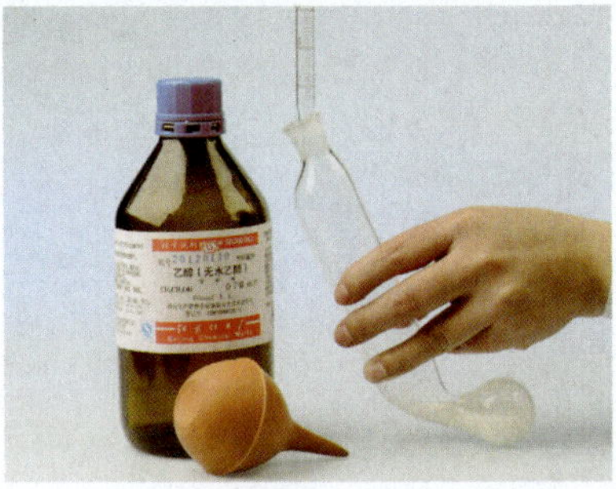	（4）静置 30 s 后加入 10 mL 乙醇，缓和但彻底地进行混合，同时避免液体过于接近瓶颈	加乙醇的作用是沉淀蛋白质以防止乳化
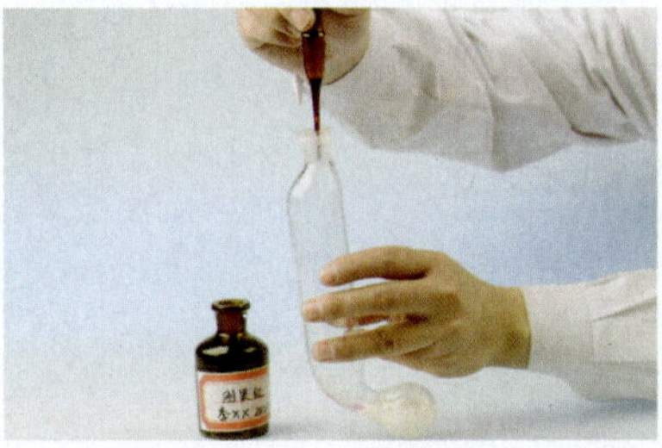	（5）如果有需要的话，可加入两滴刚果红溶液。空白试验与样品检验同时进行，使用相同的步骤和相同试剂，但用 10 mL 水代替试样	空白试验中的残留物不得大于 0.5 mg
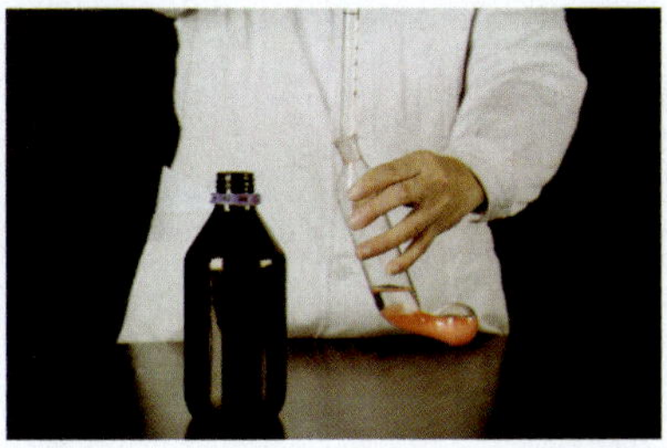	3. 乙醚－石油醚提取 （1）加入 25 mL 乙醚，加塞轻轻摇匀。小心放出气体，再塞紧，剧烈振摇 1 min，小心开塞并放出气体，用少量的混合溶剂冲洗塞子和瓶颈，使冲洗液流入抽脂瓶	摇匀时应注意避免形成持久乳化液
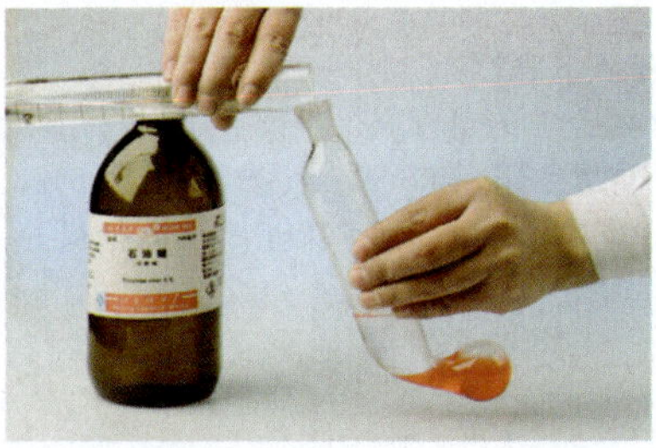	（2）加入 25 mL 石油醚，塞上重新润湿的塞子，轻轻振荡 30 s	

续表

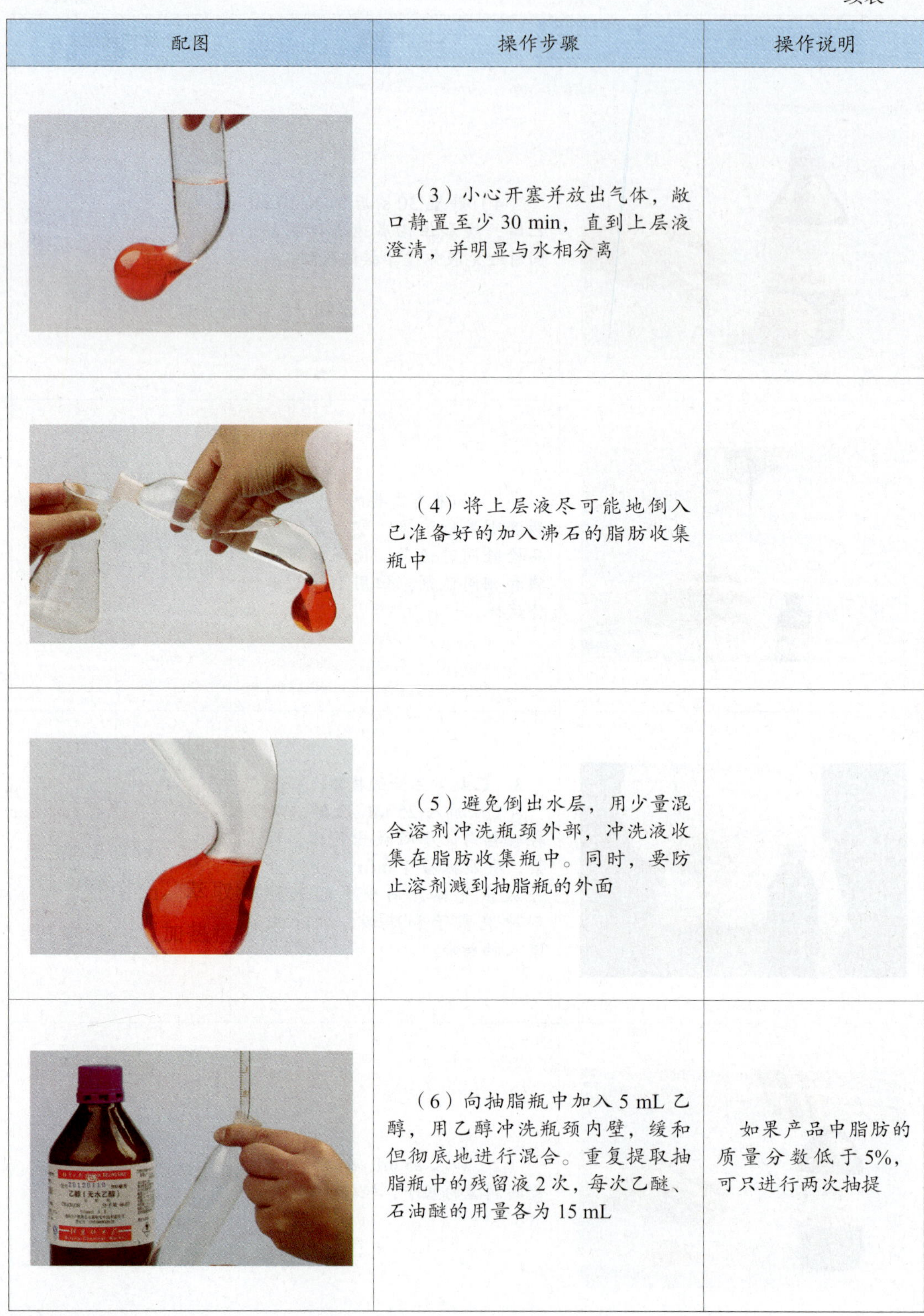

配图	操作步骤	操作说明
	（3）小心开塞并放出气体，敞口静置至少 30 min，直到上层液澄清，并明显与水相分离	
	（4）将上层液尽可能地倒入已准备好的加入沸石的脂肪收集瓶中	
	（5）避免倒出水层，用少量混合溶剂冲洗瓶颈外部，冲洗液收集在脂肪收集瓶中。同时，要防止溶剂溅到抽脂瓶的外面	
	（6）向抽脂瓶中加入 5 mL 乙醇，用乙醇冲洗瓶颈内壁，缓和但彻底地进行混合。重复提取抽脂瓶中的残留液 2 次，每次乙醚、石油醚的用量各为 15 mL	如果产品中脂肪的质量分数低于 5%，可只进行两次抽提

续表

配图	操作步骤	操作说明
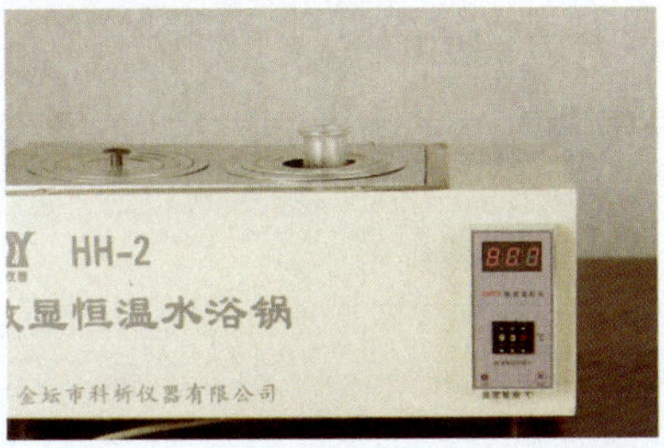	4. 回收溶剂、烘干、称重 （1）合并所有提取液，于沸水浴上蒸发至干来除掉溶剂。蒸发前用少量混合溶剂冲洗瓶颈内部	既可采用蒸馏的方法除去脂肪收集瓶中的溶剂，也可将其置于沸水浴蒸发干
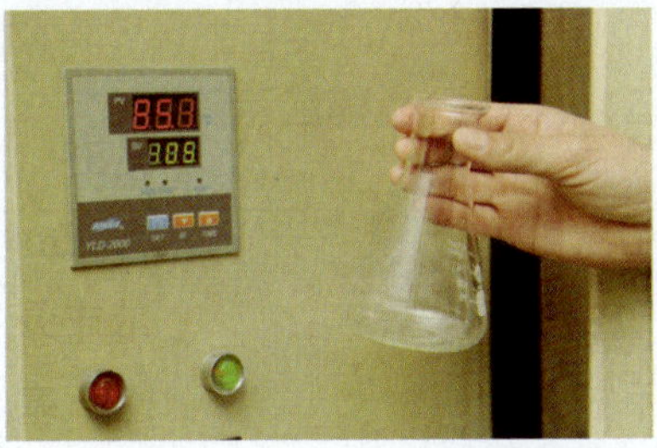	（2）将脂肪收集瓶放入（102±2）℃的干燥箱中加热 1 h	为验证抽提物是否全部溶解，向脂肪收集瓶中加入 25 mL 石油醚，微热，振摇，直到脂肪全部溶解
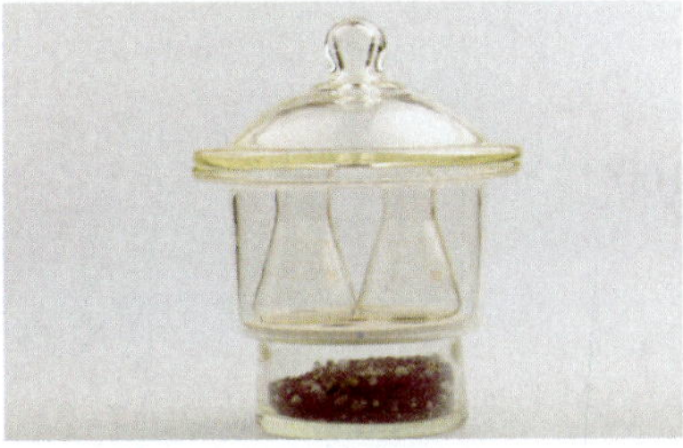	（3）取出脂肪收集瓶，冷却至室温，称量，精确至 0.1 mg	如果抽提物全部溶于石油醚中，则含抽提物的脂肪收集瓶的最终质量和最初质量之差即为脂肪含量
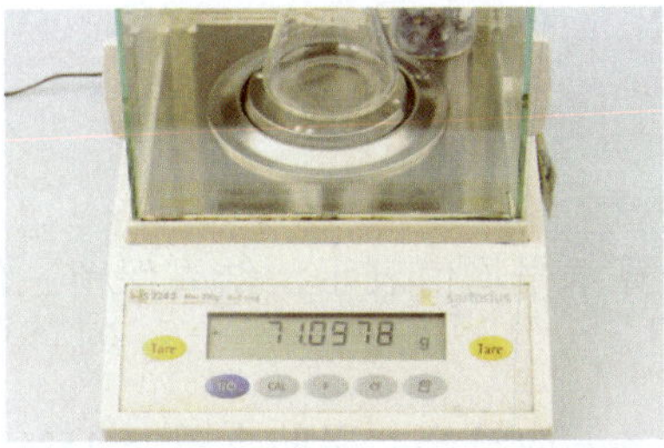	（4）重复干燥直到脂肪收集瓶两次连续的称量差值不超过 0.5 mg，记录脂肪收集瓶和抽提物的最低质量	

三、数据记录与处理

1. 填写检测原始记录表（见表 2—3—1）

表 2—3—1　　　　　　　　原始记录表

检验依据		检测项目	
仪器名称		仪器型号	
名称 \ 样品编号	Ⅰ	Ⅱ	Ⅲ
样品质量 /g			
脂肪收集瓶和抽提物的质量 /g			
脂肪收集瓶的质量 /g			
空白试验中，脂肪收集瓶和抽提物的质量 /g			
空白试验中脂肪收集瓶的质量 /g			
样品中脂肪含量 /%			
检验员		检验日期	

2. 数据处理

样品中的脂肪含量按下式计算：

$$X=\frac{(m_1-m_2)-(m_3-m_4)}{m}\times 100$$

式中　X——样品中的脂肪含量，g/100 g；

m——样品的质量，g；

m_1——脂肪收集瓶和抽提物的质量，g；

m_2——脂肪收集瓶的质量，g；

m_3——空白试验中，脂肪收集瓶和抽提物的质量，g；

m_4——空白试验中脂肪收集瓶的质量，g。

说明：

（1）以重复性条件下获得的两次独立测定结果的算术平均值表示，结果保留三位有效数字。

（2）在重复性条件下获得的两次独立测定的结果之差应符合：脂肪含量≥ 15%，≤ 0.3 g/100 g；脂肪含量 5% ～ 15%，≤ 0.2 g/100 g；脂肪含量≤ 5%，≤ 0.1 g/100 g。

3. 异常点分析

（1）试剂是否出现问题。

（2）操作步骤是否正确。

（3）原始记录是否记错。

（4）计算是否有错误。

（5）复检。

四、填写检验报告单

1. 按照要求正确填写检验报告单，报告要求实事求是，完整、清晰。

2. 根据《食品安全国家标准　巴氏杀菌乳》（GB 19645—2010）判定牛奶脂肪含量是否合格。

【考核评价】

<table>
<tr><th rowspan="2">素质</th><th>内容</th><th rowspan="2">评价项目</th><th colspan="3">评价</th></tr>
<tr><th>学习目标</th><th>自我评价（30%）</th><th>小组评价（30%）</th><th>教师评价（40%）</th></tr>
<tr><td>知识
20分</td><td>应知应会</td><td>1. 乳脂肪物理状态及组成
2. 乳脂肪的理化特性
3. 牛奶中脂肪含量的测定方法及测定原理</td><td></td><td></td><td></td></tr>
<tr><td rowspan="5">专业能力
60分</td><td>试验准备
10分</td><td>1. 仪器、试剂、样品准备充分
2. 试验方案设计正确
3. 样品处理方法正确
4. 正确配制试剂</td><td></td><td></td><td></td></tr>
<tr><td>仪器使用
10分</td><td>1. 熟练使用分析天平
2. 熟练使用水浴锅</td><td></td><td></td><td></td></tr>
<tr><td>操作规范
10分</td><td>1. 操作流程熟练
2. 操作规范</td><td></td><td></td><td></td></tr>
<tr><td>检验报告
20分</td><td>1. 原始记录填写清晰
2. 数据分析正确
3. 检验报告填写正确</td><td></td><td></td><td></td></tr>
<tr><td>遵守安全、卫生要求
10分</td><td>1. 具有安全防护意识
2. 卫生规范</td><td></td><td></td><td></td></tr>
</table>

续表

<table>
<tr><th rowspan="2">素质</th><th>内容</th><th rowspan="2">评价项目</th><th colspan="3">评价</th></tr>
<tr><th>学习目标</th><th>自我评价（30%）</th><th>小组评价（30%）</th><th>教师评价（40%）</th></tr>
<tr><td rowspan="4">通用能力10分</td><td>语言能力</td><td>1. 准确阐述自己的观点
2. 专业术语表达准确</td><td rowspan="4"></td><td rowspan="4"></td><td rowspan="4"></td></tr>
<tr><td>合作能力</td><td>能与同学配合共同完成工作</td></tr>
<tr><td>发现、分析和解决问题能力</td><td>1. 善于发现试验过程中的问题
2. 自主分析和解决试验中的问题</td></tr>
<tr><td>创新能力</td><td>1. 善于总结工作经验
2. 善于体验新的检测方法</td></tr>
<tr><td>态度10分</td><td>工作态度</td><td>认真、细致</td><td></td><td></td><td></td></tr>
<tr><td>合计</td><td></td><td></td><td></td><td></td><td></td></tr>
</table>

【思考与练习】

1．测定食品中脂肪含量的方法有哪些？测定乳品中的脂肪含量时，经常选择什么方法？

2．实训题：炼乳中脂肪含量的测定。

提示：脱脂炼乳、全脂炼乳和部分脱脂炼乳称取 3 ~ 5 g，高脂炼乳称取约 1.5 g（精确至 0.000 1 g），用 10 mL 蒸馏水，分次吸入抽脂瓶小球中，充分混合均匀。

【拓展任务】测定灭菌乳中的脂肪含量

要求：依据《婴幼儿食品和乳品中脂肪的测定》（GB 5413.3—2010）第二法。

一、检测准备

1. 仪器

（1）乳脂离心机，如图 2—3—4 所示。

（2）盖勃氏乳脂计（见图 2—3—5）：最小刻度值为 0.1 %。

（3）10.75 mL 单标乳吸管。

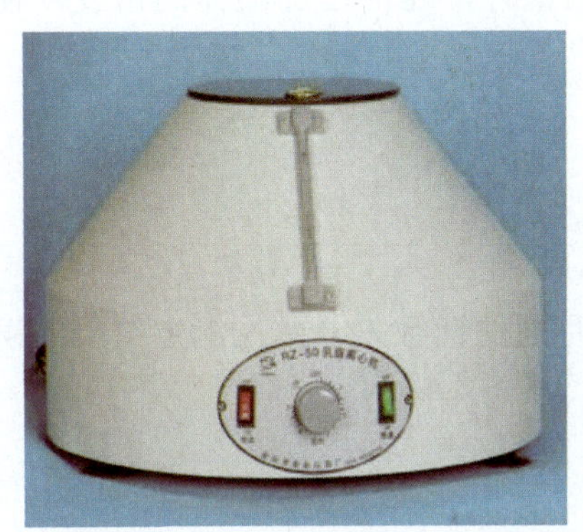

图 2—3—4　乳脂离心机

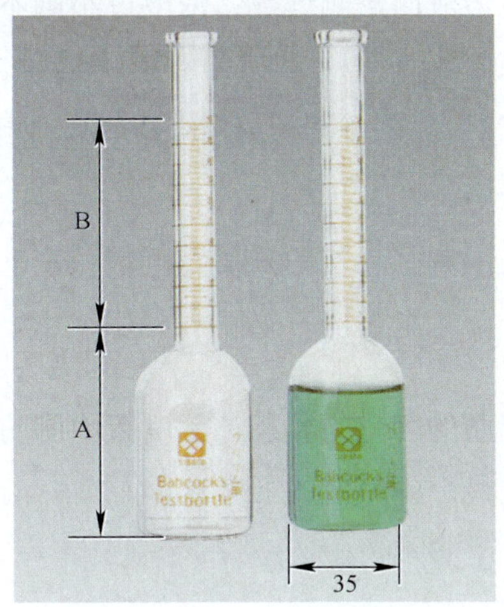

图 2—3—5　盖勃氏乳脂计

2. 试剂及溶液

（1）硫酸（H_2SO_4）：分析纯，密度为 1.820 ～ 1.825 g/mL。

（2）异戊醇（$C_5H_{12}O$）：分析纯（空白试验为 0）。

二、样品分析

1. 操作步骤

（1）在盖勃氏乳脂计中加入 10 mL 硫酸。

（2）移取 10.75 mL 的液体乳样缓慢放入乳脂计中，使乳样浮在硫酸上面，不和硫酸发生混合。

（3）加入 1 mL 异戊醇，塞上橡皮塞，使瓶口向下，同时用布包裹以防其冲出，用力振摇使其混合呈均匀棕色液体，静置数分钟（瓶口向下），置 65 ～ 70℃水浴中 5 min。

（4）取出后置于乳脂离心机中以 1 100 r/min 的转速离心 5 min。

（5）再置于 65 ～ 70℃水浴水中保温 5 min（注意水浴水面应高于乳脂计脂肪层）。取出后应立即读数，读数即为脂肪的百分数。读数时要将脂肪柱的下弯月面放在与眼同一水平面上，观察时可移动胶塞使脂肪柱的下弯月面与某一大格刻度相吻合。

2. 操作说明

（1）硫酸浓度及用量要严格遵守方法中规定的要求，硫酸浓度过大会使牛乳炭化成黑色溶液而影响读数；浓度过小则不能使酪蛋白完全溶解，会使测定值偏低或使脂肪层浑浊。

（2）硫酸除可破坏脂肪球膜，使脂肪游离出来外，还可增加液体的密度，使脂肪容易浮出。

三、数据处理

脂肪的含量为乳脂计刻度管中脂肪柱上下弯月面的读数差，两次测定结果的误差不得超过最小刻度值的一半。

项目三

食品中碳水化合物含量的检测

【先导知识】

碳水化合物统称为糖类，是由碳、氢、氧三种元素组成的一类多羟基醛或多羟基酮的有机化合物，也是自然界中分布广泛、数量最多的有机化合物，约占自然界生物物质的 3/4，普遍存在于谷物、水果、蔬菜及其他人类能食用的植物中，是绿色植物光合作用的产物。

一、碳水化合物的概念和分类

糖类按照其所含糖分子的个数，可分为单糖、低聚糖、多糖三类。

单糖是糖类中结构最简单，不能再被水解为更小单位的糖类，按所含碳原子数目的不同，又可分为丙糖、丁糖、戊糖、己糖等，其中以己糖、戊糖最为重要，如葡萄糖、果糖、半乳糖、木糖、核糖等。

低聚糖又称寡糖，是指聚合度为 2 ～ 10 个单糖的糖类，按水解后生成单糖数目的不同，又分为双糖、三糖、四糖、五糖等，其中以双糖最为重要，如蔗糖、麦芽糖、乳糖等。

多糖一般指聚合度大于 10 的糖类，可分为同聚多糖（由相同的单糖分子缩合而成）和杂聚多糖（由不相同的单糖分子缩合而成）两种，淀粉、纤维素、糖原等属于同聚多糖；半纤维素、卡拉胶、阿拉伯胶等属于杂聚多糖。

除以上分类以外，根据糖类是否能够提供能量，又可以将它们分成两大类，即可利用糖类和不可利用的糖类。

可利用糖类是指能够被机体分解吸收并提供能量的糖类，是人类和动物所需能量的重要来源，包括单糖、低聚糖以及多糖中的淀粉、糖原等，也被称为有效碳水化合物。

不可利用糖类是指不能被机体吸收利用并提供能量的糖类，如多糖中的纤维素、半纤维素、果胶等，也被称为无效碳水化合物。不过，这些无效碳水化合物能促进肠道蠕动，改善消化系统机能，对维持人体健康有重要作用，是人们膳食中不可缺少的成分，现多被称为膳食纤维。

二、碳水化合物的生理功能

糖类是人体热能最主要的来源，它在人体内消化后，主要以葡萄糖的形式被吸收利用。葡萄糖能够迅速被氧化并提供能量，每克葡萄糖在人体内氧化燃烧可放出 16.74 kJ 热能。人体内总热能的60%～70%来自食物中的糖类。同时，糖类也是构成机体的成分，并在多种生命过程中起重要作用。如糖类与脂类形成的糖脂是组成细胞膜与神经组织的成分；黏多糖与蛋白质合成的黏蛋白是构成结缔组织的基础；糖类与蛋白质结合成糖蛋白可构成抗体、某些酶和激素等具有重要生物活性的物质。另外，由于人体的大脑和红细胞必须依靠血糖供给能量，因此，维持神经系统和红细胞的正常功能也需要糖。同时，糖中不被机体消化吸收的纤维素能促进肠道蠕动，防止便秘，又能为肠腔内微生物提供能量，合成维生素 B。

糖类与蛋白质及脂肪代谢有密切的关系。糖类具有节省蛋白质的作用，当蛋白质进入机体后，使组织中游离的氨基酸浓度增加，而该氨基酸合成机体蛋白质的过程是耗能过程，如果同时摄入糖类补充能量，可节省一部分氨基酸，有利于蛋白质的合成；脂肪在人体内完全氧化需要靠糖供给能量，当人体内的糖含量不足或身体不能利用糖分时，所需能量的大部分便要由脂肪供给。但是，脂肪氧化不完全会产生一定数量的酮体，它过分聚积会导致血液的酸度偏高、碱度偏低，会引起人们酮性昏迷，所以糖具有抗酮作用。

糖不但是食物，而且可作为作料，调节食物风味，增加食欲。在食品的调制中，糖既能增加甜味、风味和趣味，又是容易消化的热能来源，所以大多数人都特别喜爱甜食。但糖和甜食不宜吃得太多，否则非但无益，反而有害。

三、碳水化合物测定的意义

碳水化合物的测定在食品工业中具有特别重要的意义，是食品工业的主要原辅料。在食品加工工艺中，糖类对食品的形态、组织结构、理化性质及色、香、味等感官指标都有很大的影响。如食品加工中常需要一定量的糖酸比；糖的焦糖化反应既可使食品获得诱人的色泽和风味，又能引起食品的褐变。

同时，糖类的含量还是食品营养价值高低的重要标志之一，也是某些食品重要的质量指标。因此，食品中碳水化合物的检测在食品工业中具有十分重要的意义，也是食品主要的分析项目之一。

四、碳水化合物的检测方法

糖类的检测方法有很多，常用的有物理法、化学法、色谱法和酶法等。

物理法包括相对密度法、旋光法和折光法等。这些方法虽然比较简便，但只能用于某些特定的样品，如利用旋光法测定糖液的浓度。

化学法是应用最广泛的常规分析法，包括氧化还原滴定法（直接滴定法）、高锰酸钾法、碘量法、缩合反应法等。还原糖、蔗糖、总糖的测定多采用化学法进行检测。但此法测定的多是糖的总量，不能确定糖的种类及每种糖的含量。

色谱法可以对食品中的各种糖进行分离和定量。目前气相色谱法与高效液相色谱法分离和定量食品中的游离糖已有较可靠的分析方法，但未作为常规的分析方法。

酶法如利用淀粉酶测定淀粉、葡萄糖氧化酶测定葡萄糖等，也在碳水化合物测定中得到应用。

【知识链接】氧化还原滴定法

食品分析的方法有化学分析法、仪器测定法、微生物鉴定法以及酶法等。在食品的化学分析法中，主要应用的是滴定法、重量法、比色法三种。氧化还原滴定法就是食品化学分析滴定法中的一种。

一、氧化还原滴定法的原理

氧化还原滴定法是利用氧化还原反应进行滴定分析的一种方法，其不仅能够直接测定许多具有氧化性或还原性的物质含量，还可以间接测定不具有氧化性或还原性的物质含量。氧化还原滴定法通常根据氧化剂的名称来命名，如高锰酸钾法、重铬酸钾法、碘量法、斐林试剂法等。

二、氧化还原滴定法分析的前提条件

氧化还原反应的机理往往很复杂，有许多反应的速率慢，而且副反应多，不能满足滴定分析的要求。能够用于氧化还原滴定分析的化学反应必须具备下列三个条件：①反应能够定量进行；②有足够快的反应速率；③有适当的方法或指示剂指示反应的终点。因为有上述条件限制，所以并不是所有的氧化还原反应都能用于滴定分析。

三、氧化还原滴定的指示剂

氧化还原滴定中常用的指示剂有三类，分别是自身指示剂、显色指示剂、氧化还原指示剂。

1. 自身指示剂

某些标准溶液或被滴定的物质本身具有颜色，滴定至终点时反应溶液体系的颜色会变为无色或其他颜色，如高锰酸钾可以借其自身的颜色变化来指示滴定终点。

2. 显色指示剂

有的物质本身不具有氧化还原性，无特征颜色，但是它可以与具有氧化还原性的物质结合生成有色化合物，从而引起溶液颜色改变，指示滴定终点。如淀粉遇碘变蓝，因此，淀粉是碘量法常用的指示剂。

3. 氧化还原指示剂

该指示剂本身是具有氧化还原性质的有机化合物，可以参与氧化还原反应。它的氧化型和还原型具有不同的颜色。通过指示剂的氧化还原反应，当由氧化型变为还原型，或由还原型变为氧化型时，其颜色会发生突变，可以用来指示滴定终点。

任务1　软糖中还原糖含量的检测

【任务目标】

1. 了解还原糖的概念和性质。
2. 掌握食品中还原糖的不同测定方法及适用范围。
3. 能正确配制斐林试剂，并标定葡萄糖标准溶液。
4. 能在教师指导下，以小组协作方式，完成直接滴定法测定还原糖的含量。

【任务引入】

软糖中还原糖的含量是软糖品质的重要指标之一。在水分高的情况下，如果还原糖含量也高，软糖就会返潮，糖的货架寿命便会很短。当气候变冷或周边的温湿度降低的时候，糖体就会翻砂，影响糖体的外观和口感。因此，还原糖含量是软糖出厂的必检项目。本任务将完成软糖中还原糖含量的检测。

【任务分析】

食品中还原糖测定的方法有很多，最常用的是国家标准《食品中还原糖的测定》（GB/

T 5009.7—2008）中的第一法——直接滴定法。此方法适合于大多数食品中还原糖含量的检测，适用性极广，故本任务采用该方法。

【相关知识】

一、还原糖的概念

分子结构中含有还原性基团（如游离醛基、半缩醛羟基或游离羰基）的糖称为还原糖，如葡萄糖、果糖、麦芽糖等。而不具有还原性的糖则被称为非还原糖，如蔗糖、淀粉等。

二、还原糖的测定方法

测定食品中还原糖含量的方法有很多，所以要根据食品的性质和测定的需要来选择合适的方法。目前测定食品中还原糖的国家标准方法为《食品中还原糖的测定》（GB/T 5009.7—2008），其中有直接滴定法（第一法）、高锰酸钾滴定法（第二法）。当称样量为 5.0 g 时，直接滴定法的检出限为 0.25 g/100 g，高锰酸钾滴定法的检出限为 0.5 g/100 g。

1. 直接滴定法

（1）原理。先将样品进行前处理，除去其中的蛋白质，并在加热的条件下，以次甲基蓝作指示剂，直接滴定标定过的斐林试剂（碱性酒石酸铜溶液），而后根据消耗样品液的量得到样品中还原糖的含量。

（2）方法特点

1）优点：此法是目前最常用的测定还原糖的方法，具有试剂用量少，操作简单、快速、滴定终点明显等特点，适用于大部分食品中还原糖的测定。

2）缺点：实验所用斐林试剂是一种较弱的氧化剂，氧化还原反应较为复杂，计量关系往往不是由方程式确定的，而是通过具体实验来确定，存在较大的变数，从而影响分析结果的精密度，而且对于深色样品，如酱油，由于色素干扰而使得终点难以判断，从而影响其准确性。

2. 高锰酸钾滴定法

（1）原理。试样在除去蛋白质的过程中，还原糖会将铜盐还原为氧化亚铜，当加硫酸后，氧化亚铜被氧化为铜盐，此时以高锰酸钾溶液滴定氧化作用后生成的亚铜盐，根据高锰酸钾的消耗量，计算氧化亚铜的含量。

（2）方法特点

1）优点：高锰酸钾氧化能力强，可以用高锰酸钾标准溶液直接滴定，而且其本身就是指示剂，故在检测过程中无须另加指示剂，同时其对于深色样品也同样适用。

2）缺点：高锰酸钾试剂常含有少量杂质，只能用间接方法配制标准溶液，且溶液的稳定性不够高，同时它的氧化能力太强，能与许多还原性物质产生反应，所以干扰比较多，反应的选择性差。

三、可溶性糖类的提取和澄清

食品中的可溶性糖通常指葡萄糖、果糖等游离单糖及蔗糖等低聚糖。测定可溶性糖时，一般先将食品磨碎，选择适当的溶剂提取、纯化，排除脂类、叶绿素等干扰物质，澄清后才能测定。

1. 提取液的制备

常用的提取剂有水和乙醇溶液，提取液的制备方法要根据样品的性状而定，但应遵循以下原则：

（1）取样量和稀释倍数的确定，要考虑所采用分析方法的检测范围。一般提取经净化和可能发生相应转化后的，每毫升含糖量应为 0.5 ～ 3.5 mg。提取 10 g 含糖 2% 的样品可在 100 mL 容量瓶中进行；而对于含糖较高的食品，可取 5 ～ 10 g 样品于 250 mL 容量瓶中进行提取。

（2）含脂肪的食品，如乳酪、巧克力、蛋黄酱及蛋白杏仁糖等，通常需经脱脂后再以水进行提取。一般以石油醚处理一次或几次，必要时可以加热。每次处理后，倾去石油醚层（如果分层不好，可以进行离心分离），然后用水提取。

（3）含大量淀粉和糊精的食品，如粮谷制品、某些蔬菜、调味品，若用水提取会使部分淀粉、糊精溶出，影响测定，同时过滤也困难，为此，宜采用乙醇溶液提取。乙醇溶液的浓度应高到足以使淀粉和糊精沉淀，通常用 70% ～ 75% 的乙醇溶液。若样品含水量较高，混合后的最终浓度应控制在上述范围内。提取时可加热回流，然后冷却并离心，倾出上清液，如此提取 2 ～ 3 次，合并提取液，蒸发除去乙醇。用乙醇溶液作提取剂时，提取液不用去除蛋白质，因为蛋白质不会溶解出来。

（4）含酒精和二氧化碳的液体样品，通常蒸发至原体积的 1/3 ～ 1/4，以除去酒精和二氧化碳。但对酸性食品来说，在加热前应预先用氢氧化钠调节样品溶液至中性，以防止低聚糖被部分水解。

（5）提取固体样品时，为提高提取效果，有时需要加热，加热温度通常控制在 40 ～ 50℃，一般不超过 80℃。若用乙醇作提取剂，加热时应安装回流装置。

2. 提取液的澄清

澄清剂必须具备以下条件：

（1）能较完全地除去干扰物质。

（2）不吸附或沉淀被测糖分，也不改变被测糖分的理化性质。

（3）过剩的澄清剂应不干扰后面的分析操作，易于除掉。

3. 常用的三种澄清剂

（1）中性醋酸铅 $[Pb(CH_3COO)_2 \cdot 3H_2O]$。

（2）乙酸锌和亚铁氰化钾溶液。

（3）硫酸铜和氢氧化钠溶液。

4. 澄清剂的用量

澄清剂的用量必须适当，用量太少，达不到澄清的目的；用量太多，则会使分析结果产生误差。一般先向样液中加入 1 ～ 3 mL 澄清剂，充分混合后静置。

【任务实施】

参照如图 3—1—1 所示的流程，完成软糖中还原糖含量的检测工作。

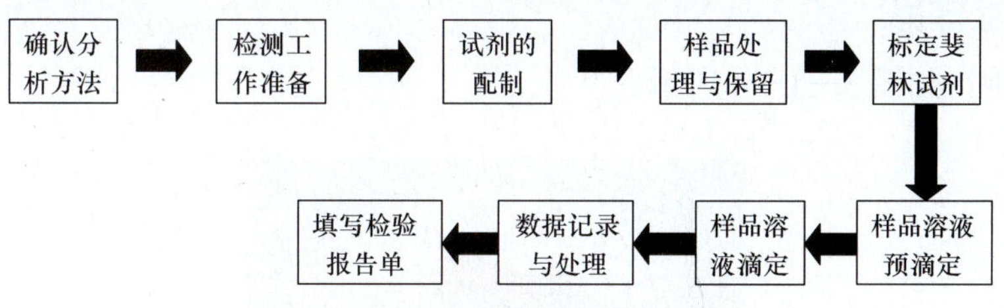

图 3—1—1 还原糖含量检测流程

一、检测准备

1. 仪器和设备

（1）电子天平：精确至 0.001 g。

（2）可调电炉（带石棉网，见图 3—1—2）。

（3）酸式滴定管，5 mL、10 mL 吸量管，100 mL、250 mL、1 000 mL 容量瓶、

150 mL 锥形瓶（配玻璃珠）、烧杯、坩埚钳。

2. 试剂及溶液

（1）斐林试剂甲液（碱性酒石酸铜甲液）：称取 15 g 五水硫酸铜（$CuSO_4 \cdot 5H_2O$）及 0.05 g 次甲基蓝，加水溶解并稀释至 1 000 mL。

（2）斐林试剂乙液（碱性酒石酸铜乙液，见图 3—1—3）：称取 50 g 酒石酸钾钠、75 g 氢氧化钠，溶于水中，再加入 4 g 亚铁氰化钾，完全溶解后，加水稀释至 1 000 mL，储存于橡胶塞玻璃瓶内。

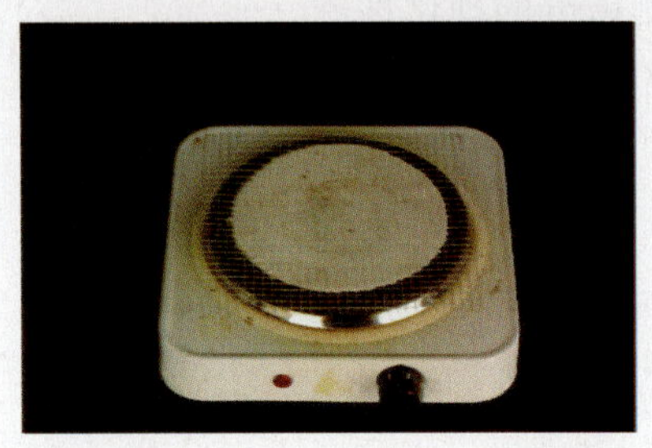

图 3—1—2 可调电炉

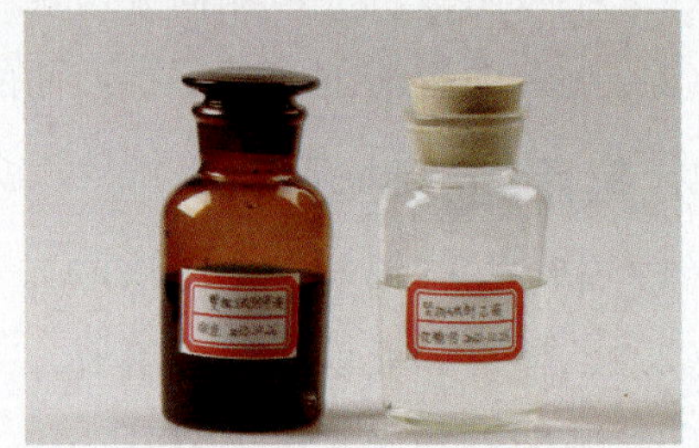

图 3—1—3 斐林试剂（甲液、乙液）

（3）乙酸锌溶液：称取 21.9 g 乙酸锌，加入 3 mL 冰乙酸，加水溶解并稀释至 100 mL。

（4）亚铁氰化钾溶液：称取 10.6 g 亚铁氰化钾，加水溶解并稀释至 100 mL。

（5）葡萄糖标准溶液（1 mg/mL）：准确称取 1.000 g 经过 96±2℃干燥 2 h 的纯葡萄糖，加水溶解后加入 5 mL 盐酸，并以水定容至 1 000 mL。

3. 检验样品

市售软糖，如图 3—1—4 所示。

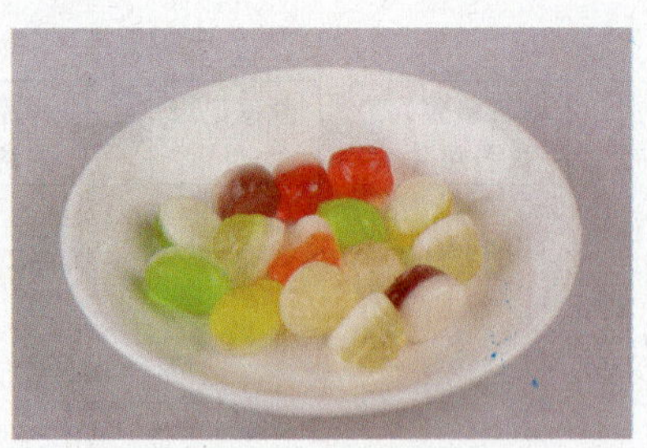

图 3—1—4 软糖样品

4. 说明

（1）盛放斐林试剂乙液的试剂瓶应配以橡胶塞。

（2）使用可调电炉时要严格遵守仪器操作规程。

（3）用具用品、相关资料、记录准备齐全。

二、样品分析

配图	操作步骤	操作说明
	1. 样品处理 （1）称取切碎后的样品 2.5 ~ 5 g 置于烧杯中	精确至 0.001 g
	（2）用蒸馏水稀释至 250 mL 的容量瓶中，慢慢加入 5 mL 乙酸锌溶液及 5 mL 亚铁氰化钾溶液，加水至刻度，混匀	（1）乙酸锌和亚铁氰化钾作为蛋白质沉淀剂 （2）沉淀剂不能采用硫酸铜－氢氧化钠，以免样液中误入铜离子，影响试验结果
	（3）静置 30 min，用干燥滤纸过滤，弃去初滤液，取续滤液备用	
	2. 标定斐林试剂 （1）准确吸取 5 mL 斐林试剂乙液及 5 mL 甲液，置于 150 mL 锥形瓶中，加水 10 mL，加入两粒玻璃珠	一定要先加乙液，再加甲液

续表

配图	操作步骤	操作说明
	（2）从滴定管预加约 9 mL 葡萄糖标准溶液，控制在 2 min 内加热至沸，趁沸以 1 滴 /2 s 的速度继续滴加葡萄糖标准溶液	（1）按照操作规程，正确使用电炉 （2）斐林试剂甲、乙液应现用现混合，不能事先混合储存 （3）实验条件应保持一致。平行测定的溶液所消耗的体积相差不超过 0.1 mL （4）整个滴定过程应保持在微沸状态，继续滴至终点的体积控制在 0.5 ~ 1 mL （5）滴定至终点时，蓝色消失，呈淡黄色，稍放置后会被氧化重新变蓝，此时不应再滴定
	（3）滴加葡萄糖标准溶液直至溶液蓝色刚好褪去为终点，记录消耗葡萄糖标准溶液的总体积，试验同时平行操作 3 次	
	3. 样品溶液预滴定 （1）准确吸取 5 mL 斐林试剂乙液及 5 mL 甲液，置于 150 mL 锥形瓶中，加水 10 mL，加入两粒玻璃珠，控制在 2 min 内加热至沸，趁沸以先快后慢的速度，从滴定管中滴加试样溶液，并保持溶液沸腾状态，待溶液颜色变浅时，以 1 滴 /2 s 的速度滴定	与“标定斐林试剂”相同
	（2）滴加样液直至溶液蓝色刚好褪去为终点，记录试样溶液消耗体积	

续表

配图	操作步骤	操作说明
	4. 样品溶液正式滴定 （1）准确吸取 5.0 mL 斐林试剂甲液及 5.0 mL 乙液，置于 150 mL 锥形瓶中，加水 10 mL，加入两粒玻璃珠，从滴定管预加比预滴定体积少 1 mL 的试样溶液至锥形瓶中，使其在 2 min 内加热至沸，趁沸继续以 1 滴 /2 s 的速度滴定	样品中还原糖的质量分数不宜过高或过低，需根据预滴定的结果加以调节，以 0.1% 为宜；其余操作说明与“标定斐林试剂”相同
	（2）滴加样液直至蓝色刚好褪去为终点，记录试样溶液消耗体积，同时平行操作 3 次，结果取其平均值	

三、数据记录与处理

1. 填写检测原始记录表（见表 3—1—1）

表 3—1—1　　原始记录表

检验依据		检测项目	
仪器名称		仪器型号	
编号 名称	Ⅰ	Ⅱ	Ⅲ
样品质量 /g			
标定斐林试剂耗用葡萄糖溶液的体积 /mL			
正式滴定中耗用样品溶液的体积 /mL			
软糖中还原糖的含量 /%			
检验员		检验日期	

2. 数据处理

还原糖含量按下列公式进行计算：

$$R=\frac{A}{m\times V/250\times 1\,000}\times 100$$

式中 R——试样中还原糖的含量（以葡萄糖计），g/100 g；

A——斐林试剂（甲、乙液各半）相当于葡萄糖的质量，mg；

m——样品质量，g；

V——测定时平均消耗样品溶液体积，mL。

说明：还原糖含量≥ 10 g/100 g 时计算结果保留三位有效数字；还原糖含量＜ 10 g/100 g 时，计算结果保留两位有效数字。

3. 异常点分析

（1）斐林试剂的配制是否有误，移取的量是否准确。

（2）葡萄糖标定是否准确。

（3）滴定终点的判断是否正确。

（4）原始记录是否有误。

（5）计算是否有误。

四、填写检验报告单

1．按照要求正确填写检验报告单，报告要求实事求是，完整、清晰。

2．根据软糖质量标准判定软糖中还原糖的含量是否合格。

【考核评价】

素质	内容 学习目标	评价项目	评价 自我评价（30%）	小组评价（30%）	教师评价（40%）
知识 20 分	应知应会	1. 了解碳水化合物和氧化还原滴定法的基本知识 2. 了解还原糖的概念 3. 知道还原糖的测定方法 4. 掌握直接滴定法测定食品还原糖的范围 5. 理解直接滴定法测定还原糖的原理			

续表

素质	内容		评价		
	学习目标	评价项目	自我评价（30%）	小组评价（30%）	教师评价（40%）
专业能力 60 分	试验准备 10 分	1. 仪器、试剂、样品准备充分 2. 试验方案设计正确 3. 样品处理方法正确 4. 正确配制斐林试剂等检测试剂			
	仪器使用 10 分	1. 熟练使用滴定管 2. 正确使用电炉			
	操作规范 10 分	1. 样品前处理方法正确 2. 标定斐林试剂操作准确 3. 样品溶液滴定终点判断正确			
	检验报告 20 分	1. 原始记录填写清晰 2. 数据分析正确 3. 检验报告填写正确			
	遵守安全、卫生要求 10 分	1. 正确执行安全技术操作规程 2. 试验过程保持现场整洁			
通用能力 10 分	语言能力	1. 准确阐述自己的观点 2. 专业术语表达准确			
	合作能力	能与同学配合共同完成工作			
	发现、分析和解决问题能力	1. 善于发现试验过程中的问题 2. 自主分析和解决试验中的问题			
	创新能力	1. 善于总结工作经验 2. 善于体验新的检测方法			
态度 10 分	工作态度	工作认真、细致			
合计					

【思考与练习】

1．食品中还原糖的测定通常采用哪些方法？

2．直接滴定法测定还原糖含量为什么必须进行预滴定？

3．直接滴定法测定食品中的还原糖含量是如何进行定量的？

4．计算题：准确称取试样 2.5 g，用蒸馏水稀释至 250 mL 容量瓶中，再加 50 mL 水，慢慢加入 5 mL 乙酸锌溶液及 5 mL 亚铁氰化钾溶液，加水至刻度，混匀，过滤，然后准确吸取斐林试剂甲乙液各 5 mL，以滤液滴定至终点，耗用滤液 13.5 mL。求试样中还原糖的质量分数（每毫升斐林试剂混合液相当于葡萄糖 0.005 g）

5．实训题：碳酸饮料中还原糖含量的检测。

提示：样品需在水浴上微热搅拌，以除去样液中的二氧化碳。

【拓展任务】采用高锰酸钾滴定法测定软糖中的还原糖含量

一、检测准备

1. 仪器和设备

（1）25 mL 古氏坩埚，如图 3—1—5 所示。

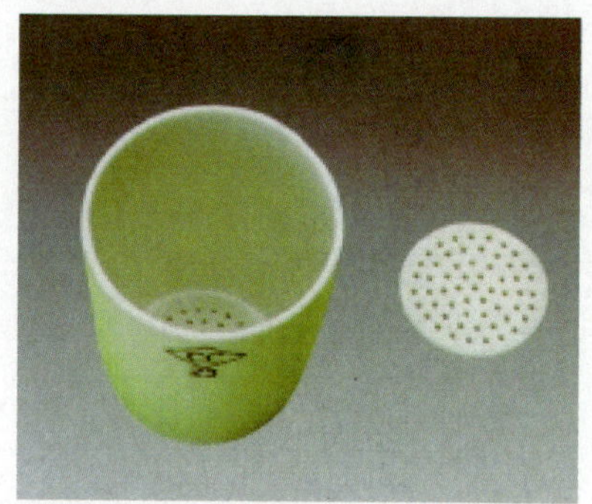

图 3—1—5　古氏坩埚

（2）真空泵。

2. 试剂及溶液

（1）斐林试剂甲液（碱性酒石酸铜甲液）：称取 15 g 五水硫酸铜（$CuSO_4 \cdot 5H_2O$）及 0.05 g 次甲基蓝，加水溶解并稀释至 1 000 mL。

（2）斐林试剂乙液（碱性酒石酸铜乙液）：称取 50 g 酒石酸钾钠、75 g 氢氧化钠，溶于水中，再加入 4 g 亚铁氰化钾，完全溶解后，加水稀释至 1 000 mL，储存于橡胶塞玻璃瓶内。

（3）氢氧化钠溶液（40 g/L）：称取 4 g 氢氧化钠，加水溶解并稀释至 100 mL。

（4）硫酸铁溶液（50 g/L）：称取 50 g 硫酸铁，加入 200 mL 水溶解后，慢慢加入 100 mL 水溶解后，慢慢加入 100 mL 硫酸，冷却后加水稀释至 1 000 mL。

（5）盐酸（3 mol/L）：量取 30 mL 盐酸，加水稀释至 120 mL。

（6）高锰酸钾标准溶液 [$C(1/5\ KMnO_4)$=0.100 0 mol/L]。

（7）精制石棉：石棉先用盐酸（3 mol/L）浸泡 2 ～ 3 天，用水洗净后，加氢氧化钠溶液（400 g/L）浸泡 2 ～ 3 天，倾去溶液，再用热碱性酒石酸铜乙液浸泡数小时，用水洗净。并以盐酸（3 mol/L）浸泡数小时，以水洗至不呈酸性。然后加水振摇，使其成细微的浆状软纤维，用水浸泡并储存于玻璃瓶中，即可作填充古氏坩埚用。

二、样品处理

称取粉碎后的样品 2.5 ～ 5 g（精确至 0.001 g）置于烧杯中，用蒸馏水稀释至 250 mL 容量瓶中，加 50 mL 水，摇匀后加 10 mL 碱性酒石酸铜甲液及 4 mL 氢氧化钠溶液（40 g/L），加水稀释至刻度，混匀；静置 30 min，用干燥滤纸过滤，弃去初滤液，取续滤液备用。

三、样品分析

1. 操作步骤

（1）吸取 50 mL 处理后的试样溶液，置于烧杯内。

（2）向其中加入 25 mL 碱性酒石酸铜甲液及 25 mL 乙液，于烧杯上盖一表面皿，加热，控制在 4 min 内沸腾，再煮沸 2 min。

（3）趁热用铺好石棉的古氏坩埚抽滤，并用 60℃热水洗涤烧杯及沉淀，至洗液不呈碱性为止。

（4）将古氏坩埚放回原烧杯中，加 25 mL 硫酸铁溶液及 25 mL 水，用玻璃棒搅拌，使氧化亚铜完全溶解。

（5）以高锰酸钾标准溶液滴定至微红色即为终点。

（6）同时吸取 50 mL 水，加入与测定试样相同量的碱性酒石酸铜甲液、乙液、硫酸铁溶液及水，按照同一方法做空白试验。

2. 操作说明

（1）还原糖能在碱性溶液中将二价铜离子还原为棕红色的氧化亚铜沉淀，而还原糖本身被氧化为相应的羧酸。这是还原糖定量测定的基础。

（2）氧化亚铜沉淀的量与还原糖的量成正比，计算氧化亚铜沉淀的方法有很多，高锰酸钾滴定法便是其中之一。当样品中的还原糖与 Cu^{2+} 作用后，生成一定量的氧化亚铜沉淀，收集并清洗沉淀物，将其置于硫酸中，加入硫酸铁与氧化亚铜作用，硫酸铁被还原成硫酸亚铁后，便用高锰酸钾标准溶液滴定生成的硫酸亚铁，终点为粉红色。根据消耗的高锰酸钾量可计算氧化亚铜的质量，再根据“氧化亚铜质量相当于葡萄糖、果糖、乳糖、转化糖的质量表”可计算出样品中还原糖的含量。

（3）样品的处理：应除去蛋白质、脂肪、乙醇、二氧化碳、纤维素、淀粉等。

（4）还原糖与碱性酒石酸铜试剂作用，必须在加热至沸腾的条件下进行，因此，加热至沸腾的时间及保持沸腾的时间是需要严格控制的条件，并保持一致。

（5）煮沸后溶液应保持蓝色，并使碱性酒石酸铜过量及还原糖完全反应。

（6）在古氏坩埚中铺好精制石棉，必须密实，以免使氧化亚铜沉淀物损失。

（7）利用高锰酸钾法测定食品中的还原糖含量，其测定结果准确性较好，但操作烦琐，并在抽滤过程中应注意防止氧化亚铜沉淀物暴露于空气中而氧化。

四、数据记录与处理

1. 设计并填写原始记录表

2. 数据处理

试样中的还原糖含量按以下公式进行计算：

$$X_1=(V-V_0)\times C\times 71.54$$

式中 X_1——样品中还原糖质量相当于氧化亚铜的质量，mg；

V——测定用样品液消耗高锰酸钾标准液的体积，mL；

V_0——试剂空白消耗高锰酸钾标准液的体积，mL；

C——高锰酸钾标准溶液的浓度，mol/L；

71.54——1 mL 1 mol/L 高锰酸钾溶液相当于氧化亚铜的质量，mg。

根据上式中计算所得氧化亚铜的质量，查“氧化亚铜的质量相当于葡萄糖、果糖、乳糖、转化糖的质量表”，再按照下式计算样品中还原糖的含量：

$$X_2=\frac{m_1}{m_2\times V/250\times 1\ 000}\times 100$$

式中 X_2——样品中还原糖的含量，g/100 g（g/100 mL）；

m_1——查表得还原糖质量，mg；

m_2——样品质量（或体积），g（mL）；

V——测定用样品处理液的体积，mL；

250——试样处理后的总体积，mL。

说明：还原糖含量≥ 10 g/100 g 时计算结果保留三位有效数字；还原糖含量＜ 10 g/100 g 时，计算结果保留两位有效数字。

任务2 糕点中总糖含量的检测

【任务目标】

1. 了解总糖的概念和性质。
2. 掌握糕点中总糖含量的不同测定方法及适用范围。
3. 能在教师指导下，以小组协作方式，完成直接滴定法测定糕点中总糖的含量。

【任务引入】

糕点是我们日常生活中十分常见的食品，它是以面粉或米粉、糖、油脂、蛋、乳品等为主要原料，配以各种辅料、馅料和调味料，初制成型，再经蒸、烤、炸、炒等方式加工制成。糕点最令人们喜爱的就是其香甜的味道，而甜味主要由其中的各种糖类提供。因此，糕点中各种糖类含量的高低对其质量的影响很大，也是评价其质量优劣的重要参数之一。许多食品在评价时通常只需要测定其总量即可，即测定所谓的总糖。本任务将完成糕点中总糖含量的检测。

【任务分析】

许多食品中都含有多种糖类，包括具有还原性的葡萄糖、果糖、麦芽糖、乳糖等，以及非还原性的蔗糖、棉籽糖等。总糖的检测方法有很多，但对于糕点而言，有与其专门相对应的国家标准《糕点质量检验方法》（GB/T 23780—2009），其理化检测相关的条目中最为重要的一项就是总糖的检测。本任务将采用该标准中所述的方法。

【相关知识】

一、总糖的概念

总糖通常是指食品中存在的具有还原性或在测定条件下能水解为还原性单糖的碳水化合物总量，但不包括淀粉，因为在该测定条件下，淀粉的水解作用十分微弱。应当注意的是，这里所讲的总糖与营养学上所指的总糖是有区别的，营养学上的总糖是指被人体消化、吸收、利用的糖类物质的总和，包括淀粉。

总糖是许多食品的重要质量指标，是食品生产中的常规检测项目。总糖含量直接影响食品的质量及成本。所以，总糖的测定在食品分析中具有十分重要的检测意义。

二、总糖含量的测定方法

测定食品中总糖含量的方法有很多，通常采用以测定还原糖为基础的直接滴定法，也可以采用蒽酮比色法。

1. 直接滴定法

（1）原理。试样预先除去蛋白质后，经盐酸水解，在加热条件下，以次甲基蓝作指示剂，滴定标定过的斐林试剂（碱性酒石酸铜溶液），根据消耗样品液的量得到试样总糖的含量。

（2）方法特点。此法是目前最常用的测定总糖含量的方法，具有试剂用量少，操作简单、快速，滴定终点明显等特点，适用于大部分食品中总糖含量的测定，但对于那些含糖量低的食品，其检测灵敏度不高。

2. 蒽酮比色法

（1）原理。试样中的糖经热水提取后，用硫酸脱水，生成糠醛或糠醛衍生物，并与芳香族酚类化合物缩合生成黄色物质，在 470 nm 处有最大的吸光度值，在一定范围内其吸光度值同糖的浓度成正比，以此来测定糖的含量。

（2）方法特点。该法是微量法，适合于含微量糖类的样品，具有灵敏度高、试剂用量少等优点。

【任务实施】

参照图 3—2—1 所示的流程，完成糕点中总糖含量的检测工作。

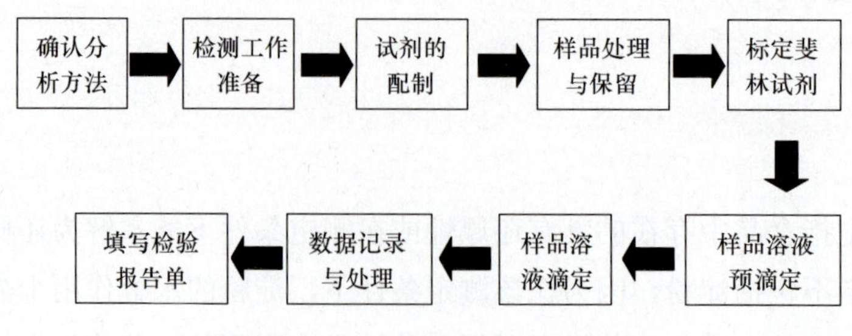

图 3—2—1　总糖含量检测流程

一、检测准备

1. 仪器和设备

（1）电子天平：精确至 0.001 g。

（2）恒温水浴锅、可调电炉。

（3）酸式滴定管，5 mL、10 mL 吸量管，100 mL、250 mL、1 000 mL 容量瓶，150 mL 锥形瓶（配玻璃珠）、烧杯、坩埚钳。

2. 试剂及溶液

（1）斐林试剂甲液（碱性酒石酸铜甲液）：称取 15 g 五水硫酸铜（$CuSO_4 \cdot 5H_2O$）及 0.05 g 次甲基蓝，加水溶解并稀释至 1 000 mL。

（2）斐林试剂乙液（碱性酒石酸铜乙液）：称取 50 g 酒石酸钾钠、75 g 氢氧化钠，溶于水中，再加入 4 g 亚铁氰化钾，完全溶解后，用水稀释至 1 000 mL，储存于橡胶塞玻璃瓶内。

（3）盐酸溶液（6 mol/L）：量取 50 mL 盐酸，缓慢加入 50 mL 水中，冷却后混匀。

（4）氢氧化钠溶液（200 g/L）：称取 20 g 氢氧化钠加水溶解后，放冷，并定容至 100 mL。

（5）葡萄糖标准溶液（1 mg/mL）：准确称取 1.000 g 经过 96±2℃干燥 2 h 的纯葡萄糖，加水溶解后加入 5 mL 盐酸，加水溶解并稀释至 1 000 mL。

（6）酚酞指示剂。

3. 检验样品

市售糕点，如图 3—2—2 所示。

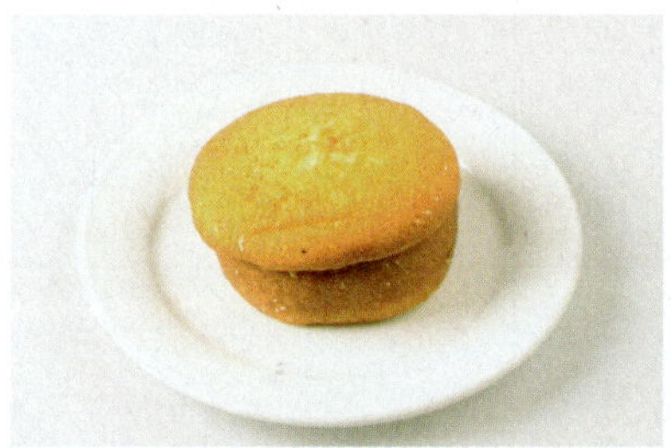

图 3—2—2　糕点样品

4. 说明

（1）盐酸溶液配制时应在通风橱中进行，并佩戴手套和防护镜，以避免挥发或溅出的盐酸损伤身体。

（2）氢氧化钠属于强碱性物质，应避免用手直接接触，称量时应佩戴手套。

（3）盛放乙液的试剂瓶应配以橡胶塞。

（4）使用可调电炉时要严格遵守仪器操作规程。

（5）用具用品、相关资料、记录准备齐全。

二、样品分析

配图	操作步骤	操作说明
	1. 样品处理 （1）准确称取样品 1.5 ~ 2.5 g，放入 100 mL 烧杯中	精确至 0.001 g
	（2）用 50 mL 蒸馏水浸泡 30 min，并不时搅拌，经滤纸滤入 250 mL 三角烧瓶中	搅拌时力度不要过大，以免戳破滤纸
HH-2 恒温水浴锅	（3）在滤液中加 10 mL 盐酸溶液，置于 70℃水浴中水解 10 min	水解过程中，锥形瓶口不得盖放任何东西

续表

配图	操作步骤	操作说明
	（4）取出锥形瓶，待迅速冷却后，加两滴酚酞指示剂，用氢氧化钠溶液中和至溶液呈微红色，转入 250 mL 容量瓶，加水至刻度，摇匀备用	
	2. 标定斐林试剂 （1）准确吸取 5 mL 斐林试剂乙液及 5 mL 甲液，置于 150 mL 锥形瓶中，加水 10 mL，加入两粒玻璃珠	一定要先加乙液，再加甲液
	（2）从滴定管预加约 9 mL 的葡萄糖标准溶液，控制在 2 min 内加热至沸腾，趁沸腾以 1 滴/2 s 的速度继续滴加葡萄糖标准溶液	（1）按照操作规程，正确使用电炉 （2）斐林试剂甲、乙液应现用现混合，不能事先混合储存 （3）试验条件应保持一致。平行测定的溶液所消耗的体积相差不超过 0.1 mL （4）整个滴定过程应保持在微沸状态，继续滴至终点的体积控制在 0.5~1 mL （5）滴定至终点时，蓝色消失，呈淡黄色，稍放置便会被氧化重新变蓝，此时不应再滴定
	（3）滴加葡萄糖标准溶液直至溶液蓝色刚好褪去为终点，记录消耗葡萄糖标准溶液的总体积，试验同时平行操作 3 次	

续表

配图	操作步骤	操作说明
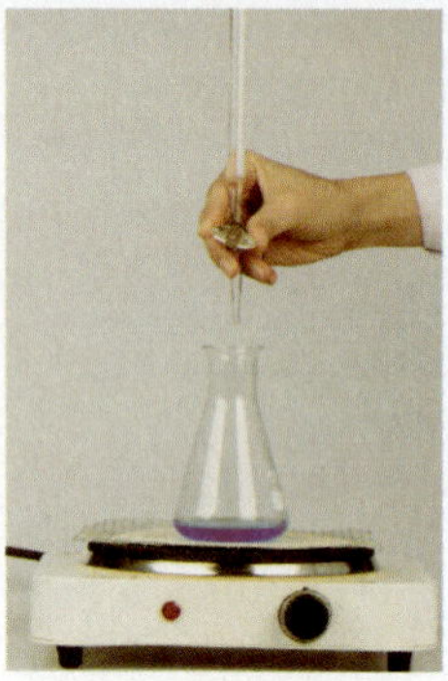	3. 样品溶液预滴定 （1）准确吸取 5 mL 斐林试剂乙液及 5 mL 甲液，置于 150 mL 锥形瓶中，加水 10 mL，加入两粒玻璃珠，控制在 2 min 内加热至沸腾，趁沸腾以先快后慢的速度，从滴定管中滴加试样溶液，并保持溶液呈沸腾状态，待溶液颜色变浅时，以 1 滴 /2 s 的速度滴定	与“标定斐林试剂”相同
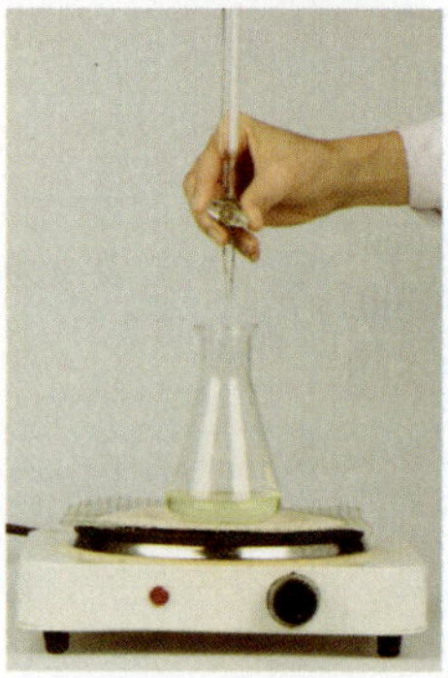	（2）加样品溶液直至溶液蓝色刚好退去为终点，记录试样溶液的消耗体积	
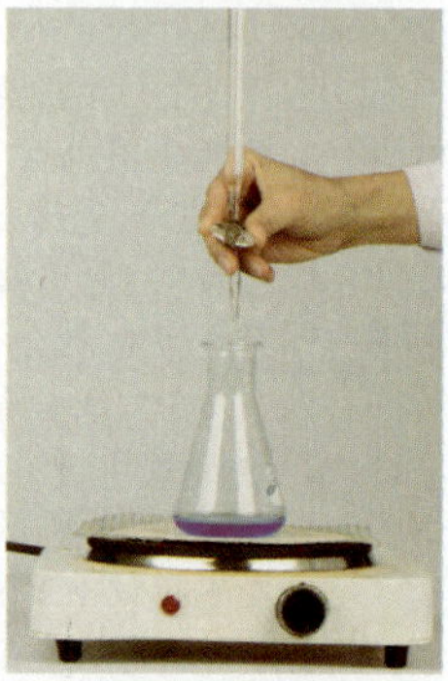	4. 样品溶液正式滴定 （1）准确吸取 5 mL 斐林试剂甲液及 5 mL 乙液，置于 150 mL 锥形瓶中，加水 10 mL，加入两粒玻璃珠，从滴定管预加比预滴定体积少 1 mL 的试样溶液至锥形瓶中，使其在 2 min 内加热至沸腾，趁沸腾继续以 1 滴 /2 s 的速度滴定	样品中还原糖的质量分数不宜过高或过低，需根据预滴定的结果加以调节，以 0.1% 为宜。其余与“标定斐林试剂”相同
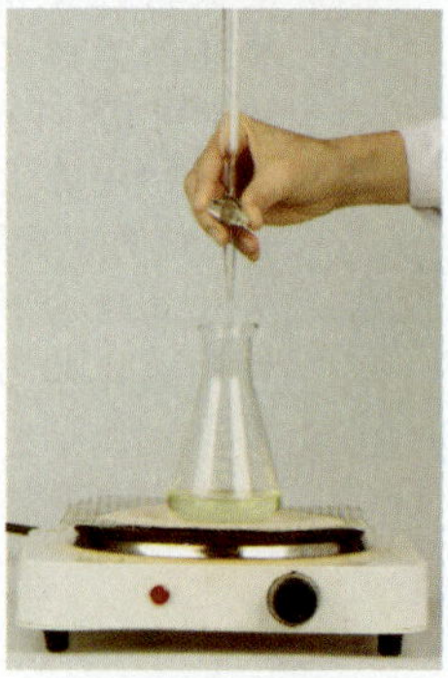	（2）加样品溶液直至蓝色刚好退去为终点，记录试样溶液的消耗体积，同时平行操作 3 次	

三、数据记录与处理

1. 测定数据记录（见表 3—1—1）

表 3—1—1　　　　　　　　　　原始记录表

检验依据		检测项目	
仪器名称		仪器型号	
样品编号 名称	Ⅰ	Ⅱ	Ⅲ
样品质量 /g			
标定斐林试剂耗用葡萄糖溶液的体积 /mL			
正式滴定中耗用样品溶液的体积 /mL			
软糖中还原糖的含量 /%			
检验员		检验日期	

2. 结果计算

总糖含量按下列公式进行计算：

$$X=\frac{A}{W\times V/250}\times 100$$

式中　X——试样中总糖的含量（以葡萄糖计），g/100 g；

A——10 mL 斐林溶液甲液、乙液相当于葡萄糖的克数，g；

W——样品质量，g；

V——滴定时消耗样品溶液的量，mL。

3. 异常点分析

（1）斐林试剂的配制是否有误，移取的量是否准确。

（2）葡萄糖标定是否正确。

（3）滴定终点的判断是否正确。

（4）原始记录是否有误。

（5）计算是否有误。

四、填写检验报告单

1．按照要求正确填写检验报告单，报告要求实事求是，完整、清晰。

2．根据糕点质量标准判定糕点中的总糖含量是否合格。

【考核评价】

素质	内容 学习目标	评价项目	评价 自我评价（30%）	 小组评价（30%）	 教师评价（40%）
知识 20分	应知应会	1．了解总糖的概念 2．掌握总糖的测定方法 3．理解直接滴定法测定总糖的原理			
专业能力 60分	试验准备 10分	1．仪器、试剂、样品准备充分 2．试验方案设计正确 3．样品处理方法正确 4．正确配制试剂			
	仪器使用 10分	1．熟练使用滴定管 2．正确使用恒温水浴锅			
	操作规范 10分	1．样品水解时间控制准确 2．调节样液 pH 值方法正确 3．还原糖滴定操作正确			
	检验报告 20分	1．原始记录填写清晰 2．数据分析正确 3．检验报告填写正确			
	遵守安全、卫生要求 10分	1．正确执行安全技术操作规程 2．试验过程保持现场整洁			
通用能力 10分	语言能力	1．准确阐述自己的观点 2．专业术语表达准确			
	合作能力	能与同学配合共同完成工作			
	发现、分析和解决问题能力	1．善于发现试验过程中的问题 2．自主分析和解决试验中的问题			
	创新能力	1．善于总结工作经验 2．善于体验新的检测方法			
态度 10分	工作态度	工作认真、细致			
合计					

【思考与练习】

1．直接滴定法测定总糖含量时，为什么可以用次甲基蓝作为滴定终点的指示剂？

2．直接滴定法测定总糖含量时，为什么整个滴定过程必须要使斐林试剂处于沸腾状态？

3．计算题：在测定糕点中总糖含量的实验中，准确称取试样 2 g，用 50 mL 蒸馏水浸泡 30 min，搅拌后滤入 250 mL 三角烧瓶中，在滤液中加 10 mL 盐酸溶液，置于 70℃水浴中水解 10 min，然后滴定 10 mL 斐林试剂至终点，3 次平行试验耗用的体积分别为 20.5 mL、21.0 mL、20.8 mL。求试样中总糖的质量分数（每毫升斐林试剂混合液相当于葡萄糖 0.005 g）

4．实训题：果汁中总糖含量的检测。

提示：参考糕点中总糖含量的测定。

【拓展任务】检测糕点中的蔗糖含量

一、检测准备

1. 试剂及溶液

（1）甲基红指示液（1 g/L）：称取甲基红 0.1 g 用少量乙醇溶解后，定容至 100 mL。

（2）乙酸锌溶液：称取 21.9 g 乙酸锌，加 3 mL 冰乙酸，加水溶解并稀释至 100 mL。

（3）亚铁氰化钾溶液：称取 10.6 g 亚铁氰化钾，加水溶解并稀释至 100 mL；其余试剂与总糖测定相同。

二、样品处理

1．称取粉碎后的样品 2.5 ～ 5 g（精确至 0.001 g）于烧杯中，并用蒸馏水稀释至 250 mL 容量瓶中。

2．加 50 mL 水，慢慢加入 5 mL 乙酸锌溶液及 5 mL 亚铁氰化钾溶液，加水至刻度，混匀；静置 30 min，用干燥滤纸过滤，弃去初滤液，取滤液备用。

3．吸取两份 50 mL 上述样品处理液，分别置于 100 mL 容量瓶中，编号为 1 和 2，如图 3—2—3 所示。

4．向 1 号样品处理液中加入 5 mL 盐酸溶液，在 70℃水浴中加热 15 min。

5．待 1 号样品处理液冷却后，加两滴甲基红指示剂，用氢氧化钠溶液中和至中性，加水至刻度，混匀，如图 3—2—4 所示。

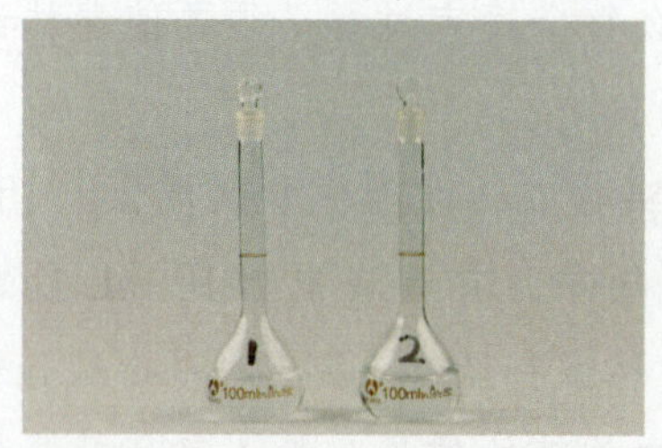

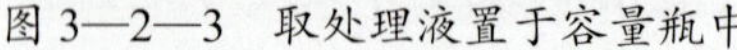

图 3—2—3　取处理液置于容量瓶中

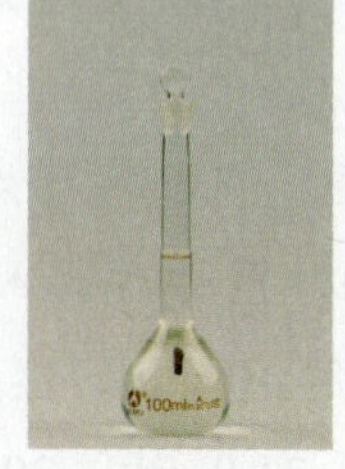

图 3—2—4　中和溶液并加水至刻度

6．2 号样品处理液直接加水稀释至 100 mL，然后分别对 1 号和 2 号样品处理液进行试验。

三、样品分析

样品分析与总糖的测定相同，具体操作按照图 3—2—5 所示的流程进行。

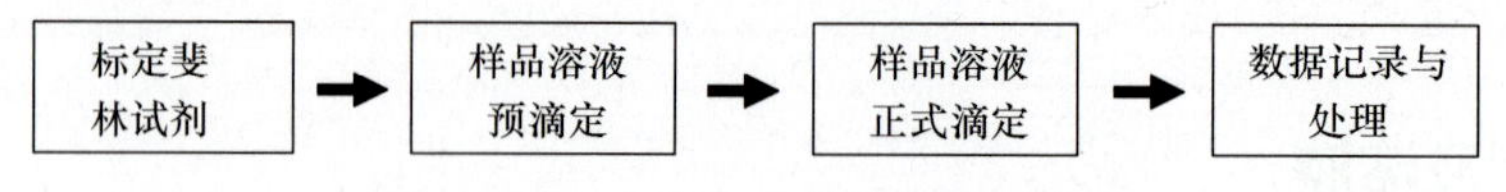

图 3—2—5　糕点中蔗糖的检测流程

四、数据记录与处理

1. 设计并填写原始记录表

2. 数据处理

两组处理液的测定结果按下列公式进行计算：

$$R=\frac{A}{m\times V/250\times 1\ 000}\times 100$$

式中　R——试样中还原糖的含量（以葡萄糖计），g/100 g；

A——斐林试剂（甲、乙液各半）相当于葡萄糖的质量，mg；

m——样品质量，g；

V——测定时平均消耗样品溶液体积，mL。

样品中蔗糖含量的测定结果按下列公式进行计算：

$$X=(R_2-R_1)\times 0.95$$

式中 X——式样中蔗糖含量，g/100 g；

R_2——水解处理后的还原糖含量，g/100 g；

R_1——未经水解处理后的还原糖含量，g/100 g；

0.95——还原糖（以葡萄糖计）换算为蔗糖的系数。

任务 3 粉条中淀粉含量的检测

【学习目标】

1. 了解淀粉在食品加工中的作用，了解淀粉的结构和性质。
2. 掌握食品中淀粉含量的测定方法及适用范围。
3. 能正确安装、调节冷凝回流装置。
4. 能正确判断淀粉水解是否彻底。
5. 能在教师指导下，以小组协作方式，应用酸水解法和酶水解法检测食品中的淀粉含量。

【任务引入】

粉条是以豆类、薯类和杂粮为原料加工制成，富含淀粉、膳食纤维等多糖物质，并且含有钙、镁、铁、钾、磷、钠等多种矿物质，口感筋道、润滑，是常见的一种传统食品，深受老百姓喜爱。粉条的主要成分是淀粉，其含量的高低对粉条质量的影响很大，也是评价粉条质量优劣的重要参数。本任务将完成粉条中淀粉含量的检测。

【任务分析】

食品中淀粉含量测定的方法有很多，常用的是国家标准《食品中淀粉的测定》（GB/T 5009.9—2008）中的酶水解法和酸水解法，这两种方法适合于蛋白质和脂肪量含量低的食品的检测。粉条中的碳水化合物以淀粉为主，且蛋白质和脂肪含量较低，因此可选择该两种方法中的任何一种，其中酸水解法操作较为简单，本任务选择酸水解法。

【相关知识】

淀粉广泛存在于植物的根、茎、叶、种子等组织中。大米中含淀粉 62% ～ 86%，小麦中含淀粉 57% ～ 75%，玉米中含淀粉 65% ～ 72%，马铃薯中含淀粉则超过 90%。

淀粉是人类食物的重要组成部分，是供给人体能量的主要来源。淀粉在食品工业中的用途也非常广泛，常作为食品的原辅料，如在面包、饼干、糕点生产中用面粉作原料；此外还可作为添加剂用于改善食品的物理性状和口感，在冷饮中加入淀粉作为稳定剂，在肉制品生产中加入淀粉作为增稠剂和稳定剂，增加肉制品的持水性，改善产品的结构，增加肉制品的口感；在其他食品生产中，淀粉还可以作为胶体生成剂、保湿剂、乳化剂、黏合剂等。淀粉含量是一些食品的重要质量指标，是食品生产管理中的一个常规检测项目。

一、淀粉的结构和性质

1. 淀粉的形状和结构

淀粉是植物体通过光合作用生成葡萄糖后再缩合、失水而形成的多糖，分子式为（$C_6H_{10}O_5$）x（x 表示聚合度），淀粉分子的聚合度是 100 ～ 3 000。天然淀粉呈颗粒状，不同植物种类的淀粉形状和大小各不相同，大体上有卵圆形、圆球形、椭圆形和多角形几种。如马铃薯的淀粉粒成卵形，小麦淀粉颗粒呈球形，大米淀粉颗粒成多角形。通常淀粉颗粒（见图 3—3—1）的直径在 2 ～ 150 μm 之间。

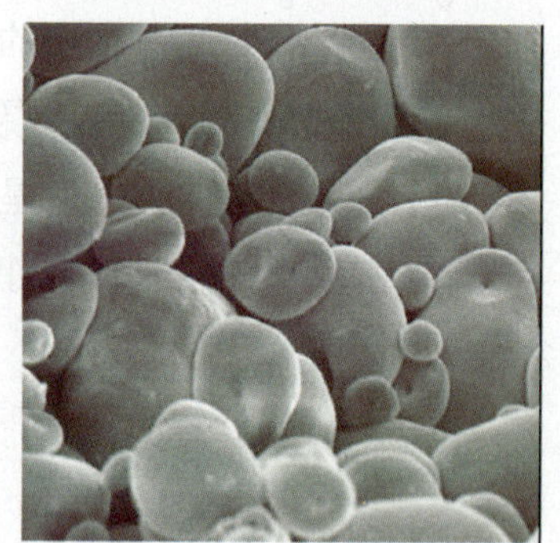

图 3—3—1　淀粉颗粒

淀粉按葡萄糖聚合形式的不同可分为直链淀粉和支链淀粉。直链淀粉是由许多 α- 葡萄糖以 α-1.4- 糖苷键依次相连而成，分子结构为长而紧密的螺旋管形。直链淀粉不溶于冷水，能溶于热水，遇冷后形成黏性不强的凝胶，不再复溶。支链淀粉是以一个较长的直链淀粉为主干，每隔 20 ～ 25 个葡萄糖残基以一个 β-1.6- 糖苷键形成一个支链，支链淀粉结构松散，不能形成螺旋管状。支链淀粉的分子量比直链淀粉的分子量大，不溶于水。不同原料中直链淀粉和支链淀粉的构成比例不同，因而具有不同的性质。在淀粉粒中通常直链淀粉占 10% ～ 25%，支链淀粉占 75% ～ 90%，目前工业上已能从淀粉中分离出直链淀粉和支链淀粉，以供不同的生产应用。

2. 淀粉的糊化

淀粉在适当温度下（一般在 60 ～ 80℃），能在水中溶胀、破裂形成半透明的胶体溶液，通常将这种变化称为淀粉的糊化。由于淀粉分子是链状甚至分支状，彼此牵扯，结果形成具有黏性的糊状溶液。淀粉糊化时温度必须达到一定程度，发生糊化时的温度称为糊化温度。不同淀粉的糊化温度也不同，同一种淀粉，颗粒大小不一样，糊化温度也不一样，颗粒大的糊化温度低，颗粒小的糊化温度高。糊化后的淀粉破坏了天然淀粉的束状结构，有利于人体的消化吸收。许多方便食品和膨化食品的生产就是利用淀粉糊化的原理生产而成的。

3. 淀粉的水解

在有水的情况下，淀粉很容易发生水解反应。淀粉与无机酸共热或在淀粉酶的作用下，可彻底水解为葡萄糖，糊化后的淀粉更容易被酶水解。淀粉分子不完全水解时，生成相对分子质量大小不等的葡萄糖缩聚的残链称为糊精，并逐渐彻底水解为麦芽糖、葡萄糖。

水解淀粉常用的淀粉酶有α–淀粉酶（内切淀粉酶）和β–淀粉酶（外切淀粉酶）。α–淀粉酶水解淀粉分子内部的α–1.4–糖苷键，水解产物主要为糊精和葡萄糖；β–淀粉酶从淀粉的非还原端开始水解α–1.4–糖苷键，水解产物为麦芽糖。淀粉酶具有专一性的特点，不能水解除淀粉以外的其他多糖。

4. 淀粉的显色反应

淀粉中加入碘溶液后，碘分子立即进入直链淀粉的结构内部，形成淀粉-碘复合物，显示出蓝紫色，淀粉浓度高，则呈近黑色。一般来说，在直链淀粉中加入碘和碘化钾溶液后，立即呈现出深蓝色；支链淀粉呈紫色或紫红色；糊精依据聚合度不同，与碘液反应呈现不同的颜色。葡萄糖残基多余60个呈蓝色，称为蓝糊精；在20个左右时呈紫红色，称红糊精；当葡萄糖残基小于6个时不发生呈色反应，称为消色糊精。根据碘的显色反应可以确定淀粉的水解程度。如图3—3—2所示。

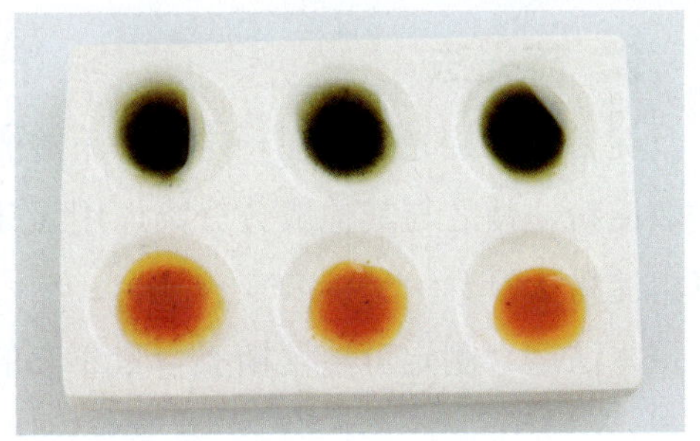

图3—3—2　淀粉显色反应

二、食品中淀粉含量的测定方法

淀粉含量测定的方法有很多，常用的是国家标准《食品中淀粉的测定》（GB/T 5009.9—2008）中的酶水解法和酸水解法。此外，还可利用淀粉的旋光性测定淀粉含量；利用重量法测定高蛋白质和高脂肪含量食品的淀粉含量。

1. 酶水解法

样品除去脂肪及可溶性糖类后，在淀粉酶的作用下，淀粉水解为麦芽糖和低分子糊精，再用盐酸进一步水解为葡萄糖，然后按还原糖测定方法测定水解液葡萄糖含量，并折算成淀粉含量。葡萄糖折算为淀粉含量的换算系数为162/180=0.9，即样品测得的还原糖含量乘以 0.9 为淀粉含量。

淀粉的水解反应为：

$$n(C_6H_{10}O_5)+nH_2O \longrightarrow n(C_6H_{12}O_6)$$

$$n162 \qquad\qquad n180$$

酸水解法为国家标准《食品中淀粉的测定》(GB/T 5009.9—2008）分析法中的第一法。由于淀粉酶水解样品的专一性和选择性的特点，所以该法不受样品中纤维素、果胶等其他多糖的影响，适合于富含纤维素、半纤维素等多糖含量高的样品，分析结果准确，重现性好，但是操作复杂费时。

2. 酸水解法

样品除去脂肪及可溶性糖类后，淀粉用酸水解成具有还原性的单糖，然后按还原糖含量测定葡萄糖后折算成淀粉含量。计算方法同酶水解法。

酸水解法为国家标准《食品中淀粉的测定》（GB/T 5009.9—2008）分析法中的第二法。由于盐酸水解淀粉的专一性较差，它可同时将试样中的半纤维素水解生成还原性物质，使还原糖的结果偏高，因而对含有半纤维素高的食品不宜采用此法。酸水解法操作简单、应用广泛，但是选择性和准确性不如酶水解法。

3. 旋光法

淀粉具有旋光性，在一定条件下旋光度的大小与淀粉的浓度成正比。用氯化钙溶液提取淀粉，使之与其他成分分离，用氯化锡沉淀提取溶液中的蛋白质后，测定旋光度计算出淀粉含量。

本法适合测定可溶性糖类含量不高的谷物样品，具有重现性好、操作简便、快速等特点。

4. 重量法

把样品与氢氧化钾溶液共热，使蛋白质、脂肪溶解，而淀粉和粗纤维不溶解。过滤后，用氢氧化钾溶液溶解淀粉，使之与粗纤维分离，然后用醋酸酸化的乙醇使淀粉重新沉淀，过滤后把沉淀物置于 100℃干燥箱内烘干至恒重，再于 550℃高温下灼烧至恒重，灼烧前后重量之差即为淀粉的含量。

该法适用于蛋白质、脂肪含量较高的熟肉制品，如午餐肉、火腿肠等食品中淀粉含量的测定。该法结果准确，但操作时间较长。

三、蒸馏仪器

蒸馏仪是实验室中常用的冷凝回流装置，通常是将冷凝管安装在蒸馏瓶上，用于回收冷凝后的液体，主要由加热、冷凝回流和冷凝液回收三个部分构成。

分析实验室常用的旋转蒸发仪（见图3—3—3）即为蒸馏仪器，主要用于液体回收或样品的浓缩。

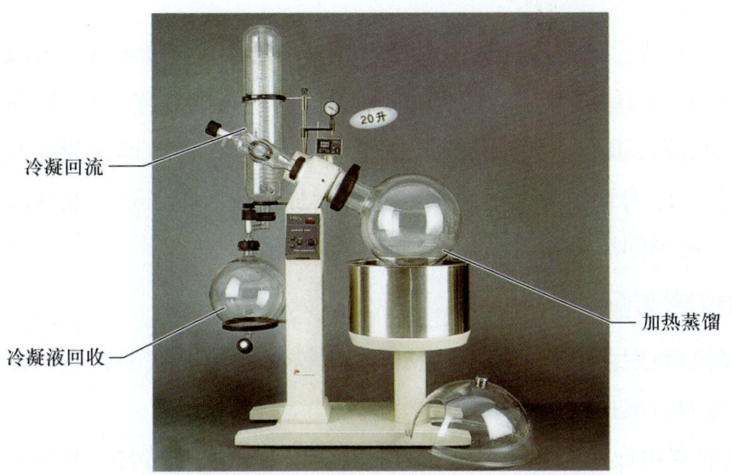

图3—3—3　旋转蒸发仪

1. 冷凝回流管

冷凝回流管是利用热交换原理使冷凝性气体冷却凝结为液体的一种玻璃仪器，通常由一里一外两条玻璃管组成，其中较小的玻璃管贯穿较大的玻璃管。冷凝管有直形、球形、蛇形三种，如图3—3—4所示。

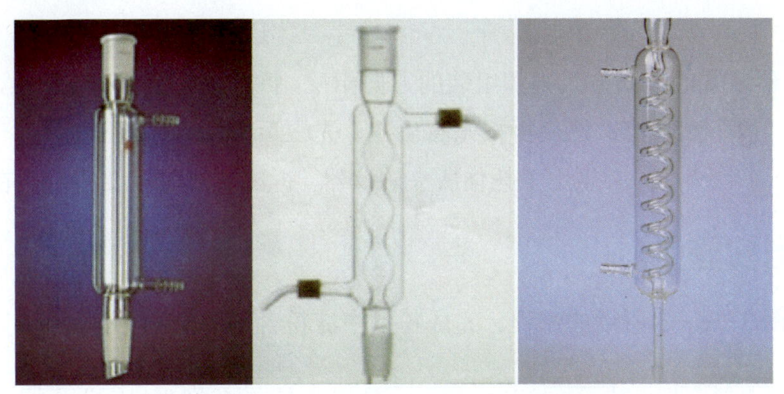

图3—3—4　直形、球形、蛇形冷凝管

冷凝管的内管两端有驳口，可连接实验装置的其他设备，让较热的气体或液体流经内管而冷凝。外管则通常在两旁有一上一下的开口，以连接塑胶管。使用时，外管的下开口通常接到水龙头，因为水在冷凝管中会遇热而自动流往上方，达到较大的冷却功效。

（1）直形回流冷凝管。直形回流冷凝管由内外组合的直玻璃管构成。在外管的上下两侧分别有连接管接头，用作进水口和出水口，蒸汽则从内管通过。直形回流冷凝管适用于沸点为 140℃以下物质的蒸馏、分馏操作，主要用于倾斜式蒸馏装置。

（2）球形冷凝管。球形冷凝管的内管为若干个玻璃球连接起来，由于它的内芯管为球泡状，容易在球部积留蒸馏液，故不适宜作为倾斜式蒸馏装置，多用于垂直蒸馏装置。

（3）蛇形回流冷凝管。蛇形回流冷凝管的内管为一根玻璃管紧密盘旋交织成螺旋状的水冷管，蒸汽由内管的外面通过，蛇形管增加了内管的长度，扩大了冷却面积，冷却的效果更好。蛇形回流冷凝管适用于沸点较低的液体。

2. 蒸馏仪器装配原则

（1）整套仪器应尽可能使每一件仪器都用铁夹固定在铁架台上，以防止各种仪器因振动频率不协调而破损。

（2）铁夹的双钳应包有橡皮、绒布等衬垫，以免铁夹直接接触玻璃而将仪器夹坏。夹物要松紧适度，既保证磨口连接处严密不漏，又尽量使各处不产生应力。

（3）铁架应正对实验台的外面，不要倾斜。否则重心不一致，容易造成装置不稳而倾倒。

（4）安装仪器时，应首先确定烧瓶的位置，其高度以热源的高度为基准，先下后上，从左到右，先主件后次件，逐个将仪器固定组装。所有的铁架、铁夹、烧瓶夹都要在玻璃仪器的后面，整套装置不论从正面、侧面看，各仪器的中心线都在同一直线上。

（5）仪器装置的拆卸方式则和组装的方向相反。拆卸前，应先停止加热，移走热源，待稍冷却后，取下回收物，然后再按先右后左、先上后下的顺序逐个拆掉。需要注意的是，在松开一个铁夹时，必须用手托住所夹的仪器，拆冷凝管时不要将水洒在电热套上。

【任务实施】

参照如图 3—3—5 所示的流程，完成粉条中淀粉含量的检测工作。

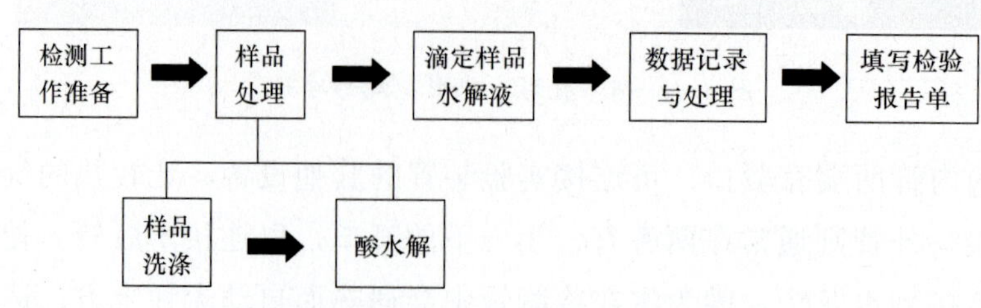

图 3—3—5 粉条中淀粉含量检测流程

一、检测准备工作

1. 仪器和设备

（1）电子天平：精度 ±0.1 mg。

（2）组织捣碎机。

（3）250 mL 锥形瓶、酸式滴定管。

（4）冷凝回流装置，如图 3—3—6 所示。

（5）可调电炉。

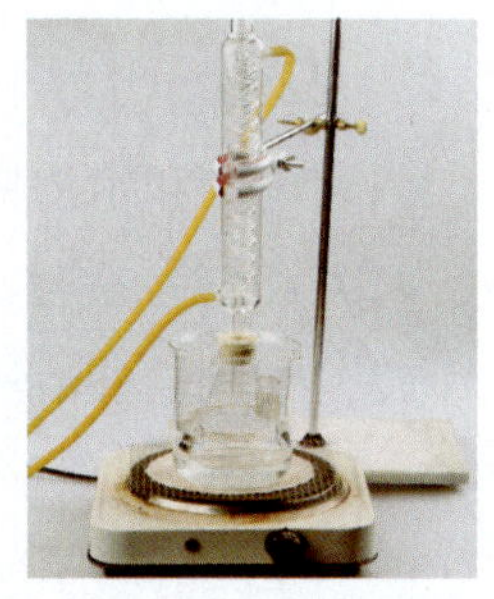

图 3—3—6　冷凝回流装置

2. 试剂及溶液

（1）无水乙醚。

（2）85% 乙醇溶液（体积分数）。

（3）400 g/L 氢氧化钠溶液：称取 40 g 氢氧化钠，加水溶解并稀释至 100 mL。

（4）100 g/L 氢氧化钠溶液：称取 10 g 氢氧化钠，加水溶解并稀释至 100 mL。

（5）0.1% 甲基红指示液：称取 0.1 g 甲基红，用少量乙醇溶解后，加水稀释至 100 mL。

（6）精密 pH 试纸（pH 值为 6.8 ～ 7.2）。

（7）200 g/L 乙酸铅溶液：称取 20 g 乙酸铅，加水溶解并稀释至 100 mL。

（8）100 g/L 硫酸钠溶液：称取 10 g 硫酸钠，加水溶解并稀释至 100 mL。

（9）碱性硫酸铜甲液（斐林试剂甲液）：称取 15 g 五水硫酸铜（$CuSO_4 \cdot 5H_2O$）及 0.05 g 次甲基蓝，溶于水中并稀释至 1 000 mL。

（10）碱性酒石酸钾钠（斐林试剂乙液）：称取 50 g 酒石酸钾钠、75 g 氢氧化钠，溶于水中，再加入 4 g 亚铁氰化钾，完全溶解后，用水稀释至 1 000 mL，储存于带有橡胶塞的玻璃瓶内。

（11）6 mol/L 盐酸溶液：量取 50 mL 盐酸，缓慢加入 50 mL 水中，冷却后混匀。

（12）葡萄糖标准溶液（1 mg/mL）：准确称取葡萄糖（96±2℃干燥 2 h）1 g，加水溶解后加入 5 mL 盐酸，继续加水定容至 1 000 mL。

3. 检验样品

市售粉条，如图 3—3—7 所示。

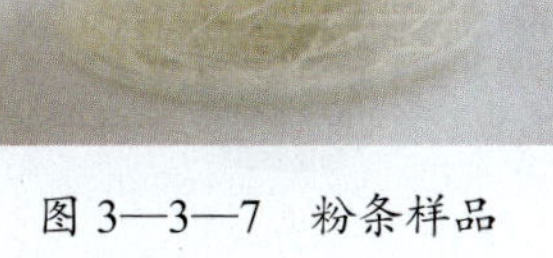

图 3—3—7　粉条样品

4. 用具用品

有记号笔、药匙、手套、口罩、计算器。

5. 相关资料

《食品中淀粉的测定》（GB/T 5009.9—2008）、《粉条》（GB/T 23587—2009）、检验报告单、原始记录本。

6. 说明

（1）电炉和水浴锅的使用严格按照使用说明操作，以防止烫伤。

（2）乙醚为易燃、易爆试剂，使用时注意远离火源、热源。

（3）配制盐酸溶液时要遵循“注酸入水”的要求，并且要在通风橱中进行。

二、样品处理

配图	操作步骤	操作说明
	1. 样品洗涤 （1）称取 5 g 磨碎后的样品，置于放有慢速滤纸的漏斗中	粮食、豆类、糕点、饼干等较干燥的食品磨碎后过 40 目筛
	（2）用 30 mL 乙醚分 3 次洗去样品中的脂肪	样品含脂肪时，会影响乙醇溶液对可溶性糖类的提取，所以要用乙醚去除脂肪。脂肪含量低时，可以省去乙醚脱脂的步骤
	（3）将乙醚倒入乙醚回收瓶中	用过的乙醚不要随便丢弃，要收集在专门的容器中，以便统一处理

续表

配图	操作步骤	操作说明
	（4）再用 150 mL 85% 乙醇溶液分数次洗涤残渣，除去可溶性糖类物质	样品中加入乙醇溶液后，混合液中乙醇的浓度应在 80% 以上，以防止糊精随可溶性糖类一起被洗掉
	（5）滤干乙醇溶液，以 100 mL 水洗涤漏斗中残渣并转移至 250 mL 锥形瓶中	
	2. 酸水解 （1）在锥形瓶中加入 30 mL（6 mol/L）盐酸，接好冷凝管，置于沸水浴中回流 2 h，回流完毕后，立即将锥形瓶置于冷水中冷却	接好冷凝管后开启水源，开启电源，待煮沸后计时回流 2 h。 水解条件要严格控制，要保证淀粉完全水解，并且避免因加热时间过长对葡萄糖产生影响（失去还原性）
	（2）待样品水解液冷却后，加入 2 滴甲基红指示剂，先以 40% 氢氧化钠溶液调至黄色，再以 6 mol/L 盐酸校正至水解液刚变为红色为宜	若水解液颜色较深，可用精密pH试纸测试，使样品水解液的 pH 值约为 7

续表

配图	操作步骤	操作说明
	（3） 加 20 mL 200 g/L 乙酸铅溶液，摇匀，放置 10 min；再加 20 mL 100 g/L 硫酸钠溶液，以除去过量的铅	
	（4）摇匀后将全部溶液及残渣转入 500 mL 容量瓶中，用水洗涤锥形瓶，洗液合并于容量瓶中，加水稀释至刻度	
	（5）过滤，弃去初滤液 20 mL，其余滤液供测定所用	
	3. 空白试验 取 100 mL 水和 30 mL 盐酸于锥形瓶中，按酸水解步骤操作得试剂空白液	

三、测定水解液还原糖含量

依据“本项目任务 1”中还原糖的测定方法，测定样品水解液和试剂空白液中还原糖的含量。测定流程如图 3—3—8 所示。

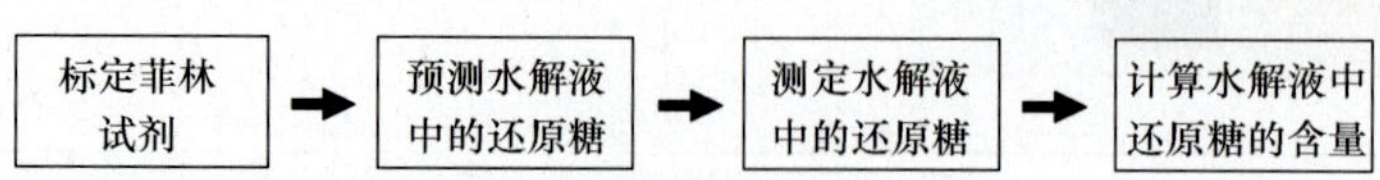

图 3—3—8 水解液还原糖含量的测定流程

四、数据记录与处理

1. 填写检测原始记录表（见表 3—3—1）

表 3—3—1　　　　原始记录表

检验依据		检测项目	
仪器名称		仪器型号	
标准溶液名称		标准溶液浓度	
编号 名称	Ⅰ	Ⅱ	Ⅲ
样品质量 /g			
样品溶液总体积 /mL			
测定用样品水解液中还原糖的质量 /g			
试剂空白液中还原糖的质量 /g			
滴定时平均消耗样品水解液的体积 /mL			
粉条中淀粉含量 /%			
检验员		检验日期	

2. 数据处理

按照以下公式计算食品中的淀粉含量：

$$W=\frac{(m_1-m_2)\times 0.9}{m\times V_1/500\times 1\ 000}\times 100\%$$

式中　W——淀粉的含量，%；

m_1——测定所用样品水解液中还原糖的质量，mg；

m_2——试剂空白液中还原糖的质量，mg；

0.9——还原糖（以葡萄糖计）换算成淀粉的换算系数；

m——样品质量，g；

500——样品溶液总体积，mL；

V_1——滴定所用样品水解溶液的体积，mL。

说明：在重复性条件下两次独立测定结果的绝对值差不得超过算术平均值的 10%，

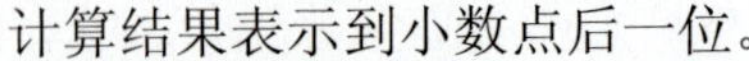

计算结果表示到小数点后一位。

3. 异常点分析

（1）淀粉水解是否彻底。

（2）溶液浓度是否准确。

（3）原始记录是否有误。

（4）数据处理方法是否正确。

五、填写检验报告单

1. 按照要求正确填写检验报告单，报告要求实事求是，完整、清晰。
2. 根据粉条的质量标准判定粉条中的淀粉含量是否合格。

【考核评价】

素质	内容 学习目标	评价项目	评价 自我评价（30%）	小组评价（30%）	教师评价（40%）
知识 20 分	应知应会	1. 淀粉在食品工业中的应用 2. 淀粉的结构、性质 3. 食品淀粉含量的测定方法 4. 水解法测定食品中淀粉的原理			
专业能力 60 分	试验准备 10 分	1. 试验所用仪器准备充分 2. 溶液配制方法正确，溶液浓度准确			
	仪器使用 10 分	正确连接、使用冷凝回流装置			
	操作规范 10 分	1. 样品洗涤方法正确 2. 淀粉水解时间控制准确 3. 淀粉水解终点判断正确 4. 调节样品水解液的 pH 值方法正确 5. 还原糖滴定方法正确			
	检验报告 20 分	1. 原始记录填写清晰 2. 数据处理方法正确 3. 检验报告填写规范 4. 结果评价正确			
	遵守安全、卫生要求 10 分	1. 正确执行安全技术操作规程 2. 试验过程中保持现场整洁			

续表

素质	内容 学习目标	评价项目	评价 自我评价（30%）	评价 小组评价（30%）	评价 教师评价（40%）
通用能力10分	语言能力	1. 准确阐述自己的观点 2. 专业术语表达准确			
	合作能力	1. 能与同学配合共同完成工作 2. 具有组织和协调能力			
	发现、分析和解决问题能力	1. 善于发现试验过程中的问题 2. 自主分析和解决试验中的问题			
	创新能力	1. 善于总结工作经验 2. 善于体验新的检测方法			
态度10分	工作态度	工作认真、细致			
合计					

【思考与练习】

1．食品中淀粉含量的测定通常采用哪些方法？

2．比较酸水解法和酶水解法测定食品中淀粉含量的异同点。

3．食品中的半纤维素、果胶等多糖对淀粉含量的测定有何影响？能否用酸水解法测定半纤维素含量高的食品？

4．淀粉在酸水解时为何要采用冷凝回流装置？在淀粉水解过程中为何要控制水解时间？如何判断淀粉是否完全水解？

5．实训题：利用重量法检测玉米中的淀粉含量。

提示：

（1）试剂

1）氯化钙溶液：溶解 54 g $CaCl_2 \cdot 2H_2O$ 于蒸馏水中并稀释到 1 000 mL，再用 1.6％醋酸调整 pH 值为 2.3 ~ 2.5，过滤后备用。

2）氯化锡溶液：溶解 2.5 g $SnCl_4 \cdot 5H_2O$ 于 75 mL 上述氯化钙溶液中。

（2）仪器：自动指示旋光计（附钠光灯）。

（3）样品分析

1）把样品研磨并通过40目以上的标准筛，称取2 g样品，置于250 mL烧杯中。

2）加水10 mL，搅拌使样品湿润，加入70 mL氯化钙溶液，盖上表面皿，在5 min内加热至沸腾并继续加热15 min。加热时要随时搅拌，以防样品附在烧杯壁上。如果泡沫过多，则可加1 ~ 2滴辛醇消除泡沫。

3）迅速冷却后，移入100 mL容量瓶中，用氯化钙溶液洗涤烧杯上附着的样品，洗液并入容量瓶中。

4）加5 mL氯化锡镕液，用氯化钙溶液定容到刻度，混匀，过滤，弃去初滤液，收集滤液装入旋光管中，并于旋光计中测定样品溶液的旋光度。

（4）数据处理

计算公式如下：

$$淀粉（\%）=\frac{\alpha\times100}{L\times203\times m}\times100$$

式中　α——旋光度读数，度；

L——观测管长度，dm；

m——样品质量，g；

203——淀粉的比旋光度，度。

【拓展任务】采用酶水解法测定面粉中的淀粉含量

一、检测准备

1. 仪器

（1）水浴锅。

（2）其他仪器同酸水解法。

2. 试剂及溶液

（1）5 g/mL淀粉酶溶液：称取淀粉酶0.5 g，加水100 mL溶解，加入数滴甲苯或三氯甲烷，储存于冰箱冷藏室中。

（2）碘溶液：称取碘化钾3.6 g溶于20 mL水中，加入1.3 g碘，溶解后加水稀释至100 mL。

（3）其他试剂同酸水解法。

二、样品处理

称取 5.0 g（精确至 ±0.001 g）面粉样品，置于放有慢速滤纸的漏斗中，用 30 mL 乙醚分 3 次洗去样品中的脂肪，弃去乙醚；再用 150 mL 85% 乙醇溶液分数次洗涤残渣，除去可溶性糖类物质；滤干乙醇溶液，以 100 mL 水洗涤漏斗中的残渣并转移至 250 mL 锥形瓶中，洗液并入烧杯内。

三、样品分析

1. 酶解

（1）将烧杯置于沸水浴上加热 15 min，使淀粉糊化，取出，冷却至 60℃以下，如图 3—3—9 所示。

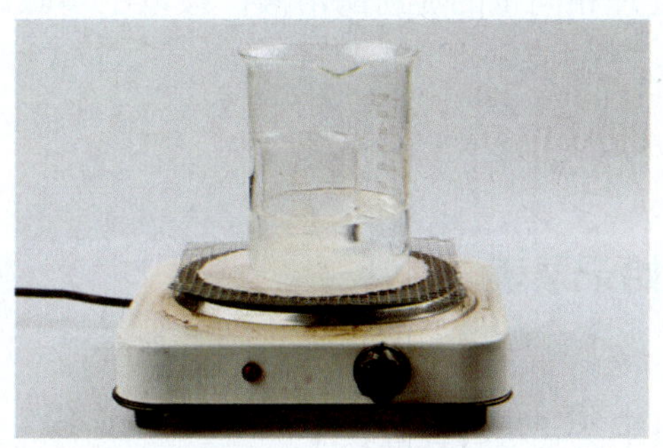

图 3—3—9　沸水浴

（2）加入 3 mL 淀粉酶溶液，在 55 ～ 60℃条件下保温 1 h，每间隔十分钟搅拌一次。

（3）保温结束后，取一滴酶解液于白色瓷板上，加一滴碘液，若不显蓝色，则淀粉酶解彻底，如图 3—3—10 和图 3—3—11 所示。

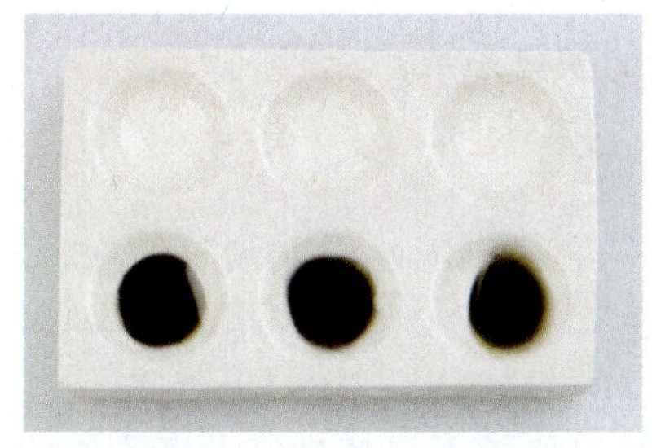

图 3—3—10　未水解样品

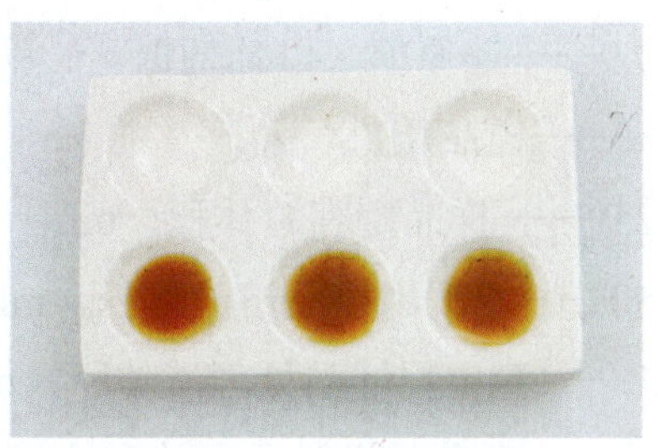

图 3—3—11　水解后样品

（4）加热上述淀粉酶解液至沸腾，冷却后移入 250 mL 容量瓶中，加水至刻度，混匀；

过滤，弃去初滤液 30 mL。

2. 酸水解

（1）取 50 mL 滤液于 250 mL 锥形瓶中，加入 5 mL 6 mol/L 盐酸，接好冷凝管，置沸水浴中回流 1 h。

（2）回流完毕后，立即置流水中冷却；待样品水解冷却后，加入 2 滴甲基红指示剂，以 200 g/L 氢氧化钠溶液调至中性。

（3）将全部溶液及残渣转入 100 mL 容量瓶中，用水洗涤锥形瓶，洗液合并于容量瓶中，加水稀释至刻度。

3. 测定还原糖

参照项目三中的任务 1。

4. 空白试验

取 50 mL 水及样品处理相同量的淀粉酶溶液，按以上步骤做空白试验。

四、数据记录与处理

1. 设计并填写原始记录表

2. 数据处理

试样中淀粉含量按以下公式进行计算：

$$X=\frac{(m_1-m_2)\times 0.9}{m\times 50/250\times V/100\times 1\ 000}\times 100\%$$

式中 X——样品中淀粉的含量，%；

m_1——测定样品中还原糖的质量，mg；

m_2——试剂空白液中还原糖的质量，mg；

0.9——还原糖（以葡萄糖计）换算成淀粉的换算系数；

m——样品质量，g；

250——样品定容总体积，mL；

50——水解用样品溶液体积，mL；

V——滴定用样品处理液体积，mL。

说明：在重复性条件下两次独立测定的结果绝对值差不得超过算术平均值的 10%，计算结果表示到小数点后一位。

项目四

食品中蛋白质与氨基酸态氮含量的检测

【先导知识】

蛋白质是生命的物质基础，是构成生物体细胞组织的重要成分，是生物体发育及修补组织的原料，一切有生命的活体都含有不同类型的蛋白质。

蛋白质是复杂的含氮有机物，它主要由碳、氢、氧、氮四大类元素组成，有些蛋白质还含有微量的硫、磷、铁等元素。这些元素在蛋白质中的百分比组成约为：50% 碳、7% 氢、23% 氧、16% 氮、0 ～ 3% 硫及其他微量元素。

氨基酸是构成蛋白质的基本单位。构成蛋白质的氨基酸有 20 多种，因氨基酸的组成和排列顺序不同，所以人体中的蛋白质多达 10 万种以上。它们的结构、功能千差万别，形成了生命的多样性和复杂性。而人和动物则需要从食物中获取蛋白质及其分解产物，构成自身的蛋白质。

一、蛋白质的作用

1．蛋白质是构成人体的重要物质，是人体生长的物质基础。人体的每个组织，毛发、皮肤、肌肉、骨骼、内脏、大脑、血液、神经、内分泌等都是由蛋白质组成的。

2．维持体液的酸碱平衡。

3．维持机体正常的新陈代谢和各类物质在体内的输送。载体蛋白对维持人体正常的生命活动至关重要，可以在体内运载各种物质。

4．人及动物只能从食品中得到蛋白质及其分解产物，来构成自身的蛋白质。而蛋白质又是人体重要的营养物质，并提供生命活动的能量。

5．蛋白质构成了人体必需的催化和调节功能的各种酶。人体中有数千种酶，每一种只能参与一种生化反应。人体细胞里每分钟要进行一百多次生化反应。酶有促进食物的消化、吸收、利用的作用。相应的酶充足，反应就会顺利、快捷地进行，人们就会精力充沛，不易生病。否则，反应就变慢或者被阻断。

二、测定蛋白质的意义

蛋白质是食品的重要组成之一，也是重要的营养物质，其含量是判断某种食品营养水平高低的重要指标。此外，蛋白质在决定食品的色、香、味及结构特征上也起着重要的作用。蛋白质在食品中的含量是相对固定的。测定食品中蛋白质的含量，对评价食品的营养价值，合理利用食材，优化食品配方，评价食品质量均有重要的意义。

三、氨基酸的生理功能及检测意义

氨基酸在人体内通过代谢发挥以下作用：①合成组织蛋白质；②变成酸、激素、抗体、肌酸等含氨物质；③转变为碳水化合物和脂肪；④氧化成二氧化碳和水及尿素，产生能量。因此，氨基酸在人体中的存在，不仅提供了合成蛋白质的重要原料，而且对于促进人体生长，进行正常代谢、维持生命活动提供了物质基础。

从营养学的角度，根据氨基酸能否在人体内的合成可分为必需氨基酸和非必需氨基酸。必需氨基酸是指人体不能合成，必须由食物供给的氨基酸。对成人来说，必需氨基酸包括赖氨酸、色氨酸、苯丙氨酸、蛋（甲硫）氨酸、苏氨酸、异亮氨酸、亮氨酸、缬氨酸，而对于婴儿来说，组氨酸也是必需氨基酸。其余的氨基酸人体可以自己合成，不必靠食物补充，我们将其称为非必需氨基酸。人体缺乏任何一种必需氨基酸，就可导致生理功能异常，影响机体代谢的正常进行，最后导致疾病。同样，如果人体内缺乏某些非必需氨基酸，也会产生机体代谢障碍。

氨基酸是评价一些发酵食品和保健品质量的重要指标，如酱油的氨基酸含量是呈现鲜味的重要物质，检测酱油中的氨基酸含量是判断酱油质量的重要依据。由于食品中氨基酸的多样性，很难检测各类氨基酸的含量，需要测定氨基酸的总量，通常检测氨基酸态氮含量来表示食品中氨基酸的总量。

任务 1　牛奶中蛋白质含量的检测

【学习目标】

1. 了解测定食品中蛋白质的方法。
2. 掌握半自动凯氏定氮仪的使用方法。
3. 能依据安全操作规范，正确完成样品的消化处理。

4. 能正确分析和处理检测数据，判断检测结果是否合格。

5. 在教师的指导下，能正确对半自动凯氏定氮仪进行维护和保养。

【任务引入】

市场上牛奶的种类繁多，如巴氏消毒奶、常温奶、还原奶、生鲜牛奶等。牛奶的营养价值很高，其中的蛋白质含量是牛奶及其制品品质的重要指标之一。本任务将完成牛奶中蛋白质含量的检测。

【任务分析】

牛奶中蛋白质的检测方法参照《食品安全国家标准——食品中蛋白质的测定》（GB 5009.5—2010）中凯氏定氮法。此法适用于对各种食品中蛋白质的测定，是测定总有机氮量较为准确、操作较为简单的方法之一，可用于对所有动物、植物食品的分析及各种加工食品的分析，可同时测定多个样品，故在国内外应用较为普遍，是经典的分析方法，至今仍被作为标准检验方法。

【相关知识】

一、测定食品中蛋白质的方法

目前，测定食品中蛋白质含量的方法有多种，一般可分为化学分析法、比色分析法、物理分析法。而根据测定原理又可分为两大类：一类是利用蛋白质的共性，即含氮量、肽键和折射率等来测定蛋白质的含量；另一类是利用蛋白质中特定氨基酸残基、酸性及碱性基团及芳香基团化合物等来测定蛋白质含量。但是，由于食品中蛋白质的多样性及食品成分的复杂性，最常用的测定方法是化学分析法——凯氏定氮法。它是测定食品中总有机氮最准确和操作最简便的方法之一，普遍应用于国内外，也是我国食品蛋白质测定的国标方法。

此外，比色分析法包括双缩脲法（缩二脲法）、色素结合法、紫外分光光度法和酚试剂法。物理分析法主要有重量分析法、放射性同位素法和折光法。

1. 凯氏定氮法

凯氏定氮法检测食品中的蛋白质是利用蛋白质含氮量的特性，先测定含氮量，再乘以系数。不同食品中的蛋白质，由于其氨基酸的构成比例和方式不同，蛋白质的含氮量也不同。一般含氮量为16%，即一份氮素相当于6.25份蛋白质，此数值为蛋白质系数。

不同种类食品的蛋白质有所不同，一般食物为6.25，乳制品为6.38，面粉为5.70，玉米、高粱为6.24，花生为5.46，大米为5.95，大豆及其制品为5.71，肉与肉制品为6.25，大麦、小米、燕麦、裸麦为5.83，芝麻、向日葵为5.30。

（1）原理。食品与硫酸和催化剂一同加热消化，使蛋白质分解，分解的氮与硫酸结合生成硫酸铵。然后碱化蒸馏使氨游离，用硼酸吸收后再以硫酸或盐酸标准溶液滴定，根据酸的消耗量乘以换算系数，即为蛋白质含量。凯氏定氮法常用的仪器包括传统的全玻璃凯氏定氮装置及全自动或半自动凯氏定氮仪（见图4—1—1、图4—1—2），其中半自动凯氏定氮仪因操作简便，准确度高，目前应用较为普遍。

（2）适用范围。适合对所有食品中蛋白质的测定。

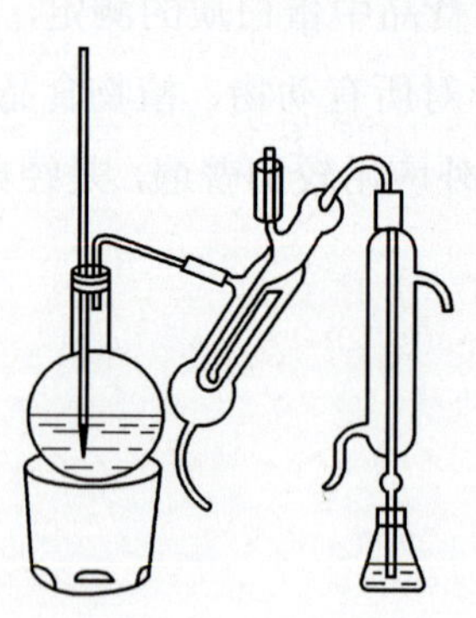

图4—1—1　凯氏定氮装置

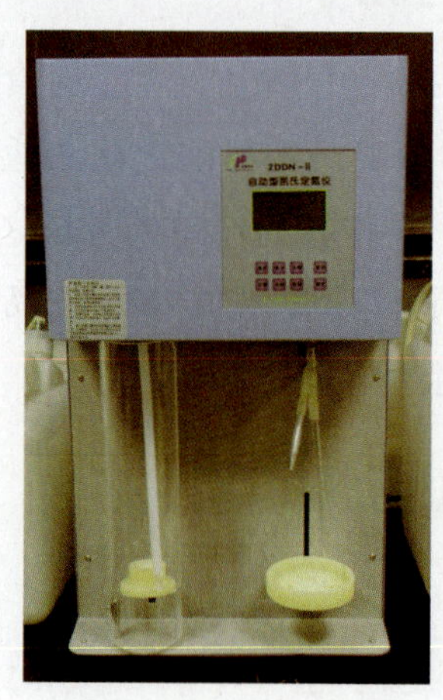

图4—1—2　半自动凯氏定氮仪

2. 双缩脲法

（1）原理。利用三氯乙酸沉淀样品中的蛋白质，并将沉淀物与双缩脲试剂进行显色，通过分光光度计测定显色液的吸光值，采用外标法定量，计算样品中蛋白质的含量。

（2）适用范围。适用于对乳与乳制品中蛋白质含量的测定。

二、半自动凯氏定氮仪

半自动凯氏定氮仪能够自动完成对湿法消化后的样品加碱液蒸馏和蒸馏液的硼酸吸收过程。其操作简便、快速、准确度高，能在几分钟内完成对一个样品的检测，提高了工作效率。

1. 结构

半自动凯氏定氮仪结构如图4—1—3所示。

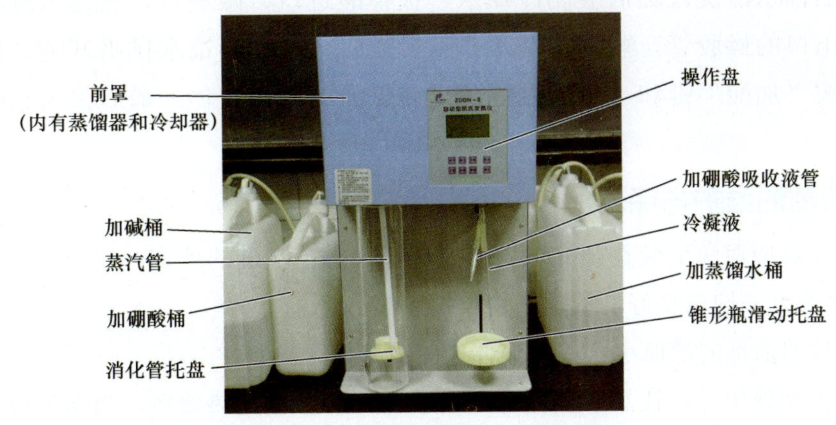

图 4—1—3　半自动凯氏定氮仪结构图

2. 使用方法

（1）准备工作。将配件中的橡胶管根据实际需要剪成不同的长度，一端分别连接好蒸馏水、冷却水、酸、碱进出口。橡胶管的另一端必须浸泡在所对应的液面下面。在消化管托盘上放上空的消化管，锥形瓶托盘上放上空的锥形瓶。

（2）通气检查。打开水龙头开关，接上电源线，打开电源总开关。仪器开始自动加水，加完水后显示屏上出现模式选择状态。

按照实际需要计算加酸、加碱和蒸馏的时间。

接着按“加酸”键，待 10 s 左右再按“取消”键，倒掉锥形瓶内的液体。用同样方法按“加碱”键，待 10 s 左右再按“取消”键，倒掉消化管内的液体。放回锥形瓶和消化管。然后直接选择“蒸馏”键，待消化管内的四氟管口开始出现气泡后继续蒸馏 5 min 左右，再按“取消”键，然后直接关闭电源。整机通气通水完毕。

（3）样品蒸馏。在消化管托盘上换上已消化冷却好的样品，锥形瓶托盘上换上 250 mL 锥形瓶，调整托盘高度并使氨气的回流玻璃嘴口靠近杯底。

重新打开电源，待显示屏界面到可调自动模式界面后，按“功能”键进入参数设定界面，然后选择所需要的操作程序（参数）。接着按“取消”键回到自动模式界面，再按“确定”键即可对样品进行蒸馏工作。如果是选择手动模式，则可以直接按“加酸”“加碱”和“蒸馏”键进行操作。

蒸馏完毕后，将容量瓶下移，使氨气回流玻璃嘴离开液面，用蒸馏水冲洗玻璃嘴外壁，继续按“蒸馏”键蒸馏 0.5 min，取下锥形瓶待滴定时用。

（4）关机。先换上空的消化管和锥形瓶，把连碱进口的橡胶管另一端放入蒸馏水容器内，用手动模式按“加碱”键，用蒸馏水清洗碱泵，一般在 15 s 左右。酸泵以同样方法用蒸馏水清洗。然后关闭冷却水，拔掉酸进口、碱进口、蒸馏水进口、冷却水进口及出口的橡胶管，剩下蒸馏水出口橡胶管，打开蒸馏水排水开关，排完蒸馏水。再次按“加酸”键和“加碱”键，排完管内的剩余液体。最后关闭总电源，拔掉电源线。

3. 仪器的维护与保养

（1）仪器应避免安装在阳光直射及过冷、过热或潮湿的地方，室内温度不得超过30℃，通风要好，应有良好的散热条件。

（2）仪器前部的槽皿中若积有液体，应将其擦干净。

（3）长期使用后，在加热器上会结有水垢，将影响加热效率。当水垢过厚时，可在关机状态下断电，将蒸汽发生器顶上的一个旋塞拧下，在管口处插入一个小漏斗以注入除垢剂或冰醋酸清洗水垢（也可用稀释后的硫酸）。清洗后，打开机箱内蒸汽发生器上的排水阀门将水排净，并加入清水多次清洗。

（4）仪器在工作过程中，消化管外面的有机玻璃罩必须关好。

【任务实施】

参照图 4—1—4 所示的流程，完成牛奶中蛋白质的检测工作。

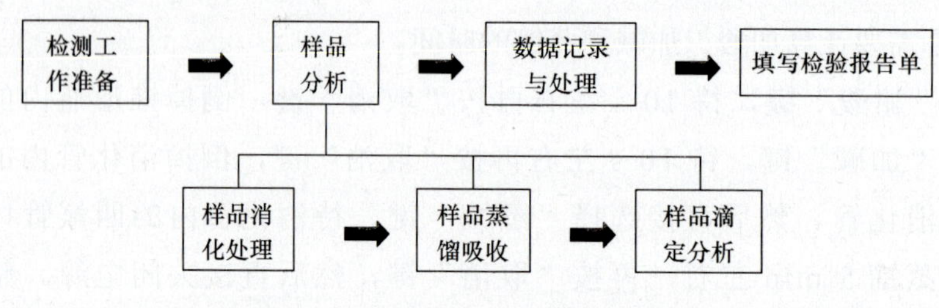

图 4—1—4　牛奶中蛋白质检测流程

一、检测工作准备

1. 仪器和设备

（1）电子天平：精确至 ±0.1 mg。

（2）KDN—08C 控温消化炉，如图 4—1—5 所示。

（3）ZDDN—11 半自动凯氏定氮仪，如图 4—1—2 所示。

（4）消化管架，如图 4—1—6 所示。

（5）消化管，如图 4—1—6 所示。

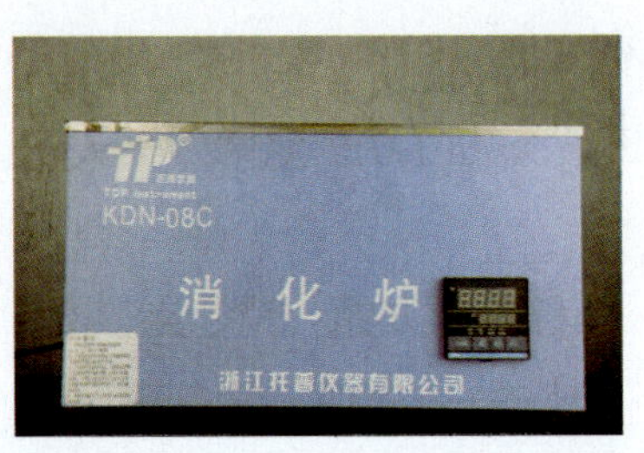

图 4—1—5　控温消化炉

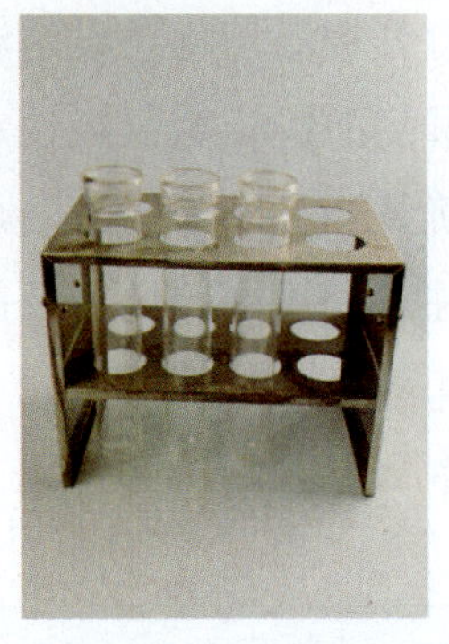

图 4—1—6　消化管架及消化管

2. 试剂及溶液配制

（1）硫酸铜。

（2）硫酸钾。

（3）浓硫酸。

（4）硼酸溶液（20 g/L）：称取 20 g 硼酸，加水溶解后并稀释至 1 000 mL。

（5）氢氧化钠溶液（400 g/L）：称取 40 g 氢氧化钠加水溶解后，放冷，并稀释至 100 mL。

（6）甲基红—溴甲酚绿指示液（1 g/L）：①称取 0.1 g 甲基红，溶于 95% 乙醇，用 95% 乙醇稀释至 100 mL。②称取 0.1 g 溴甲酚绿，溶于 95% 乙醇，用 95% 乙醇稀释至 100 mL。①与②以 1 ∶ 5 临时混合备用。

（7）盐酸标准滴定溶液（0.05 mol/L）：取浓盐酸 4.5 mL，加水稀释至 1 000 mL（使用前要进行标定）。

3. 检验样品

超市购买的袋装牛奶。

4. 用具用品

有笔试本、记号笔、防护眼镜、防护口罩、计算器。

5. 相关资料

控温消化炉使用操作规程、凯氏定氮仪使用操作规程、检验报告单、原始记录本、学生评价表、《食品安全国家标准——食品中蛋白质的测定》（GB 5009.5—2010）。

6. 说明

（1）确认仪器和设备处于正常使用状态。

（2）仪器设备需开机预热 30 min。

（3）打开控温消化炉设定温度 300℃。

（4）开启凯氏定氮仪，设定试验所需溶液用量及工作时间。

（5）确认药品试剂的浓度是否准确与有效。

（6）注意使用高温仪器及盐酸配制过程中的安全问题。

二、样品分析

配图	操作步骤	操作说明
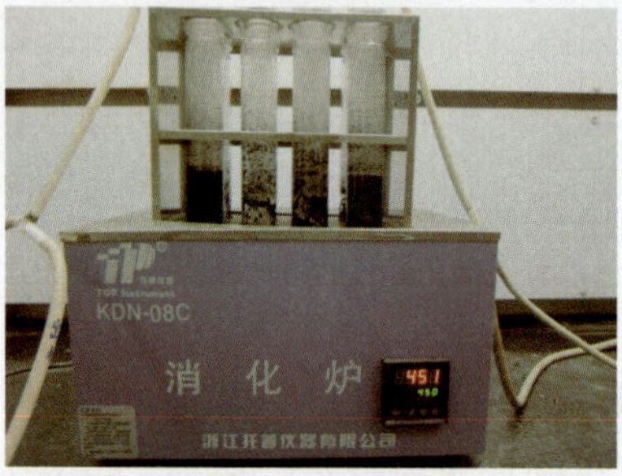	1. 样品消化处理 （1）吸取 10 ~ 25 mL 试样，移入干燥的消化管中，加入 0.2 g 硫酸铜、6 g 硫酸钾及 20 mL 浓硫酸，置于控温消化炉上	（1）样品应尽量选取具有代表性的；大块的固体样品应用粉碎设备打得细小均匀；液体样要混合均匀 （2）样品的脂肪含量较高时，应适当增加硫酸量
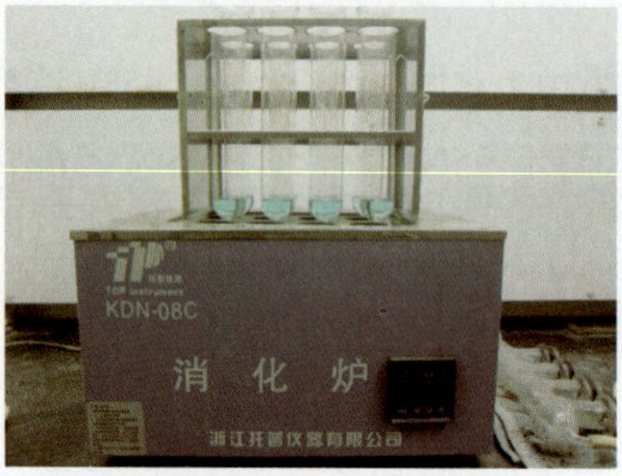	（2）小心加热，待内容物全部炭化，泡沫完全停止后，加强火力，并保持管内液体微沸，至液体呈蓝绿色且澄清透明后，再继续加热 0.5 ~ 1 h。取下冷却备用。同时做空白试验	因某些样品炭化易产生泡沫，使样品溢出消化管或溅起黏附在管壁导致无法消化完全而造成氮损失，所以消化时不要用强火，应保持和缓沸腾
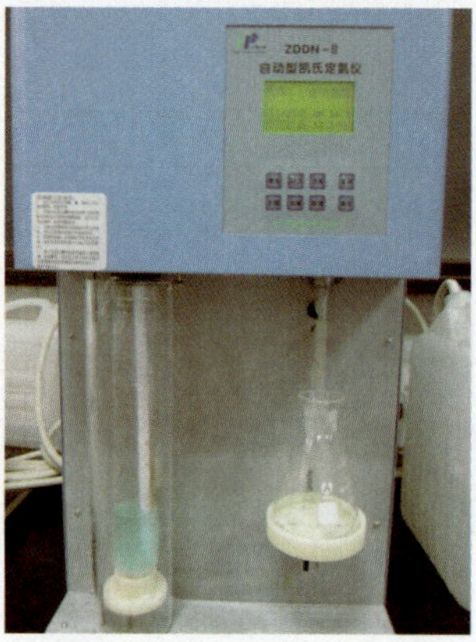	2. 样品蒸馏吸收 （1）开启凯氏定氮仪电源，在消化管托盘上换上已消化冷却好的样品，锥形瓶托盘上换上 250 mL 锥形瓶	（1）凯氏定氮仪测定样品之前，要进行准备工作和通气检查，然后开启电源 （2）该系统主要由微型计算机控制器和蒸汽发生器、蒸馏系统、加碱系统、加硼酸系统所组成 （3）温度控制器不能放置在通风橱中，以防高温和腐蚀性气体损坏控制器。配电系统必须安装配电开关，并安装漏电保护器，有效接地线，接地线良好，以防触电。用后关闭配电开关

续表

配图	操作步骤	操作说明
	（2）待显示屏界面到可调自动模式界面后，按“功能”键进入参数设定界面，选择所需要的操作程序：加酸（10 s）、加碱（10 s）、蒸馏（10 min）。然后按“取消”键回到自动模式界面，再按“确定”键即可对样品进行蒸馏	（1）如果是选择手动模式，则可以直接按“加酸”“加碱”和“蒸馏”键进行操作 （2）硼酸吸收液的温度不应超过 40℃，否则对氨的吸收作用减弱，应置于冷水浴中使用
	3. 样品滴定分析 接收的蒸馏液中滴加甲基红－溴甲酚绿指示剂用 0.05 mol/L 盐酸标准溶液滴定，滴至绿色为止。按含氮量—粗蛋白含量公式进行计算，得到测定结果	准确判断滴定终点

三、数据记录与处理

1. 准备工作

填写检测原始记录表，见表 4—1—1。

表 4—1—1　　原始记录表

检验依据		检测项目	
仪器名称		仪器型号	
标准溶液名称		标准溶液浓度，mol/L	
编号 / 名称	Ⅰ	Ⅱ	Ⅲ
样品的质量（或体积）/g（mL）			
试剂空白消耗盐酸标准溶液的体积 /mL			
样品消耗盐酸标准溶液的体积 /mL			

续表

编号 / 名称		Ⅰ	Ⅱ	Ⅲ
蛋白质，g/100 g（g/100 mL）	测定值			
	平均值			
检验员			检验日期	

2. 数据处理

蛋白质含量按下列公式进行计算：

$$N=\frac{1.401\times C}{W}(V-V_0)$$

$$P=N\times F$$

式中 N——样品中的含氮量，%；

C——盐酸标准溶液的浓度，mol/L；

V——样品消耗盐酸标准溶液的体积，mL；

V_0——试剂空白消耗盐酸标准溶液的体积，mL；

W——样品的质量（或体积），g（mL）；

F——乳制品的蛋白质换算系数，为 6.38；

P——样品中蛋白质的含量，g/100 g（g/100 mL）。

说明：以重复性条件下获得的两次独立测定结果的算术平均值表示，蛋白质含量≥1 g/100 g 时，结果保留三位有效数字；蛋白质含量＜1 g/100 g 时，结果保留两位有效数字。

3. 异常点分析

（1）药品试剂配制出现问题。

（2）控温炉控温情况异常。

（3）样品消煮不彻底。

（4）凯氏定氮仪加液和通蒸汽出现异常。

（5）样品在蒸馏和吸收过程中出现异常。

（6）滴定分析中操作失误。

（7）原始记录是否记错。

（8）结果计算是否错误。

四、填写检验报告单

1．按照要求正确填写检验报告单，报告要求实事求是，完整、清晰。

2．根据牛奶蛋白质的含量标准判定牛奶质量是否合格。

【考核评价】

素质	内容 学习目标	评价项目	评价 自我评价（30%）	小组评价（30%）	教师评价（40%）
知识 20分	应知应会	1．了解蛋白质的结构 2．知道食品中蛋白质的营养功能 3．掌握凯氏定氮法测定牛奶蛋白质的方法 4．理解检测牛奶蛋白质的原理			
专业能力 60分	试验准备 10分	1．仪器、试剂、样品准备充分 2．试验方案设计正确 3．样品处理方法正确 4．正确配制试剂			
	仪器使用 10分	1．熟练使用凯氏定氮仪 2．学会使用消化炉			
	操作规范 10分	1．熟练对牛奶中蛋白质含量的测定操作流程 2．规范操作凯氏定氮仪			
	检验报告 20分	1．原始记录填写清晰 2．数据分析正确 3．检验报告填写正确			
	遵守安全、卫生要求 10分	1．具有安全防护意识 2．卫生规范			
通用能力 10分	语言能力	1．准确阐述自己的观点 2．专业术语表达准确			
	合作能力	1．能与同学配合共同完成工作任务 2．具有组织和协调能力			
	发现、分析和解决问题能力	1．善于发现试验过程中的问题 2．自主分析和解决试验中的问题			
	创新能力	1．善于总结工作经验 2．善于体验新的检测方法			
态度10分	工作态度	工作认真、细致			
合计					

【思考与练习】

1．测定食品中蛋白质含量主要有哪几种方法?

2．凯氏定氮法的原理是什么?

3．说出半自动凯氏定氮仪的结构，并说明使用前需要做哪些准备工作?

4．样品在凯氏处理过程中需要注意哪些问题?

5．如何正确对半自动凯氏定氮仪进行维护和保养?

6．计算题：准确量取试样 10 g，经过消化、蒸馏吸收后，用 0.05 mol/L 盐酸标准溶液进行滴定，消耗盐酸标准溶液的体积 11.2 mL，空白消耗盐酸标准溶液的体积为 0.1 mL。求试样中的蛋白质含量（氮换算系数为 5.30）。

7．实训题：用凯氏定氮法对大豆中蛋白含量进行测定。

任务 2　酱油中氨基酸态氮含量的检测

【学习目标】

1. 了解氨基酸的生理功能，熟悉食品中氨基态氮的检测方法及适用范围。
2. 掌握电位滴定法检测食品中氨基态氮的原理。
3. 掌握酸度计的基本构造和工作原理。
4. 能正确使用和维护酸度计。
5. 能在教师指导下，以小组协作的方式，用电位滴定法测定食品中的氨基态氮含量。

【任务引入】

酱油是中国百姓厨房中较为常见的调味品，它不但能增加菜肴的鲜香，而且作为发酵食品，富含蛋白质、氨基酸、多糖、有机酸等多种人体必需的营养成分。氨基酸态氮是指以氨基酸形式存在的氮元素的含量，是酱油的特征性指标之一。它代表了酱油中氨基酸含量的高低。氨基酸态氮含量越高，酱油的质量越好，鲜味越浓。在行业标准中，酱油的质量等级主要依据酱油中氨基酸态氮的含量来确定。本任务将完成酱油中氨基酸态氮含量的检测。

【任务分析】

酱油中，氨基酸态氮含量的测定依据为《酱油卫生标准的分析方法》（GB/T 5009.39—2003）中的甲醛值法（即电位滴定法）。此法适用于酿造或配制酱油中氨基酸态氮的测定。

【相关知识】

一、食品中氨基酸态氮的测定方法

鉴于食品中氨基酸成分的复杂性，在一般的常规检验中多测定样品中氨基酸的总量。通常采用电位滴定法、单指示剂甲醛滴定法、双指示剂甲醛滴定法。色谱技术的发展为各种氨基酸的分离、鉴定提供了有力的工具，如目前应用较为广泛的薄层色谱法、气相色谱法、液相色谱法及氨基酸分析仪等，可实现对不同种类的氨基酸进行分离、鉴别和测定。

1. 电位滴定法原理

根据氨基酸的两性作用，加入甲醛以固定氨基的碱性，使羧基显示出酸性。用氢氧化钠标准溶液滴定，以酸度计滴定终点，羧基（—COOH）被完全中和时，pH 值为 8.5 ～ 9.5。

该方法为国标方法，准确快速，适用于对各类样品中游离氨基酸含量的测定。对于那些浑浊和深色的样品，可不必经过处理而直接测定。

2. 双指示剂甲醛滴定法

该方法的检测原理同电位滴定法。因采用百里酚酞和中性红两种指示剂指示终点，故称为双指示剂甲醛滴定法。

该方法适用于测定食品中游离氨基酸的含量，简单易行，快速方便。在食品发酵中常用本方法测定发酵液中氨基酸含量的变化，以了解原料中的氮源含量及微生物的利用情况，并以此作为发酵生产的指标之一。若样品颜色较深则不适于采用此方法，可采用电位滴定法进行测定。

3. 单指示剂甲醛滴定法

该方法的检测原理同上述两种方法，因只采用百里酚酞指示剂指示终点，故称为单指示剂甲醛滴定法。本法适用范围同双指示剂甲醛滴定法，但分析结果稍微偏低。

二、酸度计

酸度计简称 pH 计，由电极和电计两部分组成（见图 4—2—1），是食品分析检验中常用的仪器设备，主要用来测量液体介质的酸碱度值，广泛应用于工业、农业、科研、环保等领域。酸度计分为普通型、精密型和工业型三类，读数值精度最低为 0.1，最高为 0.001，使用者可根据需要选择不同类型。

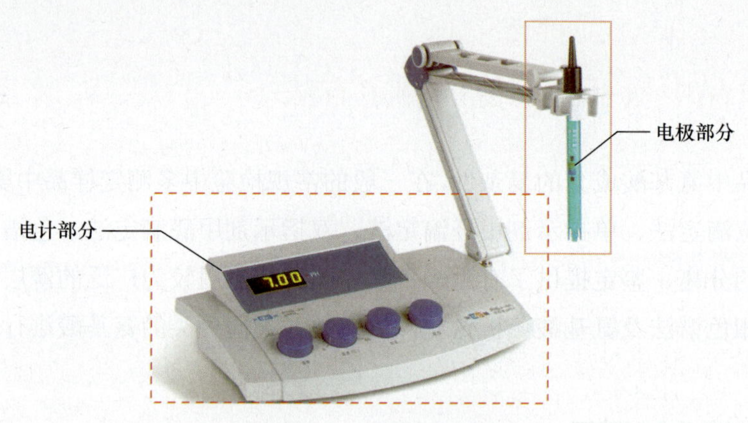

图 4—2—1　酸度计结构图

1. 酸度计的工作原理

以玻璃电极为指示电极，饱和甘汞电极为参比电极，插入待测样品中，组成化学原电池，电极间的电位与溶液的 pH 值符合能斯特方程：

$$E = E_0 - 0.059\ 1\text{pH}\ (25℃)$$

即在 25℃时，每相差一个 pH 值单位，产生 59.1 mV 的电位，从而可通过对工作电位的测定，在酸度计上直接读出被测溶液的 pH 值。

2. 酸度计的基本构造

（1）指示电极。指示电极是指电极的电位与溶液中某种离子浓度的关系符合能斯特方程的电极，从其所显示的电位可以推算出这种离子的浓度，通常把这种电极叫做待测离子的指示电极。测定溶液的 pH 值，就是测定溶液中 H^+ 的浓度，因此要采用氢离子指示电极。常用于测定 pH 值的指示电极为玻璃电极（见图 4—2—2）。

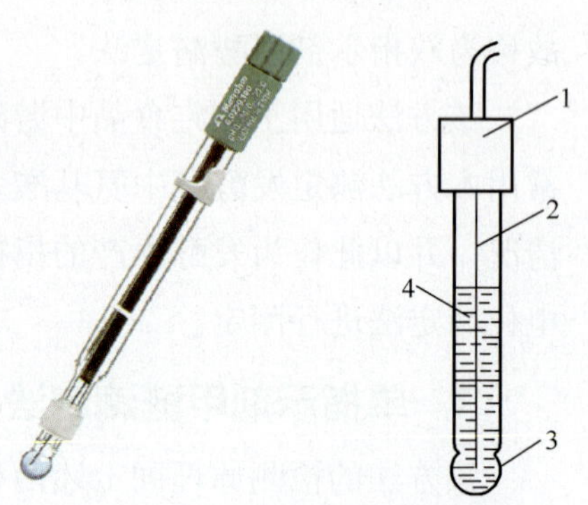

图 4—2—2　玻璃电极及结构图
1—绝缘套　2—Ag-AgCl 电极
3—玻璃膜　4—内部缓冲液

pH 玻璃电极是测定溶液 pH 值的一种常用的指示电极，其电极电位随溶液中氢离子浓度的变化而变化。玻璃电极由玻璃支杆、玻璃膜、内参比溶液、内参比电极、电极帽、电线等组成。玻璃电极的下端是由一个特殊玻璃制成的球形玻璃膜，膜厚为 0.08 ～ 0.1 mm，玻璃膜内充入内参比溶液（中性磷酸盐和氯化钾的混合溶液），在参比溶液内插入一支电位恒定的内参比电极（一般用银－氯化银电极），与外接线柱相连。

玻璃膜对氢离子具有敏感性，当将其浸入被测溶液时，被测溶液中的氢离子与玻璃膜外的水化层离子交换，改变了两相界面的电荷分布。由于膜内侧氢离子活度不变，而膜外侧氢离子活度在变化，故在玻璃膜内侧产生了电位差，电位差随被测溶液的 pH 值变化而变化。

（2）参比电极。参比电极是指对溶液中氢离子的活度无响应，具有已知和恒定电极电位的电极。其基本功能是维持一个恒定的电位，作为测量各种偏离电位的对照。参比电极有硫酸亚汞电极、甘汞电极和银 / 氯化银电极等几种，最常用的是甘汞电极和银 / 氯化银电极。

甘汞电极由两个玻璃套管组成（见图 4—1—3）。内套管上部为汞（Hg），上面插入铂丝，汞的下方充满汞（Hg）和甘汞（Hg_2Cl_2）的糊状物。外套管内装入 KCl 饱和溶液，溶液从管上端的一个侧口加入，管口平时用小橡皮塞封好，使用时把小橡皮塞拔下，以维持管内足够的液位压差。电极的下端与待测溶液的接触处是熔接陶瓷芯或玻璃砂心等多孔物质，但被测溶液不能向管内渗漏。

（3）复合电极。将玻璃电极和甘汞电极合二为一做成一支电极，就成为复合电极（见图 4—2—4）。通常将外壳为塑料的称为塑壳 pH 复合电极；外壳为玻璃的称为玻璃 pH 复合电极。复合电极不但操作和使用更方便、简单，而且也有利于电极的保管。

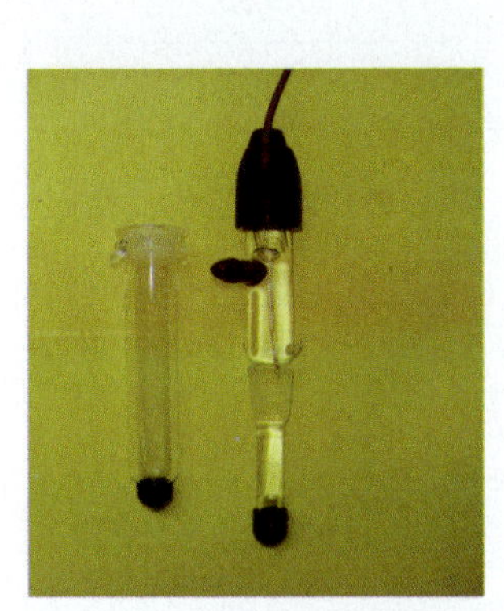

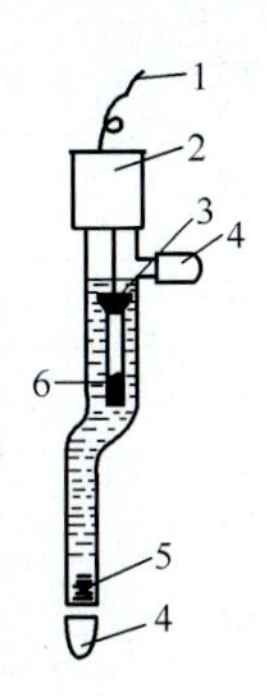

图 4—2—3　甘汞电极及其结构图
1—导线　2—绝缘体　3—内部电极
4—橡皮帽　5—多孔物质
6—KCl 溶液

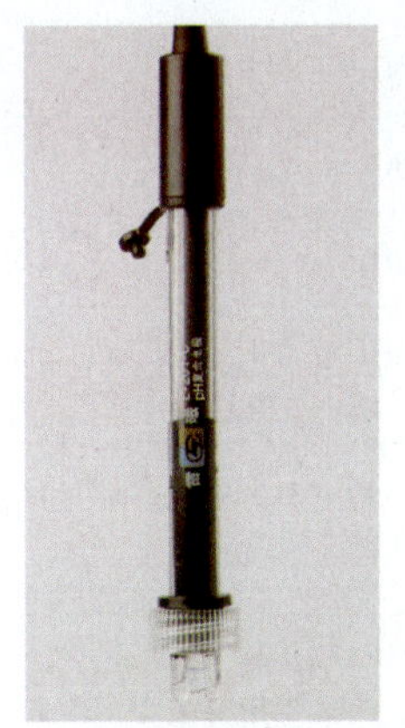

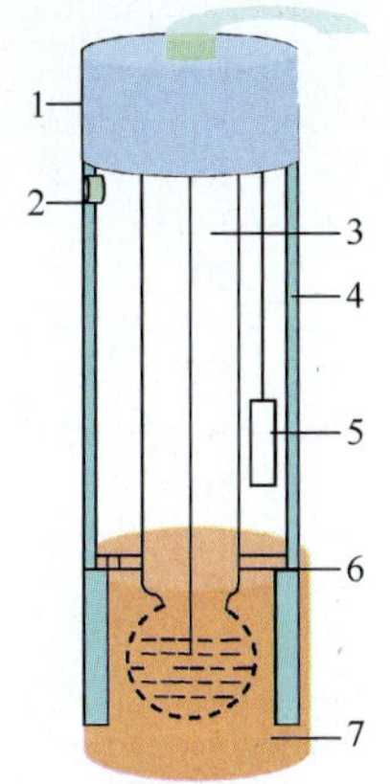

图 4—2—4　复合电极及结构图
1—铝铂静电保护膜　2—电解液补入口　3—玻璃电极
4—参比电极电解液　5—参比电极元件
6—微孔隔离材料　7—电极保护帽

3. 酸度计的使用（以 pHs-25 为例）

（1）仪器预热。将电极架插入电极座内，将电极夹在电极架上。打开电源开关预热 30 min。

（2）标定。酸度计在使用前需要用 pH 标准缓冲溶液进行标定。一般情况下，仪器在连续使用时，每天需要标定一次。

标定酸度计的缓冲溶液是具有准确 pH 值的缓冲溶液，是 pH 值测定的基准，故缓冲溶液的配制及确定至关重要。实验室通常采用的标准缓冲物质是邻苯二甲酸氢钾、混合磷酸盐（磷酸二氢钾 - 磷酸氢二钠）及四硼酸钠，并相应配制成 pH 值为 4.00、6.86 和 9.18 的标准缓冲溶液。

酸度计标定分为一点标定法、两点标定法和三点标定法，其中较常用的为两点标定法，即用两种缓冲溶液对酸度计进行标定。标定时，一般第一种溶液用 pH 值为 6.86 的缓冲溶液，第二种溶液用接近被测溶液 pH 值的缓冲溶液，如被测溶液为酸性时，缓冲溶液应选 pH 值为 4.00；如被测溶液为碱性时，则选 pH 值为 9.18 的缓冲溶液。

由于仪器默认的测定温度为 25℃，因此，标定前应先用温度计测量缓冲溶液的温度值，标定时使用温度补偿旋钮调节温度值，按照实际温度下缓冲溶液对应的 pH 值进行标定。缓冲溶液的 pH 值与温度的关系见表 4—2—1。

表 4—2—1　　缓冲溶液的 pH 值与温度关系的对照表

温度 /℃	0.05 mol/kg 邻苯二钾酸氢钾	0.025 mol/kg 混合磷酸盐	0.01 mol/kg 四硼酸钠
5	4.00	6.95	9.39
10	4.00	6.92	9.33
15	4.00	6.90	9.28
20	4.00	6.88	9.23
25	4.00	6.86	9.18
30	4.01	6.85	9.14
35	4.02	6.84	9.11
40	4.03	6.84	9.07
45	4.04	6.84	9.04
50	4.06	6.83	9.03
55	4.07	6.83	8.99
60	4.09	6.84	8.97

（3）测定 pH 值。经标定过的酸度计，即可用来测量被测溶液的 pH 值或进行酸度滴定。

被测溶液与定位溶液的温度相同时，可在标定后直接测定该温度下溶液的 pH 值或进行酸碱滴定反应；被测溶液和定位溶液的温度不同时，则需要用温度计测出被测溶液的温度值，使用“温度”调节旋钮，使温度显示值与被测溶液的相一致，然后再回到测定状态，测定被测溶液的 pH 值或进行酸度滴定。

4. 酸度计的日常维护

（1）酸度计应放在干燥、无酸碱腐蚀气体的环境中。在使用前，应检查玻璃电极前端的球泡。在正常情况下，电极应该透明且无裂纹；球泡内要充满溶液，不能有气泡存在。

（2）第一次使用的电极或长期停用的 pH 电极，在使用前必须在 3 mol/L 氯化钾溶液中浸泡 24 h。

（3）取下电极套后，应避免电极的敏感玻璃泡与硬物接触，因为任何破损或擦磨都会使电极失效。

（4）电极在测量前必须用已知 pH 值的标准缓冲溶液进行定位校准，其值越接近被测值越好。

（5）在每次校准、测量后与进行下一次操作前，应该用蒸馏水或去离子水充分清洗电极后，再用待测液清洗一次电极。

（6）测量后，及时将电极保护套套上，电极套内应放少量外参比补充液以保持电极球泡的湿润。复合电极的外参比补充液为 3 mol/L 氯化钾溶液，其可以从电极上端的小孔加入，不使用时，应盖上橡皮套，以防止补充液干涸。

（7）电极应避免长期浸在蒸馏水中。

【任务实施】

参照图 4—2—5 所示的流程，完成氨基酸态氮含量的检测工作。

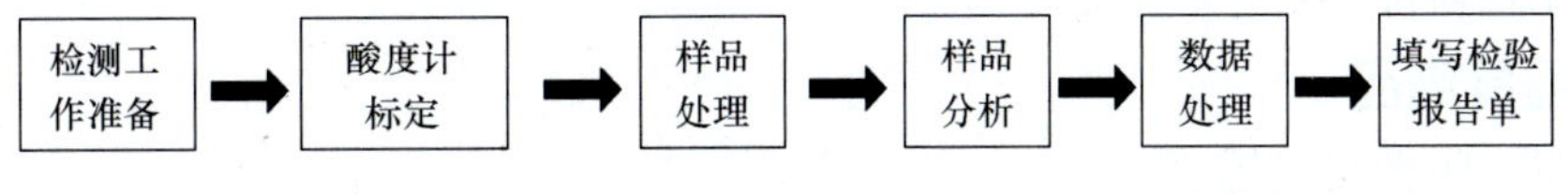

图 4—2—5 酱油氨基酸态氮含量的检测流程

一、检测准备

1. 仪器和设备

（1）电子天平：精度 ±0.1 mg。

（2）酸度计：pHs–25 型酸度计，如图 4—2—6 所示。

（3）磁力搅拌器，如图 4—2—7 所示。

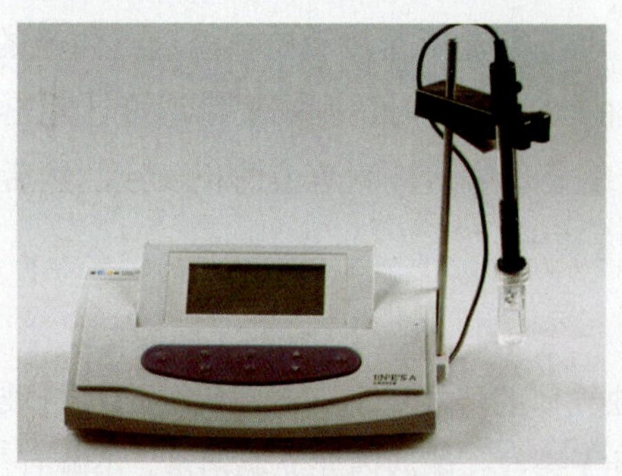

图 4—2—6　pHs–25 酸度计

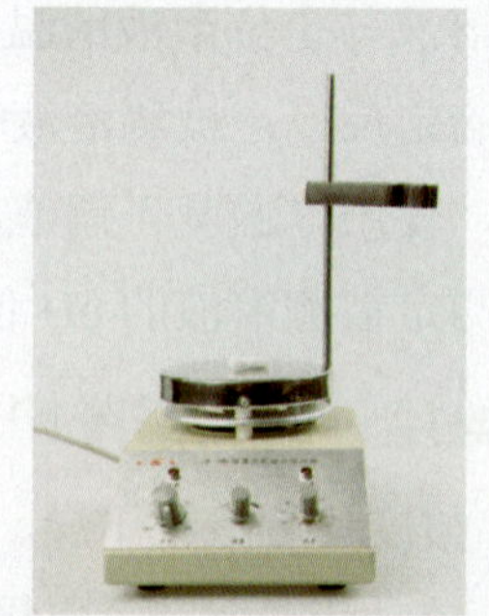

图 4—2—7　磁力搅拌器

（4）50 mL 碱式滴定管、5 mL 吸量管、100 mL 容量瓶、250 mL 烧杯。

2. 试剂及溶液

（1）甲醛溶液：质量浓度为 36% 的市售甲醛。

（2）0.05 mol/L 氢氧化钠溶液：称取分析纯氢氧化钠 2.0 g 并置于烧杯中，加入新煮沸冷却的蒸馏水溶解并稀释至 1 000 mL。

（3）邻苯二甲酸氢钾：基准试剂，预先 100 ～ 120℃干燥 2 h 后，置于干燥器中备用。

（4）pH 值为 4.00 的邻苯二甲酸氢钾标准缓冲液：准确称取邻苯二甲酸氢钾（$KHC_8H_4O_4$）10.120 0 g，加水使其溶解并稀释至 1 000 mL。

（5）pH 值为 6.86 的磷酸盐标准缓冲液：准确称取在 115±5℃干燥 2 ～ 3 h 的无水磷酸氢二钠 3.533 0 g 与磷酸二氢钾 3.387 0 g，加水使其溶解并稀释至 1 000 mL。

（6）pH 值为 9.18 的硼砂标准缓冲液：准确称取硼砂（$Na_2B_4O_7 \cdot 10H_2O$）3.800 0 g，加水其溶解并稀释至 1 000 mL，置于聚乙烯塑料瓶中，密塞。

3. 检验样品

市售酿造酱油。

4. 用具用品

有口罩、防护眼镜等。

5. 相关资料和记录

酸度计使用操作规程、《酱油卫生标准》（GB 2717—2003）、《酱油卫生标准的分析方法》（GB/T 5009.39—2003）、检验报告单、原始记录本。

6. 说明

（1）确认仪器和设备处于正常使用状态。

（2）配制标准缓冲液与溶解供试样品所用的水，应是新滤过的冷蒸馏水，其 pH 值应为 5.5 ～ 7.0。

（3）pH 值为 9.18 的缓冲液最好现配即用，久置后的缓冲液其 pH 值会变化。避免与空气中的 CO_2 接触。

（4）标准缓冲液一般可使用 2 ～ 3 个月，如有浑浊、发霉或沉淀等现象时，不能继续使用。

（5）0.05 mol/L NaOH 标准溶液在使用前应用邻苯二甲酸氢钾标定其准确浓度。

二、酸度计标定

配图	操作步骤	操作说明
	（1）将复合电极夹在电极夹上，拉下电极前端的电极套	仪器连续使用时，每天标定一次
	（2）打开仪器电源开关，预热 20 min	仪器此时进入 pH 值测量状态
	（3）用蒸馏水清洗电极并用洁净的滤纸吸干电极上的水珠	小心不要碰破玻璃电极

续表

配图	操作步骤	操作说明
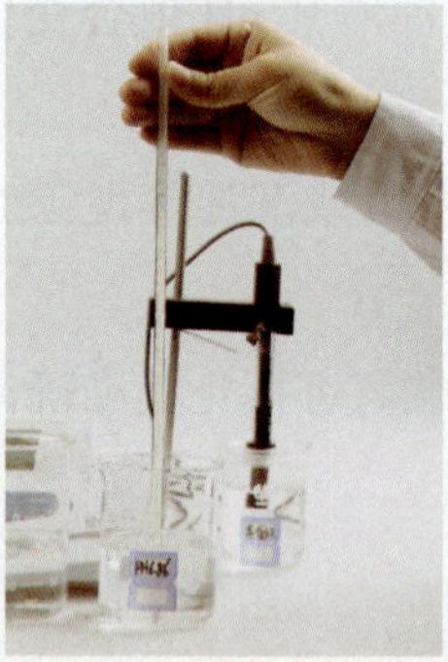	（4）用温度计测定pH值为6.86、9.18缓冲溶液的温度	配制缓冲溶液的水，应预先煮沸15～30 min，以除去溶解的CO_2。且在冷却过程中应避免与空气接触，以防止CO_2的污染
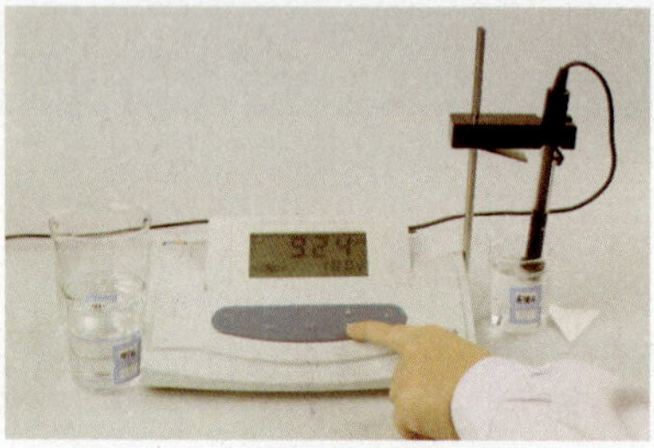	（5）按“温度”键后，调节“△”或“▽”键，使仪器温度显示值与缓冲溶液的温度值相同，然后按“确认”键，仪器回到pH值测量状态	
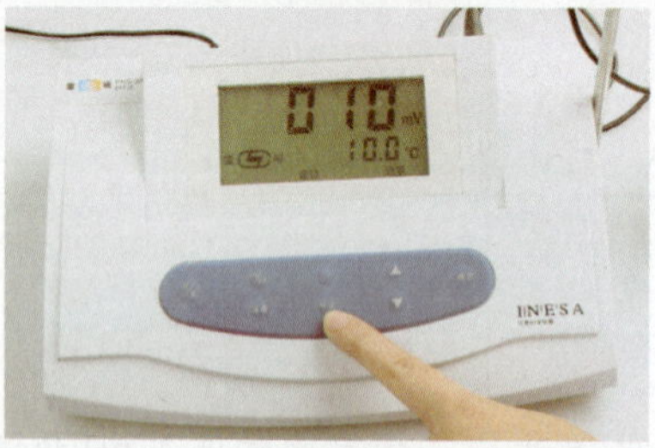	（6）将电极插入pH值为6.86的缓冲液中，按“标定”键，此时仪器显示实测的mV值	标定的缓冲溶液第一次应用pH值为6.86的溶液，第二次应用接近被测溶液pH值的溶液
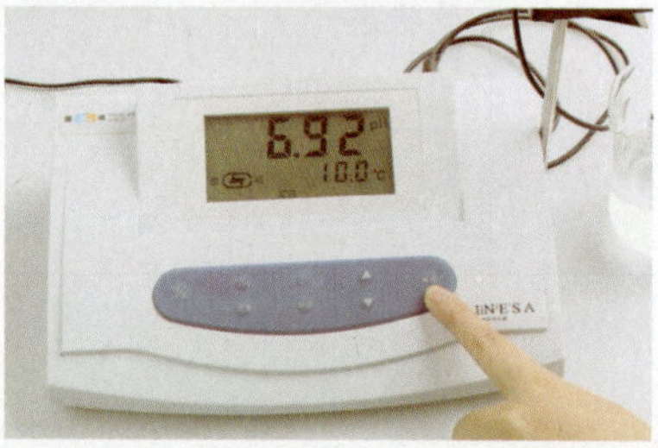	（7）读数稳定后按一次“确认”键，此时仪器显示标定温度下的pH值为“6.92”	缓冲溶液的pH值与温度关系对照表见表4—2—1
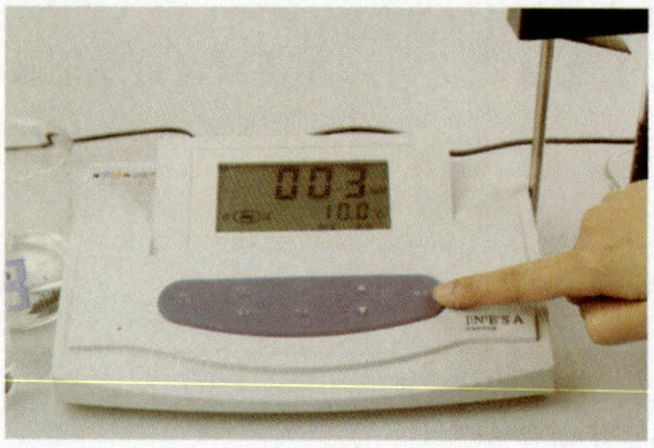	（8）再按一次“确认”键，使仪器转入“斜率”标定状态	

续表

配图	操作步骤	操作说明
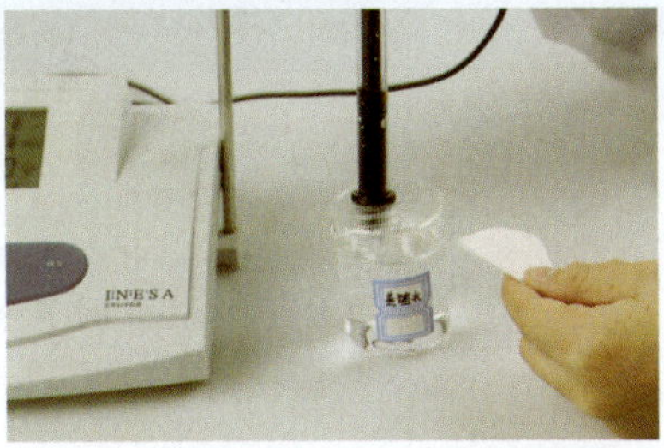	（9）取出电极，在蒸馏水中清洗，用清洁的滤纸吸干上面的水	小心不要碰破玻璃电极
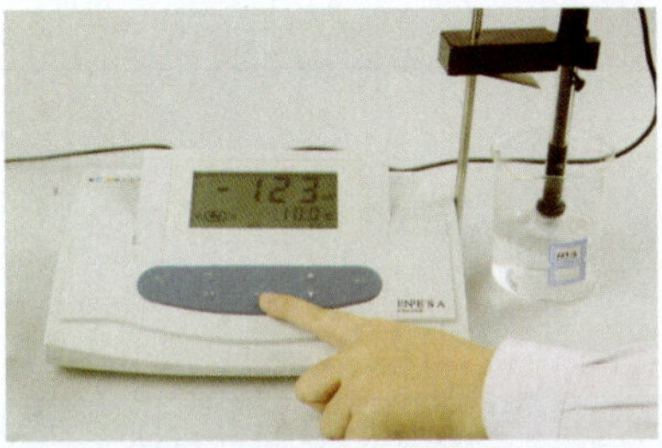	（10）将电极插入pH值为9.18的缓冲液中，按“标定”键，此时显示实测的mV值	如待测的溶液为酸性时，应选pH值为4.00的缓冲溶液；如被测溶液为碱性时，则选pH值为9.18的缓冲溶液
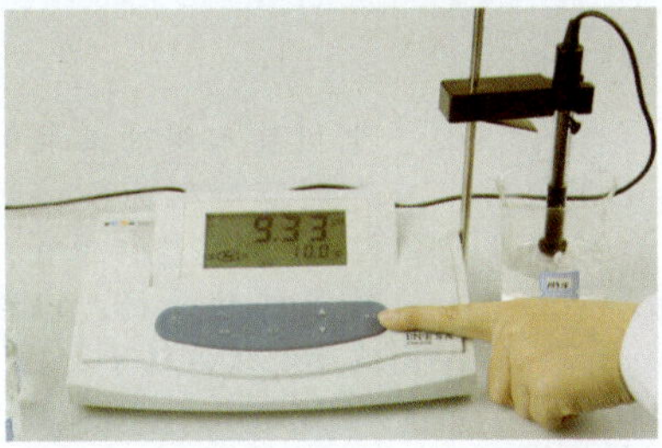	（11）读数稳定后按“确认”键，此时仪器显示标定温度下的pH值为“9.33”	缓冲溶液的pH值与温度关系对照表见表4—2—1
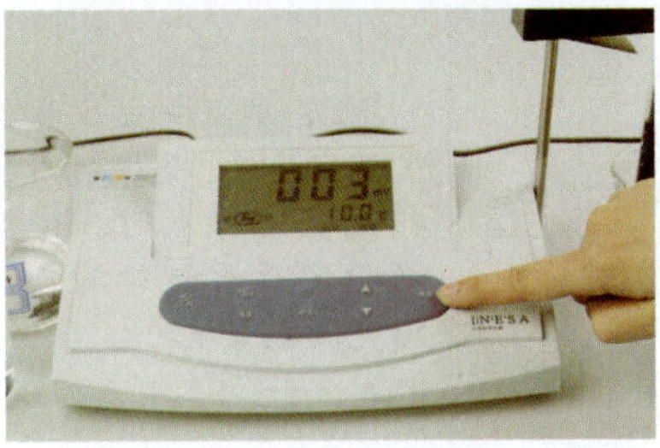	再按一次“确认”键，仪器自动进入pH值测量状态	此时仪器显示标定温度下的pH值，缓冲溶液的pH值与温度关系对照表见表4—2—1
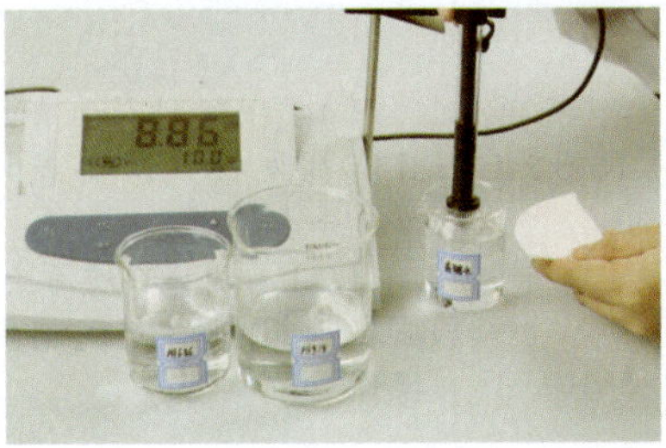	（12）用蒸馏水和被测溶液清洗电极后即可对被测溶液进行测量	测定时，如果误按“标定”键或“温度”键，则可将电源关掉后重新开机，仪器将恢复到原来的测量状态

三、样品处理

配图	操作步骤	操作说明
	用移液管准确吸取酱油样品5.0 mL，并置于250 mL容量瓶中，加水至刻度，混匀后倒入烧杯中备用	根据酱油中氨基酸的含量可适当调节取样量

四、样品分析

配图	操作步骤	操作说明
	（1）吸取20.0 mL混匀后的样品溶液，并置于250 mL烧杯中，加水60 mL	电极插入缓冲溶液时应先调节好磁力搅拌器的转速，调整烧杯位置，使转子转动平稳，以避免玻璃电极被转子打破
	（2）开动磁力搅拌器，将酸度计电极插入烧杯中，用0.05 mol/L氢氧化钠标准滴定溶液滴定至酸度计指示pH值为8.2	滴定过程中应注意控制滴定速度，先快后慢，接近滴定终点时，待读数稳定后再继续滴加，避免滴定过量
	（3）在烧杯中加入10.0 mL甲醛溶液，混匀	（1）甲醛对人体有毒且有挥发性，需要戴口罩、手套操作 （2）为避免环境污染，应在通风橱中完成滴定操作

续表

配图	操作步骤	操作说明
	（4）用氢氧化钠标准滴定溶液滴定至酸度计指示 pH 值为 9.2；记录加入甲醛后滴定消耗的氢氧化钠的标准滴定体积 V_1	甲醛加入后应立即滴定，不宜放置时间过长，以免甲醛聚合，影响测定结果
	（5）取 80 mL 水代替样品溶液，重复以上操作，做空白试验	测量结束后，用去离子水冲洗电极，如继续使用，应将电极插入去离子水中

五、数据记录与处理

1. 准备工作

填写检测原始记录表，见表 4—2—2。

表 4—2—2　　原始记录表

<table>
<tr><td>检验依据</td><td></td><td>检测项目</td><td></td></tr>
<tr><td>仪器名称</td><td></td><td>仪器型号</td><td></td></tr>
<tr><td>标准溶液名称</td><td colspan="3">标准溶液浓度</td></tr>
<tr><td>样品编号
名称</td><td>Ⅰ</td><td>Ⅱ</td><td>Ⅲ</td></tr>
<tr><td>试样体积 /mL</td><td></td><td></td><td></td></tr>
<tr><td>样液定容体积 V_2/mL</td><td></td><td></td><td></td></tr>
<tr><td>测定样液体积 V/mL</td><td></td><td></td><td></td></tr>
<tr><td>加入甲醛后滴定样品消耗碱标准溶液的体积 V_1/mL</td><td></td><td></td><td></td></tr>
<tr><td>加入甲醛后滴定空白消耗碱标准溶液的体积 V_0/mL</td><td></td><td></td><td></td></tr>
<tr><td>NaOH 标准溶液的浓度 C/（mol/L）</td><td></td><td></td><td></td></tr>
<tr><td>氨基酸态氮测定结果 /%</td><td></td><td></td><td></td></tr>
<tr><td>检验员</td><td></td><td>检验日期</td><td></td></tr>
</table>

2. 数据处理

$$X=\frac{(V_1-V_0)\times C\times 0.014}{5\times V/V_2}\times 100$$

式中 X—— 样品中氨基酸态氮的含量，g/100 mL；

V_1——加入甲醛后滴定样品消耗碱标准溶液的体积，mL；

V_0——加入甲醛后滴定空白消耗碱标准溶液的体积，mL；

V_2——样液定容体积，mL；

C—— NaOH 标准滴定溶液的浓度，mol/L；

0.014——与 1.00 mL NaOH 标准滴定溶液相当的氮的质量，g。

说明：计算结果保留两位有效数字；在重复性测定条件下，获得的两次独立测定结果的绝对差值不得超过算术平均值的 10%。

3. 异常点分析

（1）试剂配制是否出现问题。

（2）酸度计是否经过校正。

（3）原始记录是否有误。

（4）计算是否有误。

六、填写检验报告单

1．按照要求正确填写检验报告单，报告要求实事求是，完整、清晰。

2．根据国家标准 GB 2717—2003 中规定的酱油氨基态氮含量不小于 0.4 g/mL 比较，判断单项指标是否合格。

【考核评价】

素质	内容 学习目标	评价项目	评价 自我评价（30%）	 小组评价（30%）	 教师评价（40%）
知识 20 分	应知应会	1. 氨基酸的生理功能 2. 氨基酸的测定方法及原理 3. 酸度计的结构及功能 4. 酸度计的维护方法			

续表

素质	内容 学习目标	评价项目	评价 自我评价（30%）	小组评价（30%）	教师评价（40%）
专业能力 60分	试验准备 10分	1. 试验所用仪器准备充分 2. 溶液配制方法正确，溶液浓度准确			
	仪器使用 10分	1. 酸度计校准、使用 2. 酸度计维护			
	操作规范 10分	1. 样品处理方法正确 2. 滴定操作规范 3. 滴定终点判断正确			
	检验报告 20分	1. 原始记录填写清晰 2. 数据处理方法正确 3. 检验报告填写规范 4. 结果评价正确			
	遵守安全、卫生要求 10分	1. 正确执行安全技术操作规程 2. 试验过程保持现场整洁			
通用能力 10分	语言能力	1. 准确阐述自己的观点 2. 专业术语表达准确			
	合作能力	1. 能与同学配合共同完成工作 2. 具有组织和协调能力			
	发现、分析和解决问题能力	1. 善于发现试验过程中的问题 2. 自主分析和解决试验中的问题			
	创新能力	1. 善于总结工作经验 2. 善于体验新的检测方法			
态度10分	工作态度	工作认真、细致			
合计					

【思考与练习】

1. 酱油中氨基态的检测主要有哪几种方法？原理是什么？
2. 简述酸度计的工作原理及结构。
3. 简述酸度计的标定方法及注意事项。
4. 酸度计的电极应如何维护？
5. 实训题：使用酸度计测定果汁的酸度。

提示：依据《食品中总酸的测定》（GB/T 12456—2008）。

【拓展任务】 双指示剂甲醛法测定酱油中的氨基酸态氮

一、检测准备

1. 仪器

碱式滴定管、烧杯、移液管、锥形瓶、洗瓶。

2. 试剂及溶液

（1）40% 中性甲醛溶液：以百里酚酞作指示剂，用 0.1 mol/L NaOH 溶液中和至淡蓝色。

（2）百里酚酞乙醇溶液（1 g/L）：称取 0.10 g 百里酚酞，加入 2.2 mL 氢氧化钠溶液（4 g/L）和 5 mL 乙醇溶解，用蒸馏水稀释至 100 mL。

（3）0.1% 中性红 -50% 乙醇溶液（1 g/L）：称取中性红 0.10 g，加入 50 mL 乙醇溶解，并用蒸馏水稀释至 100 mL。

（4）0.05 mol/L NaOH 标准溶液。

二、样品处理

样品处理方法同电位滴定法测定酱油中的氨基酸态氮。

三、样品分析

1. 操作步骤

（1）准确称取（含氨基酸 20 ～ 30 mg）等量的样品溶液两份，分别注入 250 mL

三角瓶中，各加 50 mL 蒸馏水，其中一份加入中性红指示剂 2 ～ 3 滴，用 0.1 mol/L NaOH 标准滴定溶液滴定，当颜色由红色变为琥珀色时即为终点，记录消耗的氢氧化钠标准滴定溶液的体积 V_1，如图 4—2—8 和图 4—2—9 所示。

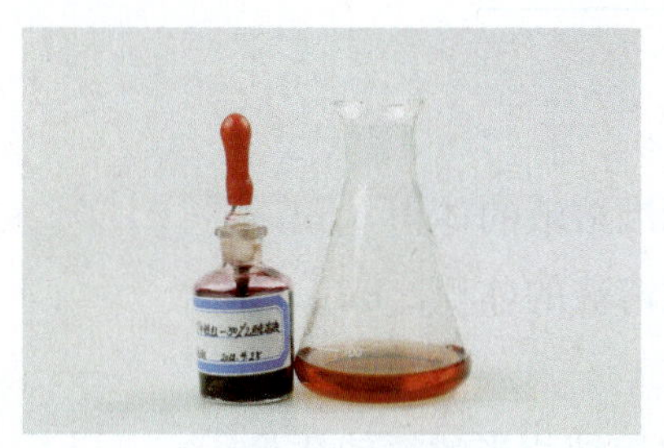

图 4—2—8　滴定前

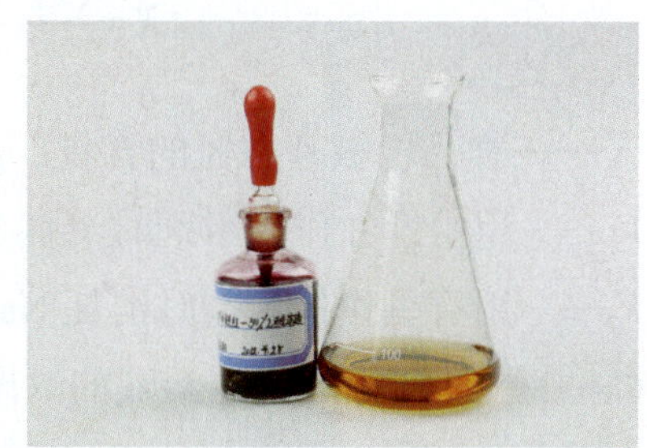

图 4—2—9　滴定后

（2）另一份加入百里酚酞指示剂 3 滴和中性甲醛 20 mL，摇匀，静置 1 min，以 0.05 mol/L NaOH 标准滴定溶液滴定至溶液的颜色变为蓝紫色即为终点，记录消耗的氢氧化钠标准滴定溶液的体积 V_2，如图 4—2—10 和图 4—2—11 所示。

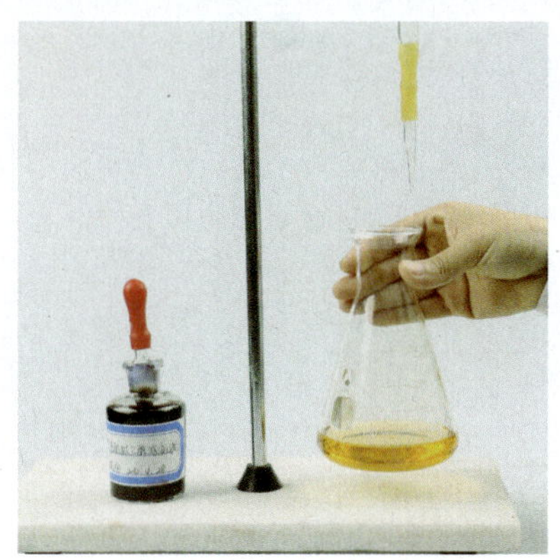

图 4—2—10　滴定前

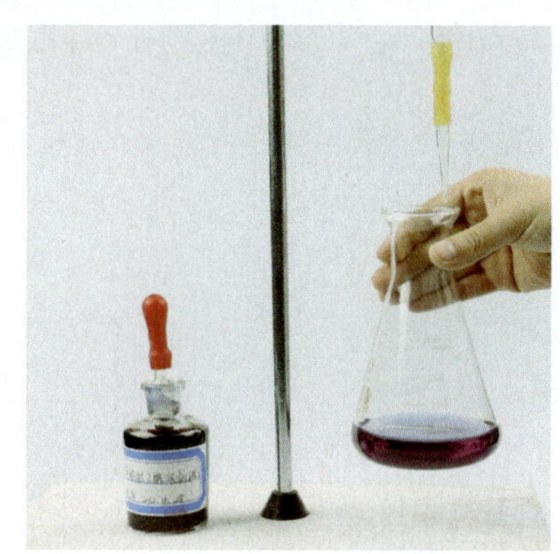

图 4—2—11　滴定后

2. 操作说明

滴定过程应注意控制滴定速度，先快后慢，接近滴定终点时，待读数稳定后以每次半滴继续滴加，直至终点。

四、数据记录与处理

1. 准备工作

设计并填写原始记录表。

2. 数据处理

试样中氨基酸态氮的含量按以下公式进行计算：

$$X=\frac{(V_2-V_1)\times C\times 0.014\times 100}{m}$$

式中 X——样品中氨基态氮的含量，g/100 mL；

V_1——用中性红作指示剂时消耗 NaOH 标准溶液的体积，mL；

V_2——用百里作指示剂时消耗 NaOH 标准溶液的体积，mL；

C——NaOH 标准滴定溶液的浓度，mol/L；

0.014——与 1 mL 1 mol/L NaOH 标准滴定溶液相当的氮的质量，g；

m——测定用样品溶液相当于样品的质量，g。

说明：计算结果保留两位有效数字。在重复性测定条件下，两次独立测定结果的绝对差值不得超过算术平均值的 10%。

项目五
食品中灰分和矿物质含量的检测

【先导知识】

一、灰分

1. 灰分的概念

食品中除含有大量有机物质外，还含有较丰富的无机成分。食品经高温灼烧后，有机成分挥发逸散，而无机成分（主要是无机盐和氧化物）则残留下来，这个过程为灰化过程，残留物（主要是食品中的矿物盐或无机盐类）称为灰分。

2. 灰分分类

灰分根据其所含物质性质的不同又可以分为四类，具体见表5—0—1。

表5—0—1　　灰分的分类

分类	定义
总灰分	主要指金属氧化物和无机盐类，以及一些杂质
水溶性灰分	大部分为钾、钠、钙、镁等元素的氧化物及可溶性盐类
水不溶性灰分	水不溶性灰分大部分为铁、铝等元素的氧化物、碱土金属的碱式磷酸盐，以及由于污染混入产品的泥沙等机械性物质
酸不溶性灰分	酸不溶性灰分大部分为污染掺入的泥沙，另外还包括存在于食品组织中微量硅的含量

二、灰分检测的意义

1. 可评判食品的加工精度

对灰分检测可评判食品的加工精度，如小麦中麸皮的灰分含量较高，而胚乳中的蛋

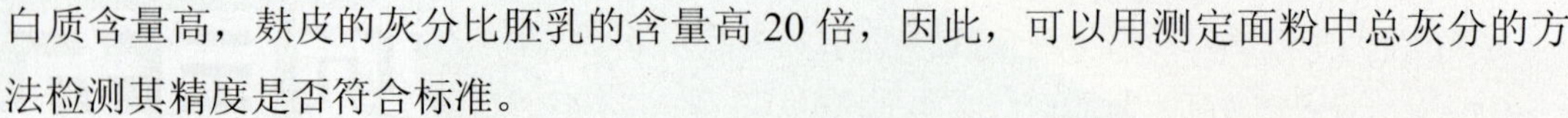

白质含量高，麸皮的灰分比胚乳的含量高20倍，因此，可以用测定面粉中总灰分的方法检测其精度是否符合标准。

2. 可评判食品的品质

对灰分检测，可评判食品的品质，如牛奶中的总灰分含量是恒定的，一般在0.68%～0.74%，因此，可以用测定牛奶中总灰分的方法测定牛奶中是否掺水。

3. 可判断食品的污染程度

对灰分检测，可判断食品的污染程度。如果灰分含量超过了正常范围，说明食品在生产过程中没有执行卫生标准。如原料中有杂质或加工过程中混入了一些泥沙，则测定灰分时可以检出。

4. 营养评价的参考指标

无机盐是人类生命活动中不可缺少的物质，是六大营养素之一，要正确评价某食品的营养价值，无机盐含量便是一项评价指标。因此，灰分是某些食品的重要质量控制标准，也是食品常规分析的项目之一。

三、矿物质

1. 矿物质的概念

矿物质是人体内无机物的总称。人体重量的96%是有机物和水分，4%是无机元素。人体内有50多种矿物质存在于这些无机元素中，已发现有20种左右的元素是构成人体组织、维持生理功能、生化代谢所必需的，除C、H、O、N主要以有机化合物形式存在外，其余均称为无机盐或矿物质，大致可分为常量元素和微量元素两大类。

人体必需的矿物质有钙、磷、镁、钾、钠、硫、氯7种，其含量占人体0.01%以上或膳食摄入量要求大于100 mg/d，被称为常量元素。而铁、锌、铜、钴、钼、硒、碘、铬8种为必需的微量元素。微量元素是指其含量占人体0.01%以下或膳食摄入量小于100 mg/d的矿物质。

2. 矿物质的特点

矿物质与其他营养素不同，不能在体内生成，且除非被排出体外，而不可能在体内消失。因此，矿物质必须通过膳食来补充。在人体内，矿物质具备以下特点：

（1）分布极不均匀。

（2）含量随年龄增加而增加，但元素间的比例变动不大。

（3）元素之间存在拮抗与协同作用。

（4）元素特别是微量元素的摄入量具有明显的剂量—反应关系。

3. 重要矿物质介绍

（1）钙。人们在成年时，体内的钙含量达 850 ～ 1 200 g，钙是人体内含量最高的一种无机元素。其中 99% 的钙集中在骨骼和牙齿中，1% 存在于软组织、细胞外液和血液中。

1）生理功能。钙不仅是构成骨骼和牙齿的成分，还有维持神经与肌肉活动、促进体内某些酶的活性以及参与血凝过程、激素分泌、维持体液酸碱平衡等作用。

2）吸收与代谢。钙的吸收在小肠通过主动转运与被动转运吸收，一般钙吸收率为 20% ～ 60% 不等。钙吸收受膳食中的草酸盐、植酸盐、膳食纤维的影响。当脂肪消化不良时，可使未被吸收的脂肪酸与钙形成皂钙，而影响人体对钙的吸收。维生素 D、乳糖、蛋白质有促进人体吸收钙的作用。此外，钙的吸收还与机体的状况有关。排泄钙在体内代谢后主要经肠道排出，从尿中的排出量为摄入量的 20% 左右；高温作业和哺乳期排泄钙可通过汗和乳汁排出。储留钙在体内的储留受膳食供给水平及人体对钙需要的程度等左右。

3）食物来源。钙的食物来源应考虑钙含量及其利用率。含钙较高的食物有奶与奶制品、小虾皮、海带、发菜和豆与豆制品。

（2）铁。铁是人体必需微量元素中含量最多的一种，总量为 4 ～ 5 g。人体内的铁 60% ～ 75% 存在于血红蛋白中，3% 存在于肌红蛋白中，1% 为含铁酶类。以上铁的存在形式又称为功能性铁。其余为储存铁。

1）生理作用。铁为血红蛋白与肌红蛋白、细胞色素 A 以及某些呼吸酶的成分，参与体内氧与二氧化碳的转运、交换和组织的呼吸过程。

2）吸收与代谢。植物性食物中铁的吸收率较动物性食物（除蛋类）低。铁在食物中主要以三价铁（非血色素铁）形式存在，少数食物中为还原铁（血色素铁）形式。非血色素铁在体内的吸收过程受膳食因素的影响，如粮谷和蔬菜中的植酸盐、草酸盐以及存在于茶叶及咖啡中多酚类物质等均可影响人体对铁的吸收。此外，无机锌与无机铁之间有较强的竞争作用，互有干扰吸收的作用。但维生素 C、某些单糖、有机酸以及动物肉类有促进非血色素铁吸收的作用。核黄素对铁的吸收、转运与储存均有良好影响。

3）食物来源。铁的良好来源为动物肝脏、动物全血、畜禽肉类、鱼类。

（3）钠。正常成人体内钠的总量一般为每千克体重含 1 克左右，其中 44% 在细胞外液，9% 在细胞内液，47% 存在于骨骼之中。

1）生理作用。钠有维持血压的功能。钠调节细胞外液的容量，构成细胞外液渗透压。

在细胞外液钠浓度的持续变化对血压有很大影响，如果膳食中的钠过多，钾过少，钠钾比值偏高，血压就会升高。出现血压升高的年龄越轻，寿命越短。体内水量的恒定主要靠钠的调节，钠多则水量增加，钠少则水量减少，所以摄入过多的食盐，易发生水肿；过少则易引起脱水。钠对肌肉运动、心血管功能及能量代谢都有影响。当钠不足时，能量的生成和利用就会较差，以致神经肌肉传导迟钝，表现为肌无力、神志模糊甚至昏迷，出现心血管功能受抑制的症状。

2）吸收与代谢。正常成人每日摄入的钠全部经胃肠道吸收。机体对钠的保留机制比较完整，特别体现在肾脏的保钠机制上。钠由尿排出约占 90%，其余经粪便和汗液排出。

3）食物来源。钠的摄入主要通过食物，尤其是食盐。

（4）碘。人体内的含碘量为 20 ～ 50 g，其中甲状腺组织含碘最多，占人体内总碘量的 20% 左右。

1）生理作用。碘是合成甲状腺素的原料，故其生理作用也通过甲状腺素的作用表现出来。

2）吸收与代谢。食物中的碘离子极易被吸收，在进入胃肠道后的 1 h 内便大部分被吸收，3 h 内就已经完全被吸收。被吸收后的碘，迅速转运至血液，与血液中的蛋白质结合，并遍布各组织。

3）食物来源。含碘量较高的食物有海产品，如海带、紫菜、海参等。

（5）锌。人体内的含锌量为 2 ～ 2.5 g，主要存在于肌肉、骨骼、皮肤之中。

1）生理作用。锌的生理作用表现在多方面：①锌是酶的组成成分或酶的激活剂。人体内有 80 多种酶的活性与锌有关，如碳酸酐酶、碱性磷酸酶、乳酸脱氢酶、羧肽酶、RNA 聚合酶、DNA 聚合酶等。②促进人体的生长发育与组织再生。锌与蛋白质和核酸的合成，细胞生长、分裂和分化等过程都有关。③促进人们的食欲。锌参与构成唾液蛋白的功能，从而对味觉与食欲发生作用。④促进维生素 A 代谢和生理作用。⑤参与免疫功能。

2）吸收与代谢。锌在小肠被吸收后，与血浆白蛋白或运铁蛋白结合，分布于各器官组织之中。

3）食物来源。锌的食物来源广泛，但动植物性食物的锌含量与吸收率有很大差别。如牡蛎的含锌量最高，每 100 g 牡蛎含锌量高达 100 mg 以上。

四、矿物质检测的意义

测定食品中矿物质主要有以下几方面意义：

1. 评价食品的营养价值。矿物质是人体必需的元素，对人体具有重要的生理功能，其含量是某些食品营养价值的重要指标。

2. 对开发和生产强化食品具有指导意义。

3. 有利于食品加工工艺的改进和食品质量的提高。

4. 可以了解食品的污染情况，以便查清和控制污染源。

任务 1　麦片中总灰分含量的检测

【学习目标】

1. 了解总灰分的基础知识。
2. 能正确使用马弗炉等仪器。
3. 能在教师指导下，以小组协作方式，应用国标方法进行总灰分的检测。

【任务引入】

食品的灰分含量是控制食品质量的重要依据。麦片中总灰分含量是恒定的，因此可以利用测定麦片中总灰分的方法来测定麦片是否掺假。如果原料中含有杂质或加工过程中混入了一些泥沙，则测定灰分时可以检出。另外，如果在原料中添加了不合要求的食品添加剂，则麦片的灰分含量便会不符合正常值。如果灰分含量超过了正常范围，则为不合格产品。本任务将完成麦片中总灰分含量的检测。

【任务分析】

麦片中总灰分含量的检测方法参照《食品中灰分的测定》（GB 5009.4—2010）中总灰分的测定法。

【相关知识】

通常所说的灰分就是指总灰分。总灰分包括：水溶性灰分、水不溶性灰分、酸溶性灰分和酸不溶性灰分。

一、检测方法及原理

目前，食品中灰分含量的检测主要参考（GB 5009.4—2010），其中对一般食品和含磷量较高的豆类及其制品、肉禽制品、蛋制品、水产品、乳及乳制品中总灰分的检测分别做了介绍。

检测原理：把一定量的样品经炭化后放入高温炉内灼烧，使有机物质被氧化分解，以二氧化碳、氮的氧化物及水蒸气等形式逸出，而无机物质则以硫酸盐、磷酸盐、碳酸盐、氯化物等无机盐和金属氧化物的形式残留下来，这些残留物即为灰分，称量残留物的重量即可计算出样品中总灰分的含量。

二、样品预处理

食品中的水分和有机物若不经任何处理就直接进行灰化，可能会造成检测试样的损失和灰化不完全，造成结果不准确，因此，对于某些样品来说，在灰化前应首先进行预处理。

（1）浓稠的液体样品。应先在水浴上蒸干湿样，主要是先除去水，但不能用马弗炉直接烘干，否则样品会沸腾飞溅，致使样品损失，影响测量结果。

（2）含水分多的样品。应在烘箱内预先干燥后再进行灰化处理。

（3）富含脂肪的样品。在进行灰化之前，首先要对试样进行炭化处理（见图5—1—1），即将称量完样品的坩埚先放到小火上灼烧至无烟。炭化时应注意以下几个问题：一是防止在灼烧时，因温度过高，试样中的水分急剧蒸发而使试样飞扬；二是防止糖、蛋白质、淀粉等物质在高温下发泡膨胀而溢出坩埚。

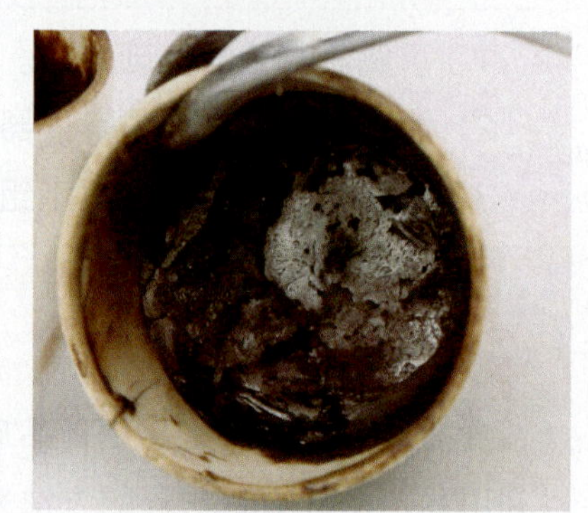

图5—1—1　完全炭化的样品

三、灰化条件的选择

灰化条件涉及取样量、灰化温度、时间等，应根据样品的性质，确定最佳灰化条件以提高检测结果的准确性。

1. 取样量

食品中的灰分与其他成分相比含量较少，故取样量的多少应根据样品的种类和性质来决定，一般以灼烧后得到的灰分含量为10～100 mg来决定取样量。

2. 灰化温度

由于各种食品中无机物质的组成、性质及含量不同，故灰化的温度也应有所不同，一般为500～550℃。灰化温度过高不但会引起钾、钠、氯等元素的挥发损失，而且磷酸盐、硅酸盐类也会熔融，将炭粒包藏起来，使其无法氧化；而灰化温度过低则不但会导致灰化速度慢，时间长，灰化不完全，而且也不利于除去过剩的未被碱吸收的二氧化碳。因此，必须根据食品的种类、性状、测定精度等因素，选择合适的灰化温度。同时，在保证灰化完全的前提下，应尽可能减少无机成分的挥发损失和缩短灰化时间。此外，升温的速度也不可太快，以免灼烧物的局部会产生大量气体爆燃，致使微粒飞失，影响测定结果。

3. 灰化时间

对一般试样并不规定其灰化时间，仅以其灰化至全白色或浅灰色，无炭粒存在，并达到恒重为止。通常，灰化至恒重的时间因试样不同而有所差异，一般需 2 ～ 24 h。而对有些食品，其灰分的颜色不一定呈全白色或浅灰色。所以，应根据试样的组成和性状来观察灰分的颜色，正确判断灰化的程度，以确定正确的灰化时间。灰化完全的样品如图 5—1—2 所示。

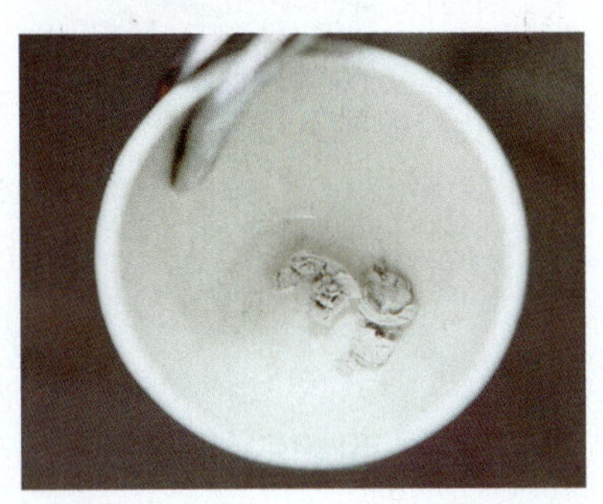

图 5—1—2　灰化完全的样品

四、加速灰化的方法

对于难灰化的样品，可根据其不同性质对其加速灰化。

1. 加入去离子水

样品经初步灼烧后，取出冷却，从灰化容器边缘慢慢加入（不可直接洒在残灰上，以防残灰飞扬）少量去离子水，使水溶性盐类溶解，被包住的炭粒暴露出来，在水浴上蒸发至干，置于 120 ～ 130℃烘箱中充分干燥，再灼烧至恒重。

2. 加入硝酸、过氧化氢、碳酸铵

经初步灼烧后，取出坩埚，冷却，加入几滴硝酸或过氧化氢，利用其氧化作用加速炭粒灰化。在样品中加入碳酸铵可起到疏松作用，有利于灼烧时分解的气体逸出，使灰分呈疏松状态，促进灰化进行。而这些试剂在灼烧后又会完全分解为气体逸出，不增加灰分的质量。

3. 加入醋酸镁、硝酸镁

含镁化合物可与磷酸结合，以避免磷酸盐在高温下熔融，并在灰分中起到疏松剂的作用，以避免灰分被包裹，加速灰化，此法应同时做试剂空白试验。

五、马弗炉

马弗炉是英文“muffle furnace”翻译过来的，如图 5—1—3 所示。它是一种通用的

加热设备，依据外观形状可分为管式炉、坩埚炉和箱式炉。

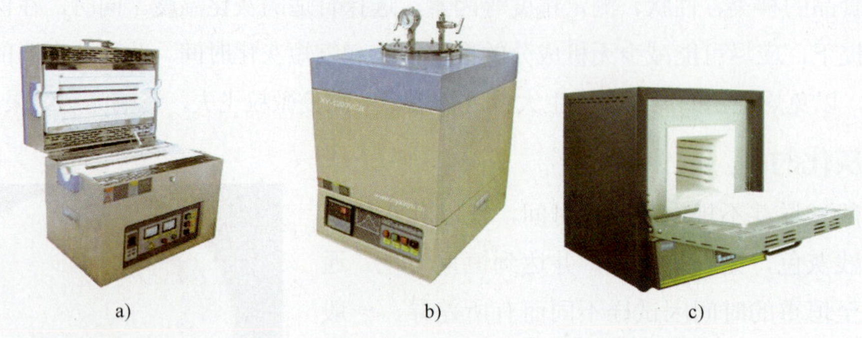

a) b) c)

图 5—1—3 马弗炉

a）管式炉 b）坩埚炉 c）箱式炉

1. 马弗炉的结构

马弗炉一般由炉膛、自动温度控制器和热电偶组成，由耐高温而无胀缩破裂的氧化硅结合体制成。炉膛内外壁之间有空槽，电阻丝便串在空槽中，炉膛四周都有电阻丝，通电后，整个炉膛周围被均匀加热而产生高温。炉膛的周围包有耐火砖、耐火土、石棉板等，外壳包有带角铁的骨架和铁皮。炉门用耐火砖制成，中间开一小孔，嵌一块透明的云母片，以观察炉内的升温情况。炉内用温度控制器控温，一般在灼烧前将控温指示针拨到预订温度的位置，从到达预订温度开始计算灼烧时间。

2. 马弗炉的使用方法

（1）第一次使用或长期停用后，当再次使用时应先进行烘炉，温度为 200 ～ 600℃，时间约 4 h。

（2）使用时，炉膛温度不得超过最高炉温，也不要长时间工作在额定温度以上。

（3）工作环境要求无易燃物品和腐蚀性气体。

（4）为确保使用安全，必须加装地线并良好接地。

（5）使用时炉门要轻开轻关，防止损坏机件。

（6）在炉膛内放取样品时，应先切断电源并轻拿轻放，以保证安全，避免损坏炉膛。

（7）为延长产品使用寿命和保证安全，在设备使用结束之后，要及时从炉膛内取出样品，退出加热并关掉电源。

【任务实施】

参照图 5—1—4 所示的流程，完成麦片中总灰分含量的检测工作。

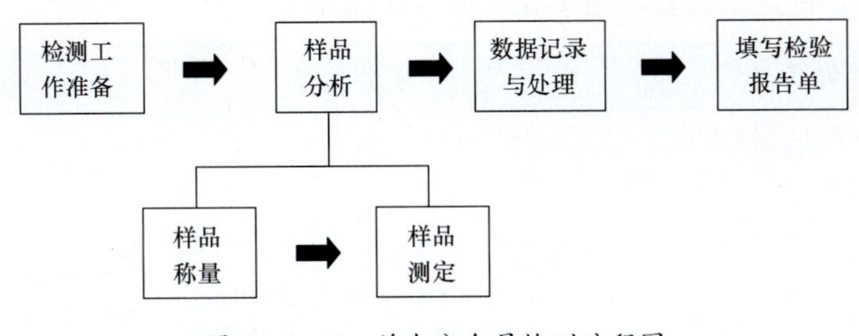

图 5—1—4　总灰分含量检测流程图

一、检测准备工作

1. 仪器和设备

（1）电子天平：精确至 0.000 1 g 。

（2）马弗炉、水浴锅、电热板。

（3）石英坩埚或瓷坩埚、坩埚钳、干燥器。

2. 检验样品

市售麦片。

3. 用具用品

有记号笔、手套。

4. 相关资料

马弗炉使用操作规程、检验报告单、原始记录本、国标（GB 5009.4—2010）

5. 说明

检查干燥器中的硅胶是否可用。

二、样品分析

配图	操作步骤	操作说明
	1. 坩埚的准备 （1）取大小适宜的石英坩埚或瓷坩埚置于马弗炉中，在 550±25℃下灼烧 0.5 h	把坩埚放入马弗炉或从炉中取出时，要在炉口停留片刻，使坩埚预热或冷却，防止因温度剧变而使坩埚破裂

续表

配图	操作步骤	操作说明
	（2）冷却至200℃左右，取出，放入干燥器中冷却30 min	灼烧后的坩埚应冷却到200℃以下，再移入干燥器内，防止因干燥器内形成较大的真空，盖子不易打开
	（3）准确称量，重复灼烧至前后两次称量相差不超过0.5 mg为恒重	
	2. 称样 灰分大于10 g/100 g的试样称取2～3 g，灰分小于10 g/100 g的试样称取3～10 g	精确至0.000 1 g
	3. 测定 （1）液体和半固体试样先在沸水浴上蒸干，固体或蒸干后的试样在电热板上以小火加热使试样充分炭化至无烟	防止温度过高，以致试样中的水分急剧蒸发而使试样飞扬

续表

配图	操作步骤	操作说明
	（2）将炭化后的试样置于马弗炉中，在550±25℃灼烧4 h	
	（3）冷却至200℃左右，取出，放入干燥器中冷却30 min，并重复灼烧至前后两次称量相差不超过0.5 mg为恒重	称量前如发现灼烧残渣有炭粒，应向试样中滴入少许水加以湿润，使结块松散，蒸干水分，再次灼烧至无炭粒，即表示灰化完全，方可称量

三、数据记录与处理

1. 准备工作

填写检测原始记录表，见表5—1—1。

表5—1—1　　原始记录表

样品编号 名称	Ⅰ	Ⅱ	Ⅲ
坩埚质量/g			
样品+坩埚质量/g			
灰分+坩埚质量/g			
灰分含量/%			
检验员		检验日期	

2. 数据处理

灰分含量按下列公式进行计算：

$$X=\frac{m_1-m_2}{m_3-m_2}\times 100$$

式中　X——试样中灰分的含量，g/100 g；

m_1——坩埚和灰分的质量，g；

m_2——坩埚的质量，g；

m_3——坩埚和试样的质量，g。

说明：试样中灰分含量≥ 10 g/100 g 时，保留三位有效数字；试样中灰分含量＜ 10 g/100 g 时，保留两位有效数字。在重复性条件下获得的两次独立测定结果的绝对差值不得超过算术平均值的 5%。

3. 异常点分析

（1）马弗炉温控是否出现异常。

（2）炭化不充分，可能出现飞溅。

（3）坩埚没有进行预处理，坩埚被高温烘烤，其内部水分被除去，使得坩埚的质量比灰化前减轻，因此测得的灰分含量变小。

（4）原始记录是否记错。

（5）计算是否有错误。

4. 填写检验报告单

【考核评价】

素质	内容 学习目标	评价项目	评价 自我评价（30%）	小组评价（30%）	教师评价（40%）
知识 20 分	应知应会	1. 了解总灰分的基础知识 2. 理解测定总灰分含量的原理 3. 掌握总灰分含量测定的方法 4. 知道总灰分产生误差的原因			
专业能力 60 分	试验准备 10 分	1. 仪器、样品准备充分 2. 试验方案设计正确			
	仪器使用 10 分	1. 熟练使用电热板和水浴锅 2. 学会使用马弗炉			
	操作规范 10 分	1. 样品处理方法正确 2. 样品冷却方法正确 3. 样品干燥方法正确 4. 坩埚恒重方法正确			
	检验报告 20 分	1. 原始记录填写清晰 2. 数据分析正确 3. 检验报告填写正确			

续表

<table>
<tr><th rowspan="2">素质</th><th>内容</th><th rowspan="2">评价项目</th><th colspan="3">评价</th></tr>
<tr><th>学习目标</th><th>自我评价（30%）</th><th>小组评价（30%）</th><th>教师评价（40%）</th></tr>
<tr><td></td><td>遵守安全、卫生要求
10 分</td><td>1. 正确执行安全技术操作规程
2. 试验过程保持现场整洁</td><td></td><td></td><td></td></tr>
<tr><td rowspan="4">通用能力
10 分</td><td>语言能力</td><td>1. 准确阐述自己的观点
2. 专业术语表达准确</td><td rowspan="4"></td><td rowspan="4"></td><td rowspan="4"></td></tr>
<tr><td>合作能力</td><td>1. 能与同学配合共同完成工作
2. 具有组织和协调能力</td></tr>
<tr><td>发现、分析和解决问题能力</td><td>1. 善于发现试验过程中的问题
2. 自主分析和解决试验中的问题</td></tr>
<tr><td>创新能力</td><td>1. 善于总结工作经验
2. 善于体验新的检测方法</td></tr>
<tr><td>态度
10 分</td><td>工作态度</td><td>工作认真、细致</td><td></td><td></td><td></td></tr>
<tr><td colspan="3">合计</td><td></td><td></td><td></td></tr>
</table>

【思考与练习】

1．炭化是测定食品灰分中非常重要的一个操作步骤，可以省略吗？为什么？

2．为什么将灼烧后的残留物称为灰分？粗灰分与无机盐含量之间有什么区别？

3．对于难挥发的样品可采取什么措施加速灰化？

4．样品在马弗炉中灰化之后，若仍发现有炭粒存在怎么办？

5．在样品灰分的测定中，如何确定灰化温度和灰化时间？

6．如何判断是否灰化完全？

7．实训题：脱脂乳中总灰分含量的检测。

提示：方法参照麦片中灰分含量的检测。

任务2　香辛料中水不溶性灰分含量的检测

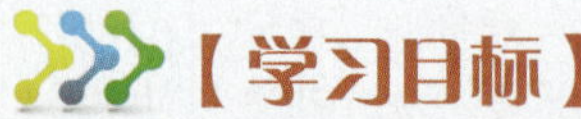

【学习目标】

1. 了解水不溶性灰分的基础知识。
2. 能熟练使用马弗炉等仪器。
3. 能在教师指导下，以小组协作方式，应用国标方法进行水不溶性灰分的检测。

【任务引入】

香辛料是食品生产的辅助原料，有强烈的呈味、呈香作用，不仅能促进人们的食欲，改善食品风味，而且还有杀菌防腐的功能。因为香辛料中水不溶性灰分的含量是恒定的，因此可以用测定水不溶性灰分的方法，来测定香辛料是否掺假。如果原料中含有杂质或在加工过程中混入了一些泥沙，则在测定灰分时可以检出。本任务将完成香辛料中水不溶性灰分含量的检测。

【任务分析】

香辛料和调味品中水不溶性灰分的检测方法参考《香辛料和调味品　水不溶性灰分的测定》（GB/T 12729.8—2008）。其中的样品制备以及前处理（总灰分的测定）又分别与 GB/T 12729.3—2008 和 GB/T 12729.7—2008 衔接，因而所参考的国标有三个，即样品制备参考 GB/T 12729.3—2008，样品前处理参考 GB/T 12729.7—2008，样品测定参考 GB/T 12729.8—2008。

【相关知识】

一、水不溶性灰分的检测

水不溶性灰分大部分为铁、铝等元素的氧化物、碱土金属的碱式磷酸盐，以及由于污染混入产品的泥沙等机械性物质。

检测原理：用热水溶解按 GB/T 12729.7—2008 所述方法获得的总灰分，经定量滤纸过滤，经灼烧后称量残渣。

本方法适用于香辛料和调味品水不溶性灰分的检测。

二、坩埚的种类和使用

坩埚的种类和使用注意事项见表 5—2—1。

表 5—2—1　　坩埚的种类和使用注意事项

种类	使用注意事项
铂坩埚	（1）热的铂坩埚要用铂坩埚钳夹取 （2）铂是一种贵重金属，质软，使用时不要用手捏，以防变形 （3）组分不明的试样不能使用铂坩埚加热或熔融 （4）铂坩埚的内壁、外壁应保持清洁和光亮。使用过的铂坩埚可用 1∶1 的盐酸溶液煮沸清洗
镍坩埚	（1）镍的抗碱性和抗侵蚀能力较强 （2）用镍坩埚熔样温度不宜超过 700℃，高温易被氧化 （3）镍坩埚不能用于沉淀的灼烧 （4）镍坩埚中常含有微量铬，使用时应注意 （5）新的镍坩埚应先在马弗炉中灼烧成蓝紫色，再进行灰化试验
铁坩埚	（1）铁坩埚在使用前应先进行钝化处理 （2）铁坩埚的使用规则与镍坩埚相同。铁坩埚价廉，当铁存在不影响分析工作时，采用铁坩埚较合适 （3）清洗铁坩埚用冷的稀 HCl 即可
银坩埚	（1）银坩埚的加热温度不应超过 700℃ （2）新银坩埚在 300 ~ 400℃马弗炉中灼烧后用热稀 HCl 洗涤 （3）银坩埚不能用于以 Na_2CO_3 作熔剂熔融样品 （4）沉淀硫和灼烧含硫物质时不能使用银坩埚 （5）红热的银坩埚不能用水骤冷，以免产生裂纹

续表

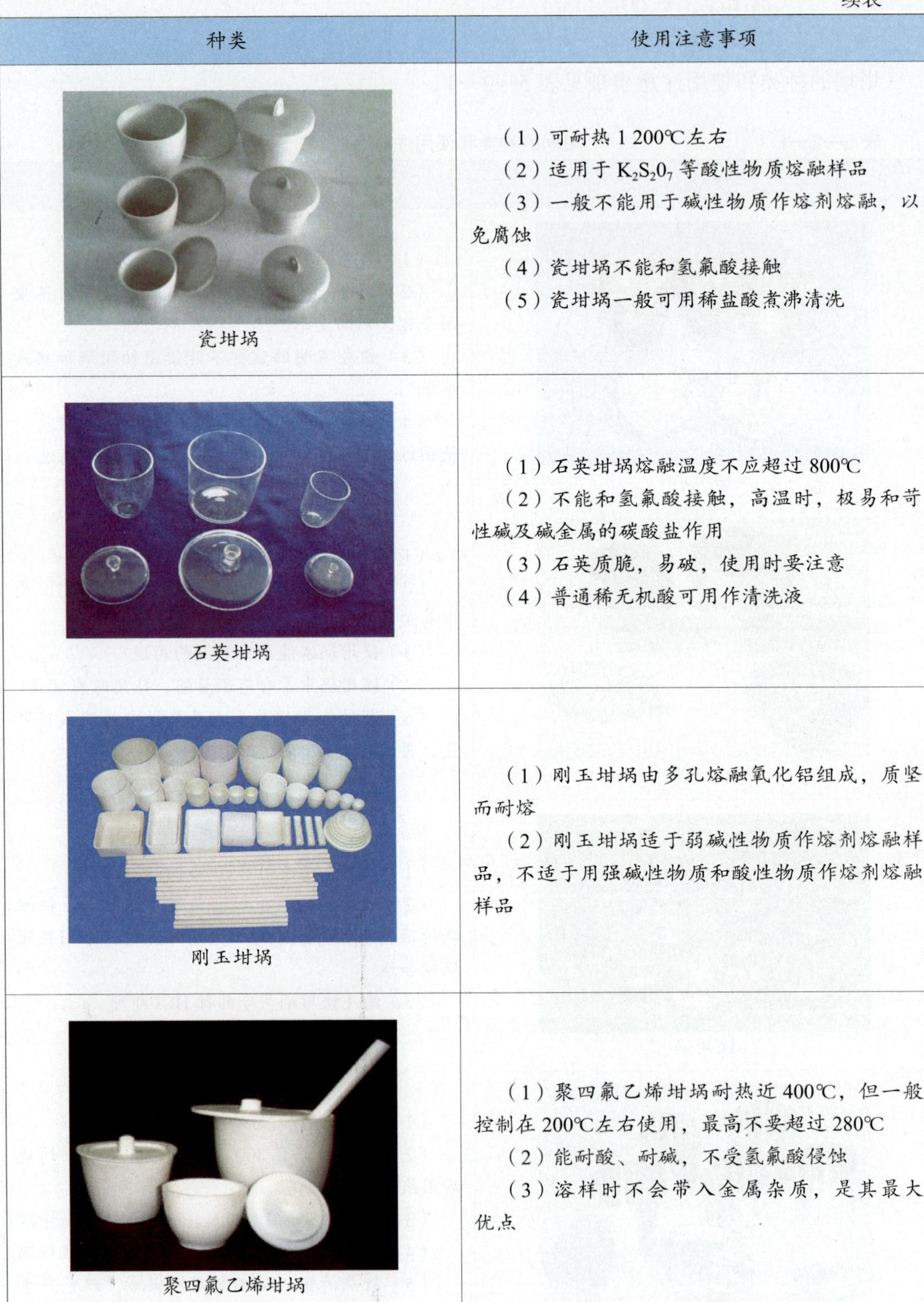

种类	使用注意事项
瓷坩埚	（1）可耐热 1 200℃左右 （2）适用于 $K_2S_2O_7$ 等酸性物质熔融样品 （3）一般不能用于碱性物质作熔剂熔融，以免腐蚀 （4）瓷坩埚不能和氢氟酸接触 （5）瓷坩埚一般可用稀盐酸煮沸清洗
石英坩埚	（1）石英坩埚熔融温度不应超过 800℃ （2）不能和氢氟酸接触，高温时，极易和苛性碱及碱金属的碳酸盐作用 （3）石英质脆，易破，使用时要注意 （4）普通稀无机酸可用作清洗液
刚玉坩埚	（1）刚玉坩埚由多孔熔融氧化铝组成，质坚而耐熔 （2）刚玉坩埚适于弱碱性物质作熔剂熔融样品，不适于用强碱性物质和酸性物质作熔剂熔融样品
聚四氟乙烯坩埚	（1）聚四氟乙烯坩埚耐热近 400℃，但一般控制在 200℃左右使用，最高不要超过 280℃ （2）能耐酸、耐碱，不受氢氟酸侵蚀 （3）溶样时不会带入金属杂质，是其最大优点

【任务实施】

参照图 5—2—1 所示的流程，完成香辛料中水不溶性灰分含量的检测工作。

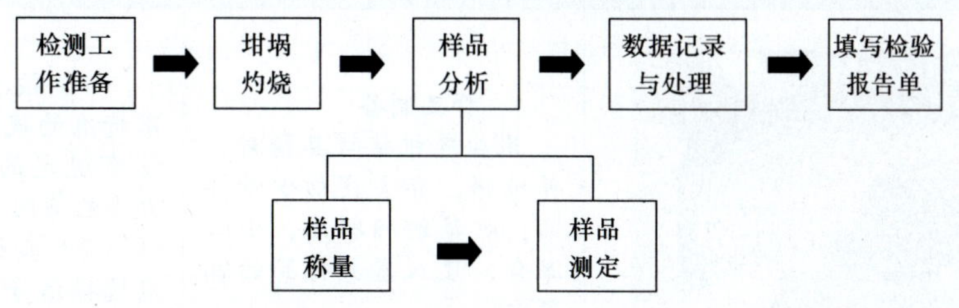

图 5—2—1　水不溶性灰分含量检测流程

一、检测准备工作

1. 仪器和设备

（1）电子天平：精确到 0.000 1 g。

（2）马弗炉、电热板、粉碎机、筛粉机。

（3）瓷坩埚、坩埚钳、干燥器、水浴锅、定量滤纸。

2. 试剂配制

盐酸溶液（1+5）。

3. 检验样品

花椒。

4. 用具用品

有记号笔、手套、计算器。

5. 相关资料

马弗炉使用操作规程、检验报告单、原始记录本、国家标准 GB/T 12729.3—2008、GB/T 12729.7—2008、GB/T 12729.8—2008。

6. 说明

检查干燥器中的硅胶是否可用。

二、样品分析

配图	操作步骤	操作说明
	1. 样品制备 用粉碎机将样品粉碎，并过筛，弃去最初少量样品，收集粉碎样品，小心混合，装入盛放样品的容器中	（1）按有关香辛料国家标准的规定选择筛网，没有规定的均选用 1 mm 大小的筛网 （2）盛放样品的容器应选择洁净、干燥、密封的玻璃容器
	2. 坩埚的准备 （1）将坩埚浸没于盐酸溶液中，加热煮沸 10 ~ 60 min，洗净，干燥	
	（2）将坩埚移入马弗炉中，升温至（550±25）℃灼烧 4 h，待炉温降至 200℃时取出	把坩埚放入马弗炉或从炉中取出时，要在炉口停留片刻，使坩埚预热或冷却，防止因温度剧变而使坩埚破裂
	（3）将坩埚移入干燥器中冷却至室温，称量，重复灼烧至连续两次称量差不超过 1 mg 为恒重	灼烧后的坩埚应冷却到 200℃以下再移入干燥器内，防止因干燥器内形成较大的真空，盖子不易打开

续表

配图	操作步骤	操作说明
	3. 称样 称取制备好的样品 2~3 g	精确至 0.000 1 g
	4. 样品前处理 （1）将盛有试样的坩埚放于沸水浴中，缓慢加热，待试样中的水分蒸干后置于电热板上炭化至无烟	防止温度过高，以致试样中的水分急剧蒸发而使试样飞扬
	（2）将坩埚移入马弗炉中，升温至 550±25℃灼烧 2 h，待炉温降至 200℃时取出	
	（3）向坩埚中小心加入少量水使残灰充分湿润，再于沸水浴中蒸干，移入马弗炉中升温至（550±25）℃灼烧 1 h，并重复灼烧至连续两次称量差不超过 1 mg 为恒重	若湿润时灰分中无炭粒，则待炉温降至 200℃时取出坩埚放入干燥器中冷却至室温，称量；若湿润时灰分中有炭粒，则重复用水湿润和灼烧至无炭粒为止
	5. 样品测定 （1）加蒸馏水于预先准备的盛有总灰分的坩埚中，加热至近沸	控制加热温度不要过高，以免液体沸腾时将其中的灰分溅出，影响试验结果

续表

配图	操作步骤	操作说明
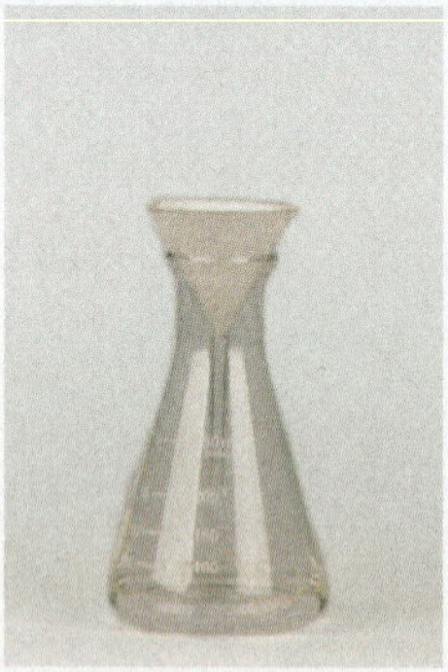	（2）过滤，直到滤液和洗涤液合并的体积约为60 mL	不要用力搅拌，以免戳破滤纸
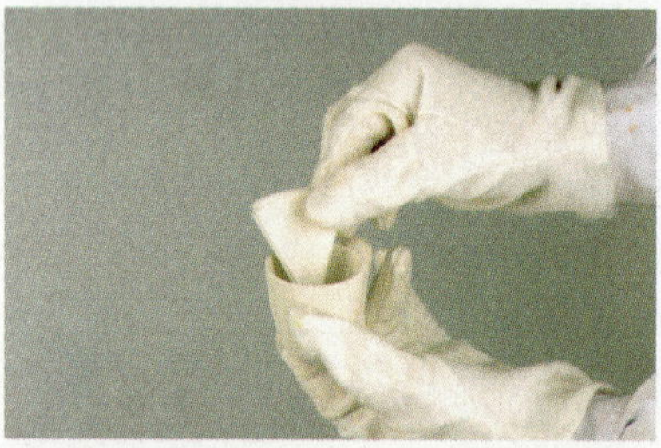	（3）将滤纸和残渣移入原坩埚中，于沸水浴上蒸干，并在马弗炉中于（550±25）℃灼烧1 h，在干燥器中冷却，称量	蒸干时必须采取沸水浴，不能直接在电炉上加热，避免滤纸因温度过高而燃烧
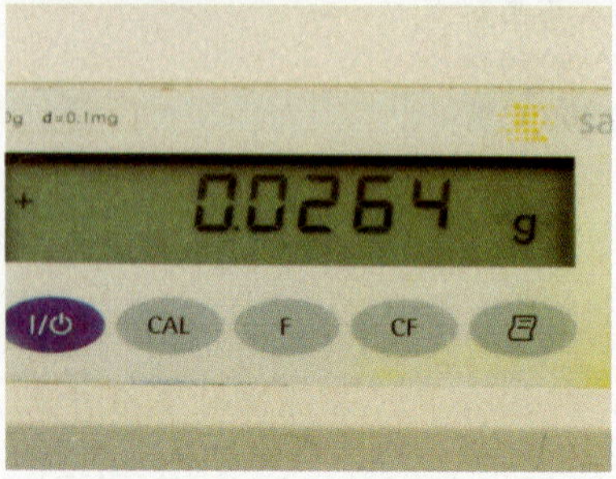 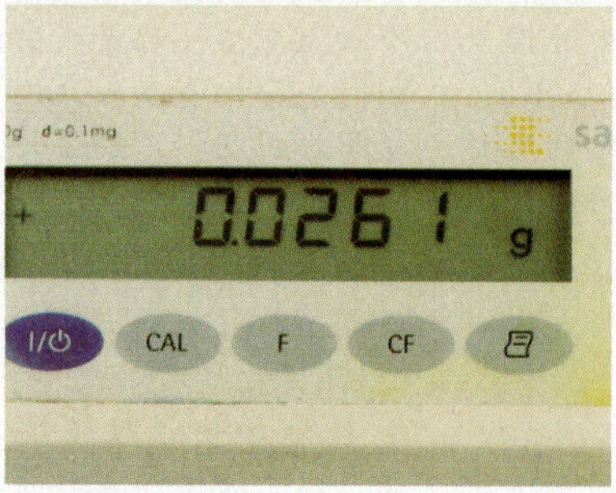	（4）重复进行灰化、冷却和称量操作，直至连续两次称量差小于1 mg为止	
	6. 样品水分含量的测定 取相同质量的样品，根据本书项目一中关于水分含量的检测方法进行检测	参考项目一中关于水分含量的检测

三、数据记录与处理

1. 准备工作

填写检测原始记录表，见表 5—2—1。

表 5—2—1　　原始记录表

名称 \ 样品编号	Ⅰ	Ⅱ	Ⅲ
坩埚的质量 /g			
坩埚＋试样的质量 /g			
坩埚＋水不溶性灰分的质量 /g			
样品的水分含量 /%			
水不溶性灰分含量 /%			
检验员		检验日期	

2. 数据处理

水不溶性灰分以干态质量分数计，按下式计算：

$$X=(m_2-m_0)\times\frac{100}{m_1-m_0}\times\frac{100}{100-H}$$

式中　X——水不溶性灰分，%；

m_0——坩埚的质量，g；

m_1——坩埚和试样的质量，g；

m_2——坩埚和水不溶性灰分的质量，g；

H——样品中的水分含量，%。

说明：结果取两次测定结果的算术平均值，保留至小数点后两位。由同一分析者同时或相继进行的两次测定结果之差，水不溶性灰分大于或等于 2% 时，绝对偏差不超过 0.2%；水不溶性灰分小于 2% 时，绝对偏差不超过 0.1%。

3. 异常点分析

（1）马弗炉温控是否出现异常。

（2）炭化不充分，可能出现飞溅。

（3）坩埚没有进行预处理，坩埚被高温烘烤，其内部水分被除去，使得坩埚的质量比灰化前减轻，因此测得的灰分含量变小。

（4）原始记录是否记错。

（5）计算是否有错误。

4．填写检验报告单

【考核评价】

素质	内容	评价项目	评价		
	学习目标		自我评价（30%）	小组评价（30%）	教师评价（40%）
知识 20分	应知应会	1. 了解水不溶性灰分的基础知识 2. 理解测定水不溶性灰分含量的原理 3. 掌握水不溶性灰分含量测定的方法			
专业能力 60分	试验准备 10分	1. 仪器、样品准备充分 2. 试验方案设计正确			
	仪器使用 10分	熟练使用马弗炉			
	操作规范 10分	1. 样品处理方法正确 2. 样品冷却方法正确 3. 样品干燥方法正确 4. 坩埚恒重方法正确			
	检验报告 20分	1. 原始记录填写清晰 2. 数据分析正确 3. 检验报告填写正确			
	遵守安全、卫生要求 10分	1. 正确执行安全技术操作规程 2. 试验过程保持现场整洁			
通用能力 10分	语言能力	1. 准确阐述自己的观点 2. 专业术语表达准确			
	合作能力	1. 能与同学配合共同完成工作 2. 具有组织和协调能力			
	发现、分析和解决问题能力	1. 善于发现试验过程中的问题 2. 自主分析和解决试验中的问题			
	创新能力	1. 善于总结工作经验 2. 善于体验新的检测方法			
态度 10分	工作态度	认真、细致			
合计					

【思考与练习】

1．对于难灰化的样品可采取什么措施加速灰化？

2．如何选用灰化容器?

3．实训题：香辛料中酸不溶性灰分的检测。

提示：

（1）仪器和设备：与香辛料中水不溶性灰分含量的检测相同。

（2）试剂和溶液：除了添加盐酸溶液（1+9）和硝酸银溶液（0.59 mol/L）之外，其他与香辛料中水不溶性灰分含量的检测相同。

（3）样品分析：除“5. 样品测定”中第（1）步外，其他试验步骤均同香辛料中水不溶性灰分含量的检测。该步的试验内容为：在盛有总灰分的坩埚中，加入盐酸溶液（1+9）15～25 mL，盖上表面皿，煮沸 10 min。冷却后，过滤，用水洗涤直至洗液不含氯离子为止（用硝酸银溶液检查，若出现沉淀则说明仍有氯离子存在）。

（4）数据处理：与香辛料中水不溶性灰分含量的检测相同，只是将其中“水不溶性”字眼替换成“酸不溶性”。

任务 3　葡萄酒中铁含量的检测

【学习目标】

1. 了解分光光度法和标准曲线。
2. 掌握葡萄酒中铁含量的检测方法。
3. 能熟练使用和维护分光光度计。
4. 能使用 Excel 制作标准曲线。
5. 能在教师指导下，以小组协作方式，完成邻菲啰啉比色法测定葡萄酒中的铁含量。

【任务引入】

铁是葡萄酒中的微量成分，正常工艺加工的葡萄酒的含铁量在 5 mg/L 左右，而在国家标准中铁的含量限定在 8 mg/L 以内，主要来自于葡萄浆果，其含量的高低主要取决于葡萄品种、生态环境等因素。而造成葡萄酒含铁量超标的原因主要是外界的污染，即在葡萄酒的酿造过程中接触了含铁物质。铁虽然对人体不会构成危害，但对葡萄酒将会产生不良影响。铁是一种催化剂，它能加速葡萄酒的氧化和衰败过程，使酒的稳定性下降，产生混浊、沉淀以及失光等现象。因此，控制葡萄酒中的铁含量是葡萄酒质量控制的重要措施之一。本任务将完成葡萄酒中铁含量的检测。

【任务分析】

葡萄酒中铁含量的检测方法参照《葡萄酒、果酒通用分析方法》（GB/T 15038—2006）中的邻菲啰啉比色法。该方法借助分光光度计来测量一系列铁标准溶液的吸光度，并绘制标准曲线，然后根据被测葡萄酒样品处理液的吸光度，从标准曲线上求得测定所用样品中铁的含量。此方法中试样的制备及结果计算分为干法灰化和湿法消化两种，由于干法灰化所用的时间较长，本任务将采用湿法消化。

【相关知识】

一、葡萄酒中铁含量的检测方法

1. 原子吸收分光光度法

将处理后的试样导入原子吸收分光光度计中，在乙炔—空气火焰中，试样中的铁被原子化，而基态原子铁吸收特征波长（248.3 nm）的光，吸收量的大小与试样中铁原子的浓度成正比，因此，可通过测其吸光度，求得铁含量。

2. 邻菲啰啉比色法

样品经处理后，试样中的三价铁在酸性条件下被盐酸羟胺还原成二价铁，二价铁与邻菲啰啉作用生成红色螯合物，其颜色的深度与铁含量成正比，故可用分光光度法进行铁的测定。

3. 磺基水杨酸比色法

样品经处理后，样液中的三价铁离子在碱性氨溶液中（pH 值为 8 ～ 10.5）与磺基水杨酸反应生成黄色络合物，可根据颜色的深浅进行比色测定。

二、分光光度法及其仪器

1. 分光光度法概述

分光光度法是借助分光光度计来测量一系列标准溶液的吸光度，并绘制标准曲线，然后根据被测试液的吸光度，从标准曲线上求得被测物质的浓度或含量。

2. 分光光度计及其基本部件

分光光度计一般按工作波长的范围分类，其中紫外、可见分光光度计主要应用于无机物和有机物含量的测定，红外分光光度计主要用于结构分析。分光光度计又可分为单光束和双光束两类。722 型分光光度计是数字显示的单光束、可见分光光度计，其外观如图 5—3—1 所示，光学系统如图 5—3—2 所示。

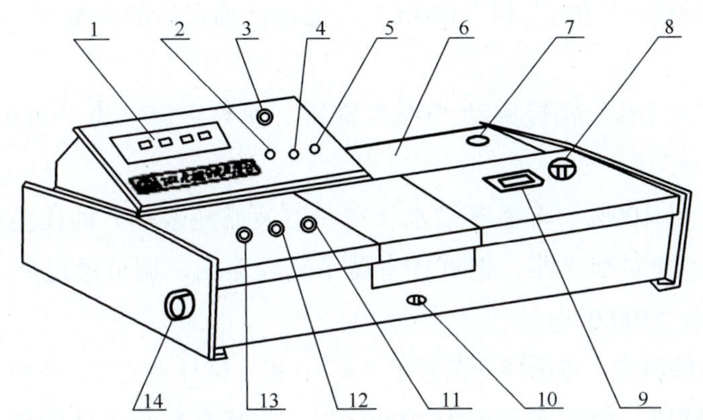

图 5—3—1　722 型分光光度计外观

1—数字显示器　2—吸光度调零旋钮　3—选择开关　4—吸光度调斜率电位器
5—浓度旋钮　6—光源室　7—电源开关　8—波长手轮　9—波长刻度窗
10—试样架拉手　11—100%T 旋钮　12—0%T 旋钮
13—灵敏度调节旋钮　14—干燥器

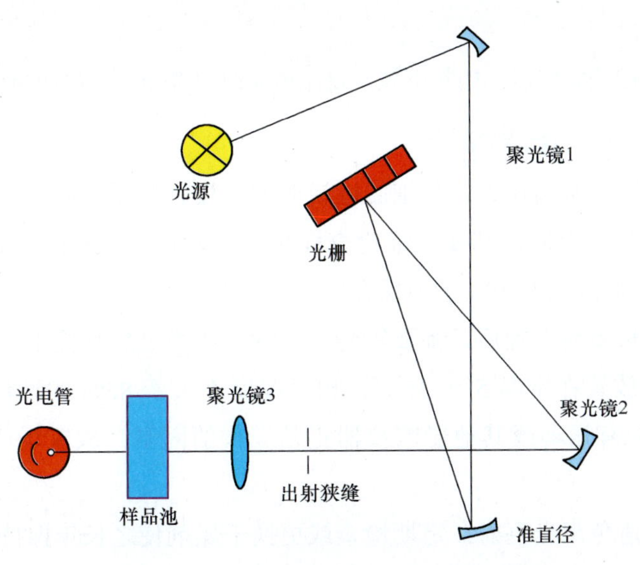

图 5—3—2　722 型分光光度计光学系统

3. 分光光度计的使用（以 722 型为例）

（1）预热仪器。将选择开关置于“T”，打开电源开关，使仪器预热 20 min。为了防止光电管疲劳，不要连续光照，预热仪器和不测定时应将试样室盖打开，使光路切断。

（2）选定波长。根据试验要求，转动波长手轮，调至所需要的单色波长。

（3）固定灵敏度挡。在能使空白溶液很好地调到“100%”的情况下，尽可能采用灵敏度较低的挡，使用时，首先调到“1”挡，灵敏度不够时再逐渐升高。但换挡改变灵敏度后，须重新校正“0%”和“100%”。选择已确定好的灵敏度，在试验过程中不要再变动。

（4）调节 $T=0\%$。轻轻旋动“0%”旋钮，使数字显示为“00.0”（此时试样室是打开的）。

（5）调节 $T=100\%$。将盛蒸馏水（空白溶液或纯溶剂）的比色皿放入比色皿座架中的第一格内，并对准光路，把试样室盖子轻轻盖上，调节透过率“100%”旋钮，使数字显示正好为“100.0”。

（6）吸光度的测定。将选择开关置于“A”，盖上试样室盖子，将空白液置于光路中，调节吸光度调节旋钮，使数字显示为“000.0”。将盛有待测溶液的比色皿放入比色皿座架中的其他格内，盖上试样室盖，轻轻拉动试样架拉手，使待测溶液进入光路，此时数字显示值即为该待测溶液的吸光度值。读数后，打开试样室盖，切断光路。重复上述测定操作 1 ～ 2 次，读取相应的吸光度值，并取其平均值。

（7）浓度的测定。选择开关由“A”旋至“C”，将已标定浓度的样品放入光路，调节浓度旋钮，使数字显示为标定值，将被测样品放入光路，此时数字显示值即为该待测溶液的浓度值。

（8）关机。试验完毕后，切断电源，将比色皿取出洗净，并将比色皿座架用软纸擦净。

4. 分光光度计的日常维护

（1）使用仪器前必须认真、仔细阅读说明书，按有关规定进行操作。

（2）每次操作结束后，都要仔细检查样品室，如有溶液溅出，必须清洁干净。比色皿要洗净，风干后放入专用盒子中保存。

（3）每次波长重新设置后，都要等待几分钟，待稳定后再校正。

（4）仪器应放置在室温 5 ～ 35℃、相对湿度不大于 85% 的环境中；工作台应平坦牢固，周围不应有振动或其他影响仪器正常工作的因素；放置场所不应有化学腐蚀性气体。

（5）仪器应避免阳光直射；定期检查或更换干燥剂使之长年保持有效。

（6）更换灯泡时不要用手直接接触灯泡，防止沾上油污；若沾上油污，要用无水乙醇擦净。

（7）建立仪器使用维护记录。使用维护记录包括安装、调试、验收记录，计量检定证书，仪器使用登记本，检修记录等。另外，建立仪器资料存档制度，将所有仪器使用维护记录、仪器出厂资料（说明书、装箱单、合格证等）和培训等资料一并存档。

（8）分光光度计要由专人保管、专用，不熟悉仪器性能或未经过培训的人员不得上机使用。

（9）分光光度计检定周期一般不超过一年，在此期间内，仪器经检修或对测定结果有怀疑时，应及时进行检定。

5. 比色皿的使用

（1）测量时用匹配的比色皿。

（2）保持比色皿的清洁，不能沾有指纹、油腻或其他沉积物；拿比色皿时只能拿毛玻璃面，不能拿透光面；擦拭时必须用擦镜头的纸擦透光面，而不能用滤纸擦。

（3）比色皿一般先用自来水洗，再用蒸馏水洗；如比色皿被有机物沾污，可用（1＋2）盐酸—乙醇混合液浸泡后再用水冲洗；不能用碱溶液或氧化性强的洗涤液洗，更不能用毛刷刷洗，以免擦伤比色皿的透光面。

（4）比色皿外壁的水和溶液，可先用吸水纸擦干，再用镜头纸或绸布擦拭；比色皿不能置于烘箱内、电路上或火焰上加热干燥烘干。

（5）测定易挥发的溶液时，应加盖。

（6）不能用比色皿长久盛存能腐蚀玻璃物质的溶液。

三、标准曲线

1. 标准曲线的概念

标准曲线是指通过测定一系列已知含量标准物质的理化性质，得到性质和组分含量关系的数值曲线（如利用不同种类物质对不同波长光的吸收特性检测吸光值）。标准曲线通常用一元线性方程表示：$y=ax+b$，式中，x 为标准溶液的浓度，y 为物质某性质的仪器响应值。在食品检测的仪器分析方法中，经常需要通过绘制标准曲线得到曲线方程，然后根据待测样品的仪器响应值利用曲线方程来进行定量分析。

在分析检测中，标准曲线制作的质量直接影响样品测定结果的准确度。标准曲线的质量可用表示方程线性关系的相关系数 r^2 来表示，相关系数 r^2 越接近 1，说明线性关系越好。一般来说，仪器的灵敏度越高，曲线的线性关系越容易接近 1。在通常的检测中，为减小误差，要求线性相关系数 $r^2 \geq 0.990$。

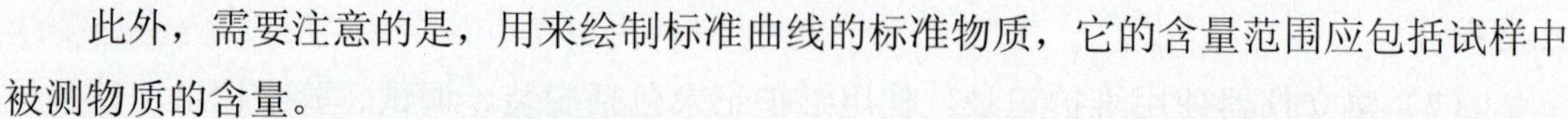

此外，需要注意的是，用来绘制标准曲线的标准物质，它的含量范围应包括试样中被测物质的含量。

2. 标准曲线的制作及应用

（1）配制一系列待测物的标准物质溶液：在制备标准曲线时，标准液的浓度一般可选择 5 种浓度，并涵盖待测样品的浓度。浓度差距最好是成倍增加或等级增加，并应与被测液在同样条件下进行显色测定。

（2）测定系列标准溶液仪器响应值：根据使用仪器的不同来测定不同仪器的响应值。如使用分光光度计，则主要测定吸光度值，通常读取吸光度至少 2 ～ 3 次，求其平均值，以减少仪器不稳定而产生的误差。

（3）标准曲线图的绘制：一般常用的是吸光度——浓度标准曲线。以下以分光光度计为例。

1）用坐标纸作图。图纸最好是正方形（长∶宽 =1∶1）或长方形（长∶宽 =3∶2），以标准物质浓度为横轴（X），吸光度为纵轴（Y）。在浓度位置向上延长，吸光度位置向右延长，它们的交点即为此坐标点。接着用直尺画线，尽可能使直线通过更多点，使不在直线上的点尽量均匀地分布在直线的两边。如图 5—3—3 所示。然后根据待测样品的吸光度值，从图中得到待测液中组分的浓度值，再进一步换算出样品中组分的含量。

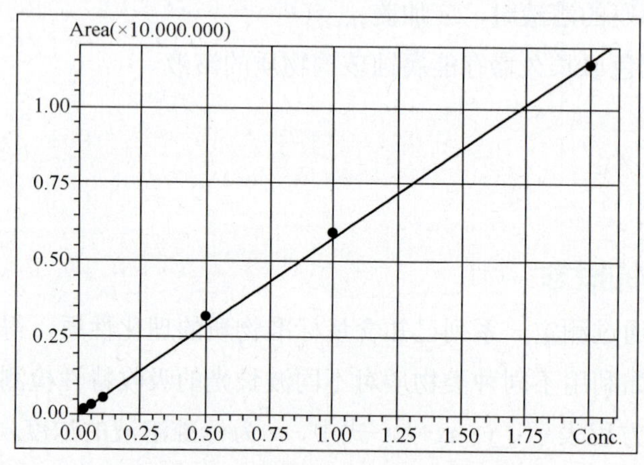

图 5—3—3　坐标纸法绘制标准曲线图

注：Area 为吸光度，Conc 为浓度。

2）用 Excel 制作标准曲线。目前主要应用 Excel 制作标准曲线，并得到曲线方程和相关系数。此方法简单快速，大大提高了工作效率。

①将数据整理好输入 Excel 表内，选取完成的数据区，并单击“图表向导”。

②单击“图表向导”后便会运行图表向导，先在图表类型中选“XY 散点图”，

并选图表类型的“散点图”（第一个没有连线的），然后单击“下一步”，出现界面。如果输入的是横向列表的就不用更改，纵向列表则就改选“列”。若发现图不理想，就要仔细查看数据区选择是否有问题，如果有误，可以单击“系列”来更改。若是 X 值错了，就单击它文本框右边的小图标，当出现界面后，在表上选取正确的数据区域。

③单击“下一步”，出现图表选项界面，相应地调整选项，以满足自己想要的效果。

④单击“下一步”后，一张带有标准值的完整散点图便已经完成。

⑤完成散点图后，需要根据数据进行回归分析，计算回归方程，绘制出标准曲线。单击图上的标准值点，然后按右键，单击“添加趋势线”。由于是线性关系，所以在类型中选“线性”，单击“确定”后，标准曲线便回归并已经画好。

（4）标准曲线绘制完毕以后，应在坐标纸上注明实验项目的名称，所使用分光光度计的型号和仪器编号、滤光片号码或单色光波长以及绘制的日期、室温。

（5）绘制标准曲线：一般应做两次或三次以上的平行测定，重复性良好的曲线方可应用。

（6）绘制好的标准曲线只能供以后在相同条件下测定相同物质时使用。当更换仪器、移动仪器位置、调换试剂及室温有明显改变时，标准曲线需重新绘制。

（7）制作标准曲线后，在相同测定条件下，检测待测样品的吸光度值，利用标准曲线方程换算成待测溶液的浓度，然后可计算出样品中待测组分的含量。

【任务实施】

参照图 5—3—4 所示的操作流程，完成葡萄酒中铁含量的检测工作。

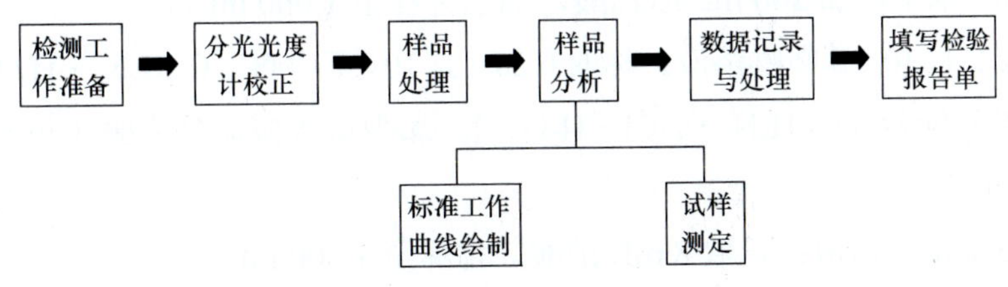

图 5—3—4 葡萄酒中铁含量检测流程

一、检测工作准备

1. 仪器和设备

（1）752 型分光光度计，如图 5—3—5 所示。

（2）比色管，如图 5—3—6 所示。

（3）比色皿，如图 5—3—7 所示。

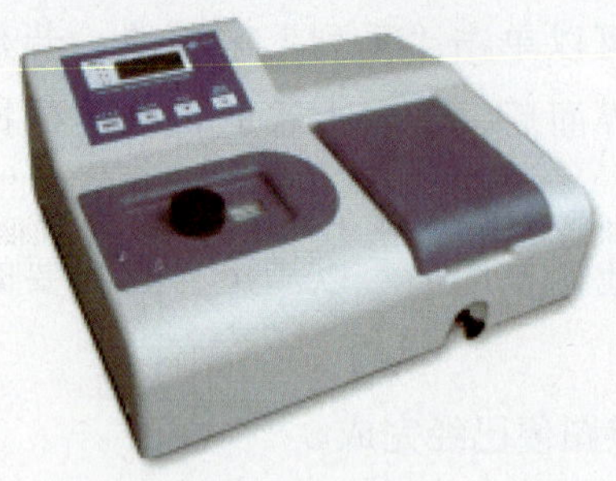

图 5—3—5　752 型分光光度计

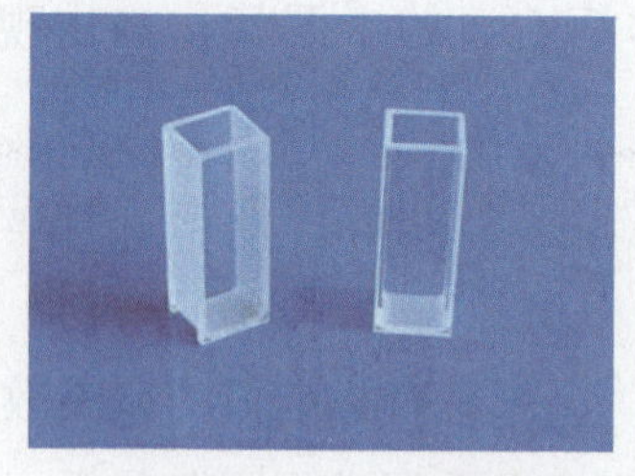

图 5—3—6　比色管

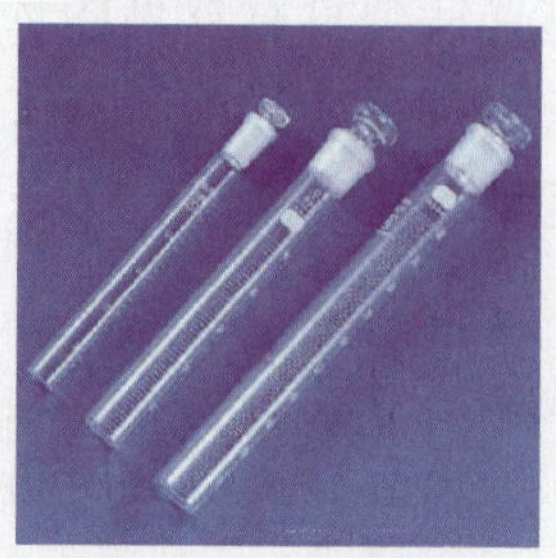

图 5—3—7　比色皿

（4）电炉。

（5）凯氏烧瓶。

（6）刻度吸管。

（7）容量瓶。

2. 试剂

（1）浓硫酸。

（2）30% 过氧化氢溶液。

（3）25% ～ 28% 氨水。

（4）刚果红试纸。

（5）100 g/L 盐酸羟胺溶液：称取 100 g 盐酸羟胺，用水溶解并稀释至 1 000 mL，于棕色瓶中低温储存。

（6）pH 值为 4.8 乙酸—乙酸钠溶液：称取 272 g 乙酸钠（$CH_3COONa \cdot 3H_2O$），溶解于 500 mL 水中，加 200 mL 冰乙酸，加水稀释至 1 000 mL。

（7）2 g/L 1，10- 菲啰啉溶液：称取 0.20 g 1，10- 菲啰啉（$C_{12}H_8N_2 \cdot H_2O$）[或 0.24 g 1，10- 菲啰啉盐酸盐（$C_{12}H_8N_2 \cdot HCl \cdot H_2O$）]，加少量水振摇至溶解（必要时加热），稀释至 100 mL。

（8）0.5% 硝酸溶液：量取 8 mL 硝酸，稀释至 1 000 mL。

（9）0.1 mg/mL 铁标准储备液：称取 0.864 g 硫酸铁铵 [$NH_4Fe(SO_4)_2 \cdot 12H_2O$] 溶于水，加 10 mL 25% 硫酸溶液，移入 1 000 mL 容量瓶中，稀释至规定刻度。

（10）10 μg/mL 铁标准使用液：吸取 10.00 mL 铁标准储备液于 100 mL 容量瓶中，用 0.5% 硝酸溶液稀释至规定刻度，此溶液每毫升含 10 μg 铁。

（11）铁标准系列：吸取铁标准使用液 0.00 mL，0.20 mL，0.40 mL，0.80 mL，1.00 mL，1.40 mL（分别含 0.0 μg，2.0 μg，4.0 μg，8.0 μg，10.0 μg，14.0 μg 铁）分别

于 6 支 25 mL 比色管中，补加水至 10 mL，加 5 mL 乙酸—乙酸钠溶液（调 pH 值至 3 ～ 5）、1 mL 盐酸羟胺溶液，摇匀，放置 5 min 后，再加入 1 mL 1，10- 菲啰啉溶液，然后补加水至规定刻度，摇匀，放置 30 min，备用。该系列用于标准工作曲线的绘制。

3. 试验样品

超市购买的瓶装葡萄酒。

4. 用具用品

有记号笔、药匙、手套、计算器。

5. 相关资料

《葡萄酒、果酒通用分析方法》（GB/T 15038—2006）、葡萄酒国家质量标准、分光光度计使用操作规程、高温电炉使用操作规程、检验报告单、原始记录本、学生评价表。

二、分光光度计校正

配图	操作步骤	操作说明
ABS T C F -000.0 APL UV—VIS SPECTROPHOTOMETER A/T/C/F MODE PRINT PC 0%T ABS0 100%T	1. 预热仪器 将选择开关置于“T”，打开电源开关，使仪器预热 20 min	为了防止光电管“疲劳”，不要连续光照，预热仪器时和不测定时应将试样室盖打开，使光路切断
WAVELENGTH 520 500 480 460	2. 选定波长 转动波长手轮，调至 480 nm	根据试验要求，调至所需要的单色波长

续表

配图	操作步骤	操作说明
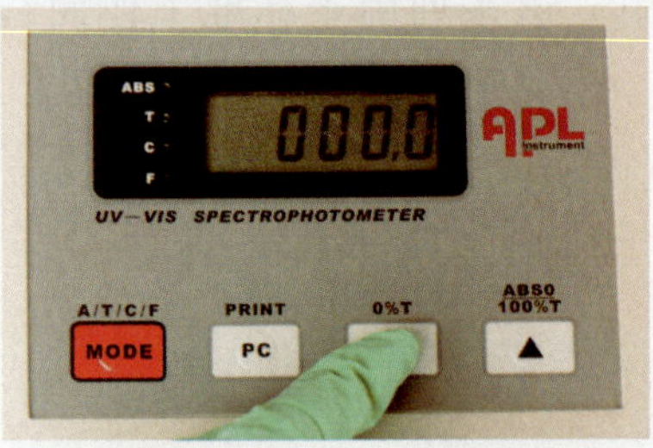	3. 调节 $T = 0\%$ 轻轻按下“0%T”按钮，使数字显示为“000.0”	试样室是打开的
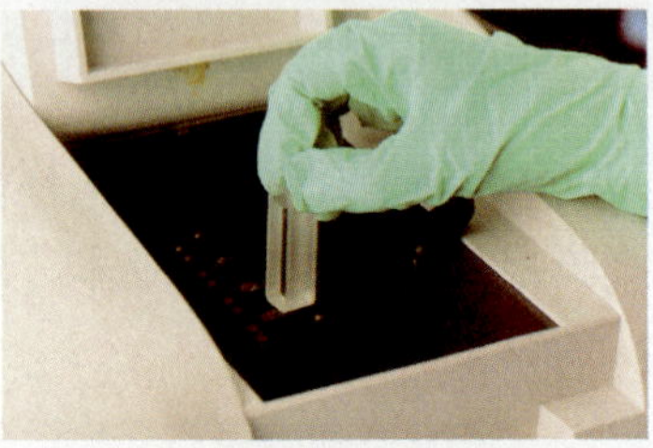	4. 调节 $T = 100\%$ （1）将盛蒸馏水的比色皿放入比色皿座架中的第一格内，并对准光路	蒸馏水可用空白溶液或纯溶剂替换
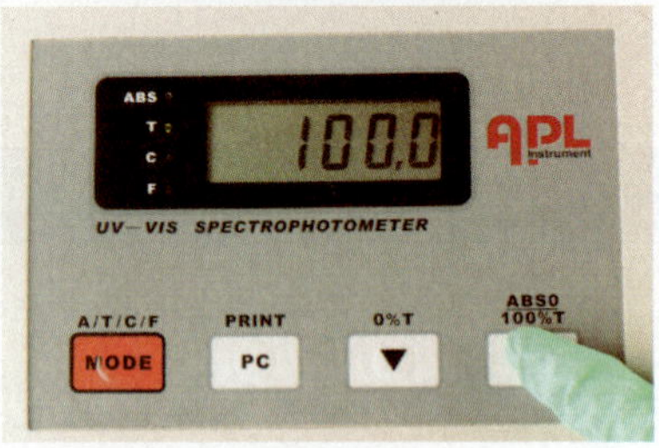	（2）把试样室盖子轻轻盖上，按下透过率“100%T”按钮，使数字显示正好为“100.0”	此时ABS（吸光度）为零

三、样品处理

配图	操作步骤	操作说明
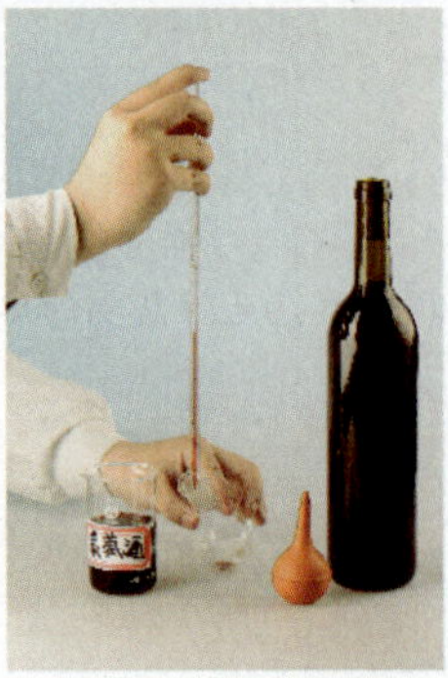	1. 准确吸取 1.00 mL 样品于凯氏烧瓶中	样品可根据铁的含量，适当增减

续表

配图	操作步骤	操作说明
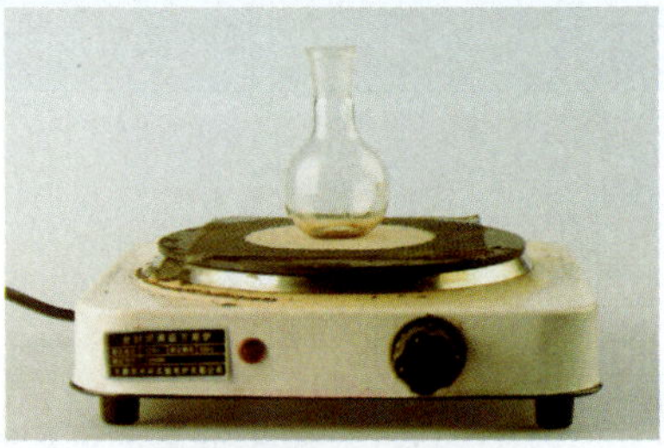	2. 置电炉上缓缓蒸发至近干	控制电炉温度，不要发生焦煳
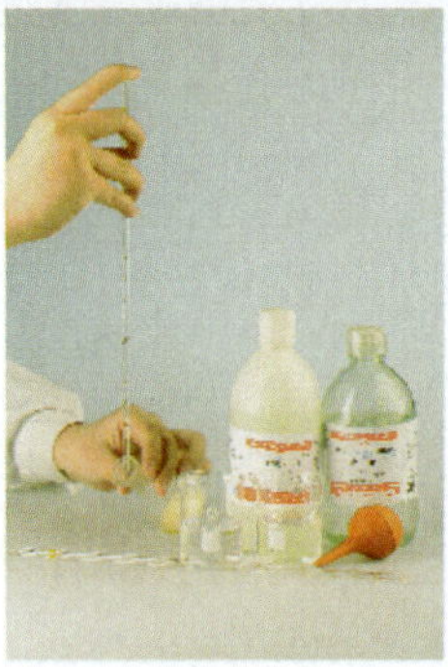	3. 取下稍冷后，加 1 mL 浓硫酸、1 mL 过氧化氢	浓硫酸根据样品的含糖量增减
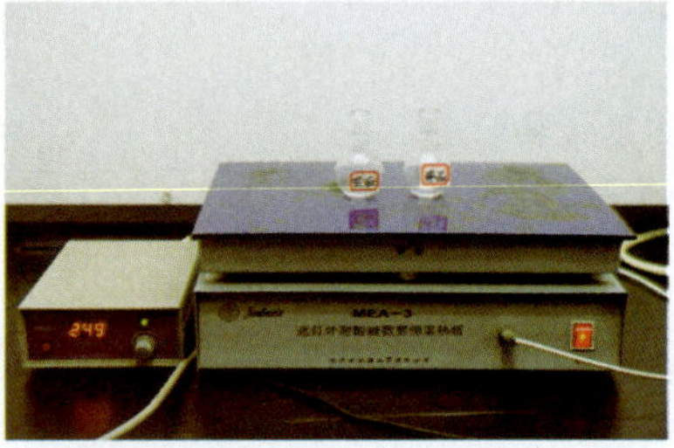	4. 于通风橱内加热消化，直至消化液无色透明	（1）如果消化液颜色较深，继续滴加过氧化氢溶液 （2）同时做空白试验
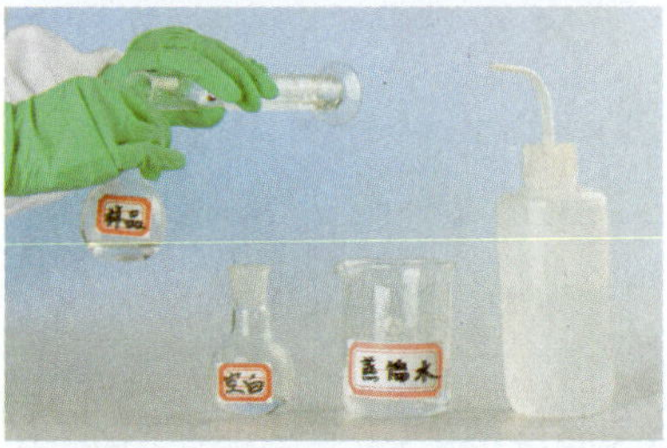	5. 稍冷，加 10 mL 水	小心且慢慢地加入蒸馏水，边加边轻轻摇动
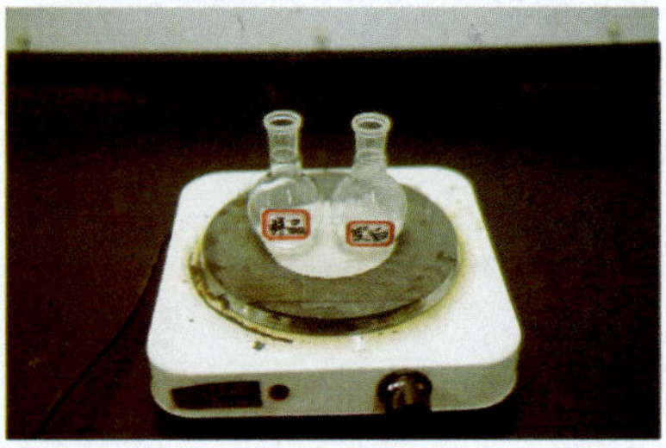	6. 微火煮沸 3 ~ 5 min，取下冷却	控制好电炉温度，使样品和空白溶液保持微沸

四、样品分析

配图	操作步骤	操作说明
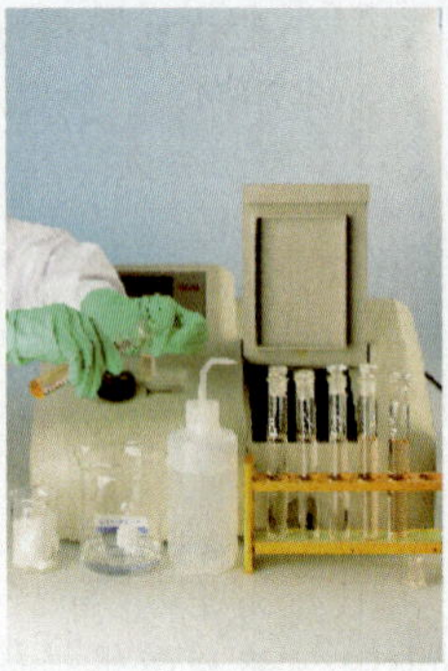	1. 标准工作曲线的绘制 （1）在 480 nm 波长下，测定标准系列的吸光度	待数字显示稳定时记录吸光度值
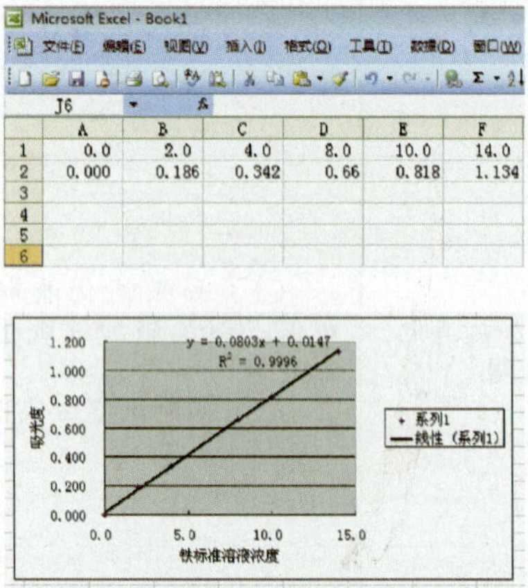	（2）根据吸光度及相对应的铁浓度绘制标准工作曲线	或建立回归方程
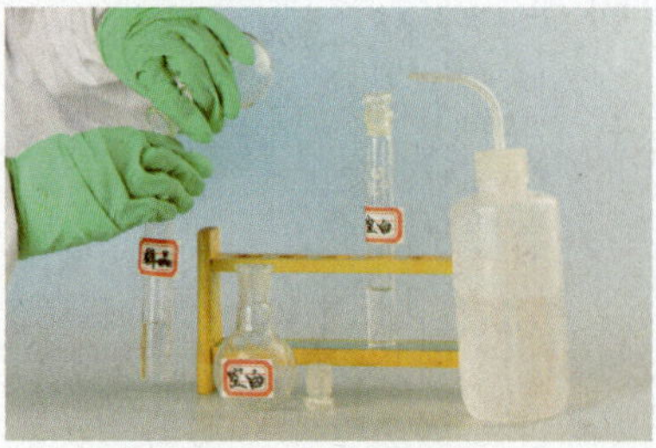	2. 试样的测定 （1）将试样及空白消化液分别吸入 25 mL 比色管中	将凯氏烧瓶多次润洗，以减少损失

续表

配图	操作步骤	操作说明
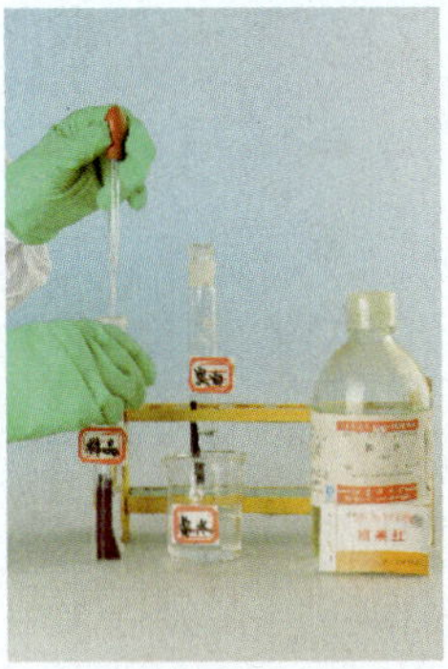	（2）在每支管中加入一小片刚果红试纸，用氨水中和至试纸显蓝紫色	（1）小心逐滴地将氨水加入样品溶液中，并不时摇动比色管，使其充分混匀 （2）时刻观察刚果红试纸的颜色变化
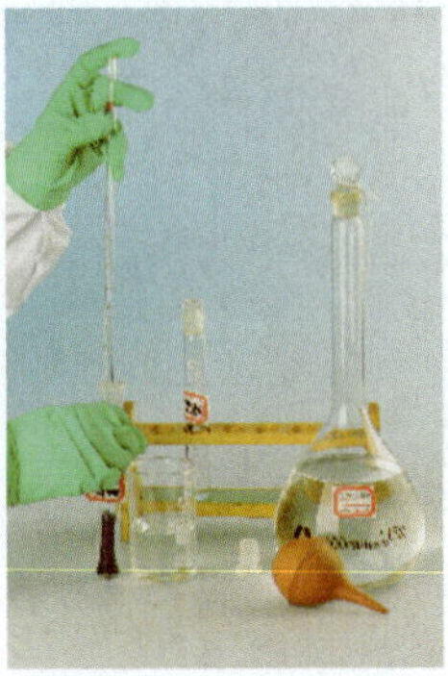	（3）每支管中各加 5 mL 乙酸—乙酸钠溶液	调 pH 值至 3 ~ 5
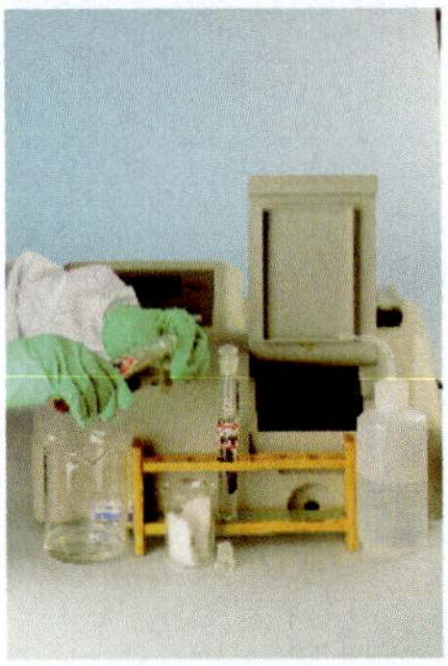	（4）以下操作同标准工作曲线的绘制。根据测出的吸光度值，从标准工作曲线上查出铁的含量	或用回归方程计算

五、数据记录与处理

1. 准备工作

填写检测原始记录表，见表 5—3—1。

表 5—3—1 原始记录表

<table>
<tr><td colspan="2">检验依据</td><td colspan="2"></td><td colspan="2">检测项目</td><td colspan="2"></td></tr>
<tr><td colspan="2">仪器名称</td><td colspan="2"></td><td colspan="2">仪器型号</td><td colspan="2"></td></tr>
<tr><td colspan="2">标准溶液名称</td><td colspan="2"></td><td colspan="2">标准溶液浓度</td><td colspan="2"></td></tr>
<tr><td colspan="2">编号
名称</td><td>空白</td><td>标液①</td><td>标液②</td><td>标液③</td><td>标液④</td><td>标液⑤</td></tr>
<tr><td colspan="2">标液用量 /mL</td><td>0.00</td><td>0.20</td><td>0.40</td><td>0.80</td><td>1.00</td><td>1.40</td></tr>
<tr><td colspan="2">吸光度 /A</td><td></td><td></td><td></td><td></td><td></td><td></td></tr>
<tr><td colspan="2"></td><td colspan="2">Ⅰ</td><td colspan="2">Ⅱ</td><td colspan="2">Ⅲ</td></tr>
<tr><td colspan="2">试剂空白液吸光度</td><td colspan="2"></td><td colspan="2"></td><td colspan="2"></td></tr>
<tr><td colspan="2">试剂空白液中铁含量 /μg</td><td colspan="2"></td><td colspan="2"></td><td colspan="2"></td></tr>
<tr><td colspan="2">测定所用样品吸光度 /A</td><td colspan="2"></td><td colspan="2"></td><td colspan="2"></td></tr>
<tr><td colspan="2">测定用样品中铁含量 /μg</td><td colspan="2"></td><td colspan="2"></td><td colspan="2"></td></tr>
<tr><td rowspan="2">样品铁含量 / mg/L</td><td>测定值</td><td colspan="2"></td><td colspan="2"></td><td colspan="2"></td></tr>
<tr><td>平均值</td><td colspan="6"></td></tr>
<tr><td colspan="2">检验员</td><td colspan="2"></td><td colspan="2">检验日期</td><td colspan="2"></td></tr>
</table>

2. 数据处理

样品中铁的含量按下式计算：

$$X=\frac{m-m_0}{V}$$

式中 X——样品中铁的含量，mg/L；

m——测定用样品中铁的含量，μg；

m_0——试剂空白液中铁的含量，μg；

V——吸取样品的体积，mL。

说明：

（1）所得结果表示至一位小数。

（2）国家标准要求葡萄酒中的铁含量≤8.0 mg/L。

3. 异常点分析

（1）消化是否完全。

（2）分光光度计是否出现异常。

（3）原始记录是否记错。

（4）计算是否有错误。

（5）复检。

六、填写检验报告单

1．按照要求正确填写检验报告单，报告要求实事求是，完整、清晰。

2．根据葡萄酒的质量标准判定葡萄酒中的铁含量是否合格。

【考核评价】

素质	内容 学习目标	评价项目	评价 自我评价（30%）	小组评价（30%）	教师评价（40%）
知识 20分	应知应会	1. 葡萄酒中铁含量的检测方法 2. 分光光度法及其仪器 3. 标准曲线 4. 使用 Excel 制作标准曲线			
专业能力 60分	试验准备 10分	1. 试验用的仪器准备充分 2. 溶液配制方法正确，溶液浓度准确			
	仪器使用 10分	1. 分光光度计校准、使用正确 2. 分光光度计维护正确			
	操作规范 10分	1. 样品处理方法正确 2. 标准工作曲线绘制规范 3. 试样测定正确			
	检验报告 20分	1. 原始记录填写清晰 2. 数据处理方法正确 3. 检验报告填写规范 4. 结果评价正确			
	遵守安全、卫生要求 10分	1. 正确执行安全技术操作规程 2. 试验过程保持现场整洁			

续表

<table>
<tr><td rowspan="2">素质</td><td>内容</td><td rowspan="2">评价项目</td><td colspan="3">评价</td></tr>
<tr><td>学习目标</td><td>自我评价（30%）</td><td>小组评价（30%）</td><td>教师评价（40%）</td></tr>
<tr><td rowspan="4">通用能力10分</td><td>语言能力</td><td>1. 准确阐述自己的观点
2. 专业术语表达准确</td><td rowspan="4"></td><td rowspan="4"></td><td rowspan="4"></td></tr>
<tr><td>合作能力</td><td>1. 能与同学配合共同完成工作
2. 具有组织和协调能力</td></tr>
<tr><td>发现、分析和解决问题能力</td><td>1. 善于发现试验过程中的问题
2. 自主分析和解决试验中的问题</td></tr>
<tr><td>创新能力</td><td>1. 善于总结工作经验
2. 善于体验新的检测方法</td></tr>
<tr><td>态度10分</td><td>工作态度</td><td>工作认真、细致</td><td></td><td></td><td></td></tr>
<tr><td>合计</td><td colspan="2"></td><td></td><td></td><td></td></tr>
</table>

【思考与练习】

1．分光光度计是由哪些部件组成的？各部件的作用如何？

2．使用分光光度计时应注意哪些问题？

3．简要说明葡萄酒中铁含量测定的方法和原理。

4．实训题：利用邻菲罗啉法检测葡萄酒中的铁含量

提示：样品处理采用干法灰化法。

任务4　加盐味精中氯化钠含量的检测

【学习目标】

1. 了解氯化钠的生理功能。
2. 了解食品中氯化钠的检测方法。

3. 掌握硝酸银标准溶液的配制与标定。
4. 在教师指导下，以小组协作方式，根据国标完成直接沉淀滴定法测定氯化钠含量。
5. 能正确分析和处理检测数据，判断检测结果是否合格。

【任务引入】

味精是调味料的一种，主要成分为谷氨酸钠。味精的主要作用是增加食品的鲜味，有助于人体对食物的消化。通常，味精中的各项主要含量指标都要达到一定的标准，但市场上有些味精中的氯化钠含量严重超标。本任务将完成味精中氯化钠含量的检测。

【任务分析】

食品中加盐味精的检测方法参照《食品中氯化钠的测定》（GB/T 12457—2008）中的沉淀滴定法，此法适用于对肉类制品、水产制品、蔬菜制品、腌制食品、调味品、淀粉制品中氯化钠的测定，不适用于对深色食品中氯化钠的测定。

【相关知识】

一、氯化钠的生理功能

氯化钠是人体生理功能不可缺少的营养物质。成人体内所含钠离子的总量约为 60 g，其中 80% 存在于细胞外液，即在血浆和细胞间液中。人体一旦摄取过多的氯化钠，就有可能引发高血压、心脑血管等疾病。中国营养学会建议正常成人每人每日摄入氯化钠的量不应超过 6 g。钠离子和氯离子的生理功能主要有：维持细胞外液的渗透压；参与体内酸碱平衡的调节；氯离子在体内参与胃酸的生成。此外，氯化钠在维持神经和肌肉的正常兴奋性上也起着作用。

二、食品中氯化钠的检测方法

食品中氯化钠的检测方法有直接沉淀滴定法、间接沉淀滴定法、电位滴定法。上述方法来源于食品安全国家标准《食品中氯化钠的测定》（GB/T 12457—2008），适用于对各类食品中氯化钠的测定。

1. 直接沉淀滴定法（莫尔法）

（1）原理。样品经处理后，以铬酸钾为指示剂，用硝酸银标准滴定溶液滴定试液中的氯化钠，由于 AgCl 的溶解度比 Ag_2CrO_4 小，根据分步沉淀原理，溶液中最先析出 AgCl 白色沉淀。当 AgCl 定量沉淀完全后，稍过量的 Ag^+ 便会与 $K_2CrO_4^-$ 生成砖红色的 Ag_2CrO_4 沉淀，从而到达指示终点。反应式分别为：

终点前：$Ag^++Cl^-=AgCl\downarrow$（白色）　　Ksp=1.8×10^{-10}

终点时：$2Ag^++CrO_4^{2-}=Ag_2CrO_4\downarrow$（砖红色）　　Ksp=$2.0\times10^{-12}$

根据硝酸银标准滴定溶液的消耗量，计算食品中氯化钠的含量。

（2）适用范围。该法主要用于测定样品中氯化物或溴化物的含量，常用来检测肉类制品、水产品、蔬菜制品、腌制食品、调味品、淀粉制品中氯化钠的含量，不适用于对深颜色食品中氯化钠的测定。

2. 间接沉淀滴定法（佛尔哈德法）

（1）原理。试液经酸化处理后，以硫酸铁铵为指示剂，用硫氰酸钾标准溶液直接滴定硝酸银试液，待硫氰酸银沉淀完全，稍过量的 SCN^- 与 Fe^{3+} 反应生成红色络离子，指示已到达滴定终点。采用返滴定法可测定 Cl^-、Br^- 和 I^-，即加入过量的硝酸银标准液，当 Cl^-、Br^- 和 I^- 生成卤化银沉淀后，再用硫氰酸钾返滴剩余的 Ag^+。反应式分别为：

终点前：$SCN^-+Ag^+=AgSCN\downarrow$（白色）　　Ksp=$1.0\times10^{-12}$

终点时：$SCN^-+Fe^{3+}=FeSCN^{2+}$（红色）　　K 稳 =138

根据硫氰酸钾标准滴定溶液的消耗量，计算食品中氯化钠的含量。

（2）适用范围。该法同直接沉淀滴定法适用范围。

3. 电位滴定法

（1）原理。试液经酸化处理后，加入丙酮，以玻璃电极为参比电极，银电极为指示电极，用硝酸银标准滴定溶液滴定试液中的氯化钠，根据电位的“突跃”，确定滴定终点，根据硝酸银标准滴定溶液的消耗量，计算食品中氯化钠的含量。

（2）适用范围。电位滴定法适用于对上述各类食品和深颜色食品中氯化钠的测定。

【知识链接】沉淀滴定法

一、沉淀滴定法的原理

沉淀滴定法是利用沉淀反应进行滴定分析的一种方法。目前应用较多的是银量法，即用标准 $AgNO_3$ 溶液滴定样品中的 Cl^-，在滴定过程中发生了 AgCl 沉淀反应，从而求得样品中 Cl^- 的含量。

沉淀滴定法根据其确定终点指示剂的方法不同常分为三种：莫尔法（K_2CrO_4 指示剂）、佛尔哈德法（铁铵矾 $[NH_4Fe(SO_4)_2]$ 指示剂）、法扬斯法（吸附指示剂）。

二、沉淀滴定反应的条件

根据滴定分析法对化学反应的要求，用于沉淀滴定的反应需要具备的条件如下。

1. 沉淀的组成要固定，即被测离子与沉淀剂之间要有准确的化学计量关系。

2. 沉淀的溶解度要小，即反应必须是完全的、定量的。

3. 沉淀反应的速率要快，不易形成过饱和溶液。

4. 要有适当的方式指示滴定终点。

5. 沉淀的吸附现象不会引起显著误差。

三、沉淀滴定法的终点检测

通常使用两种类型的指示剂来鉴定滴定终点，一是稍过量的滴定剂与指示剂会形成带色的化合物而显示滴定终点；二是吸附指示剂，在化学计量点时，沉淀吸附性质的改变，使指示剂突然被吸附在沉淀上，从而发生颜色的改变来指示滴定终点。如莫尔法以铬酸钾作指示剂，佛尔哈德法以铁铵矾作指示剂。

四、沉淀滴定法的标准溶液

沉淀滴定法中通常用的标准溶液是 $AgNO_3$ 和 NH_4CNS（或 KCNS）溶液。

1. $AgNO_3$ 溶液的配制与标定

直接法：分析纯的 $AgNO_3$ 符合基准物的要求，可用于直接配制。

2. NH_4CNS 溶液的配制与标定

NH_4CNS 试剂含有杂质，易潮解，需要在配制好所需近似浓度的溶液后进行标定。标定的方法是移取一定体积的 $AgNO_3$ 标准溶液，以铁铵矾作指示剂，用 NH_4CNS 溶液直接滴定。

【任务实施】

参照图 5—4—1 所示的流程，完成加盐味精中氯化钠含量的检测任务。

检测工作准备
试剂配制与标定
样品分析
数据记录与处理
填写检验报告单

图 5—4—1　加盐味精中氯化钠含量的检测流程图

一、检测准备工作

1. 仪器和设备

（1）分析天平：精度至 ±0.000 1 g。

（2）水浴锅，如图 5—4—2 所示。

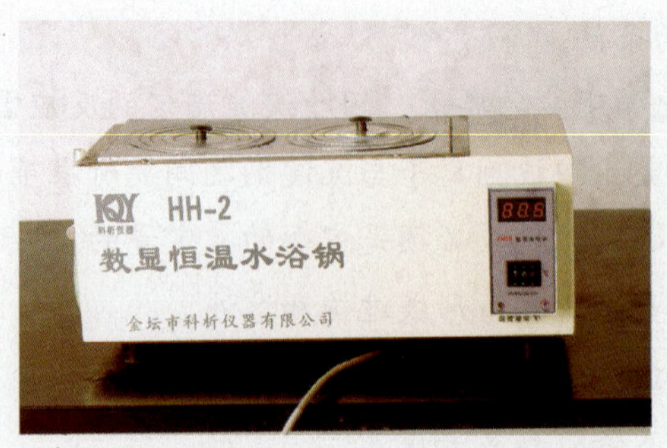

图 5—4—2　水浴锅

（3）100 mL 量筒、250 mL 烧杯、100 mL 容量瓶、25 mL 碱式滴定管、铁架台、250 mL 锥形瓶。

2. 试剂及溶液配制

（1）蛋白质沉淀剂

1）沉淀剂Ⅰ：称取 106 g 亚铁氰化钾溶于水中，转移到 1 000 mL 容量瓶中，用水稀释至刻度。

2）沉淀剂Ⅱ：称取 220 g 乙酸锌溶于水中，并加入 30 mL 冰乙酸，转移到 1 000 mL 容量瓶中，用水稀释至刻度。

（2）80% 乙醇溶液：量取 80 mL 95% 乙醇与 15 mL 水混匀。

（3）5% 铬酸钾溶液：称取 5 g 铬酸钾，溶于 95 mL 水中。

（4）0.1 mol/L 硝酸银标准滴定溶液：称取 17 g 硝酸银，溶于水中，定容到 1 000 mL，摇匀。

（5）0.1% 氢氧化钠溶液：称取 1 g 氢氧化钠，溶于 1 000 mL 水中。

（6）1% 酚酞乙醇溶液：称取 1 g 酚酞，溶于 60 mL 95% 乙醇中，用水稀释至 100 mL。

3. 检验样品

超市购买的袋装味精。

4. 用具用品

有笔试本、记号笔、防护眼镜、防护口罩、计算器。

5. 相关资料

粉碎机使用操作规程、振荡器使用操作规程、水浴锅使用操作规程、检验报告单、原始记录本、学生评价表、国家标准《食品中氯化钠的测定》（GB/T 12457—2008）。

6. 说明

（1）确认仪器和设备处于正常使用状态。

（2）仪器设备需开机预热 30 min。

（3）粉碎机的使用注意安全。

（4）确认药品试剂是否浓度准确与有效。

（5）在实验过程中应注意硝酸、氢氧化钠等药品的配制及使用的安全问题。

二、0.1 mol/L 硝酸银标准溶液的标定

配图	操作步骤	操作说明
	1. 称取 0.05 ~ 0.10 g 基准试剂氯化钠，精确至 0.000 2 g，置于 250 mL 锥形瓶中。用约 70 mL 水溶解	（1）经 500 ~ 600 ℃灼烧至恒重的分析纯氯化钠 （2）用烧杯作容器称量时，如果不慎将试剂散落在天平托盘上，应立即清理，以避免天平受到腐蚀
	2. 加入 1 mL 5％的铬酸钾溶液	现配现用
	3. 边猛烈摇动边用 0.1 mol/L 硝酸银标准滴定溶液滴定至溶液出现红黄色，保持 1 min 不褪色。记录消耗 0.1 mol/L 硝酸银标准滴定溶液的毫升数 (V_1)，并计算	（1）硝酸银溶液要定期标定，两个月标定一次 （2）准确判断滴定终点

续表

配图	操作步骤	操作说明
硝酸银标准滴定溶液浓度计算公式如下： $$C=\frac{m_1}{0.05844\times V_1}$$ 式中 0.058 44——与 1 mL 硝酸银标准滴定溶液 [$C(AgNO_3)$ =1 mol/L] 相当的氯化钠质量的数值，g； C——硝酸银标准滴定溶液的实际浓度，mol/L； V_1——滴定时消耗硝酸银标准滴定溶液的体积，mL； m_1——氯化钠的质量，g		计算结果保留小数点后两位

三、样品制备

配图	操作步骤	操作说明
	1. 试样的制备 将样品用研钵研细，置于密封的玻璃容器内	（1）不同样品的制备方式不一样 （2）液体样品可直接转移至烧杯
	2. 试液的制备 （1）称取约 5 g 试样于 150 mL 烧杯中，加入适量水使其溶解，并全部转移至 200 mL 容量瓶中，用水稀释至刻度，摇匀	试样称量精确至 0.000 1 g
	（2）用滤纸过滤	弃去最初的滤液 10 mL

四、样品分析

配图	操作步骤	操作说明
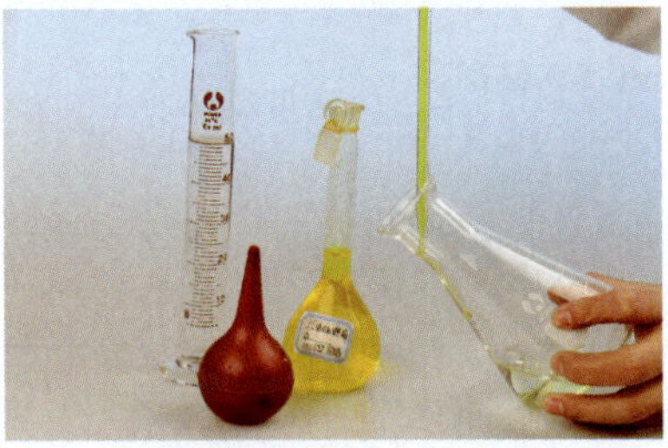	1. pH 值为 6.5 ~ 10.5 的试液 （1）取含有 25 ~ 50 mg 氯化钠的试液，置于 250 mL 锥形瓶中，加 50 mL 水及 1 mL 5%铬酸钾溶液	吸取样液要澄清，如果太混浊必须过滤，否则会影响终点的判定
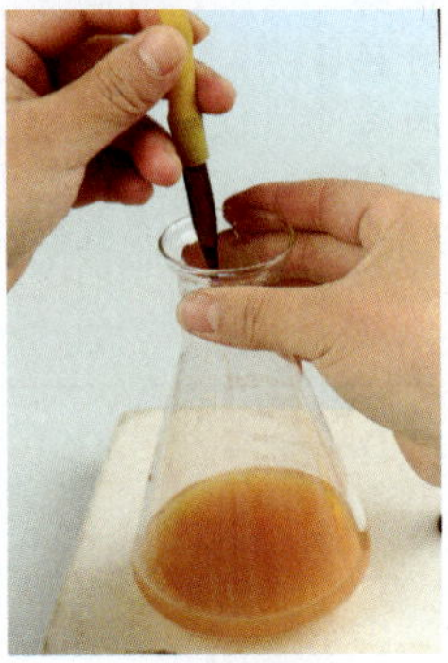	（2）边猛烈摇动边用 0.1 mol/L 硝酸银标准溶液滴定至出现红黄色，保持 1 min 不褪色。记录消耗 0.1 mol/L 硝酸银标准滴定溶液的毫升数 (V_2)	（1）滴定终点至红黄色，不能太浅，也不能太深 （2）标准溶液添加超过最高刻度（25 mL）时不能回收后回加，超过部分应弃去
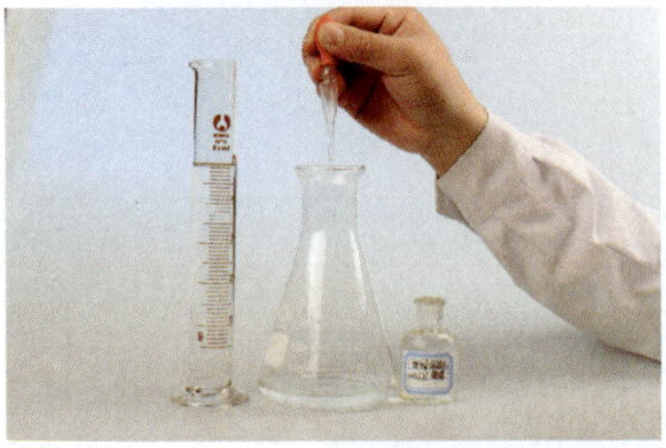	2. pH 值小于 6.5 的试液 （1）取含 25 ~ 50 mg 氯化钠的样液，置于 250 mL 锥形瓶中。加 50 mL 水及 0.2 mL 1%酚酞溶液	滴定时要小心，不要将硝酸银溶液弄到手上，否则会变黑；如果不慎沾上应及时用蒸馏水冲洗
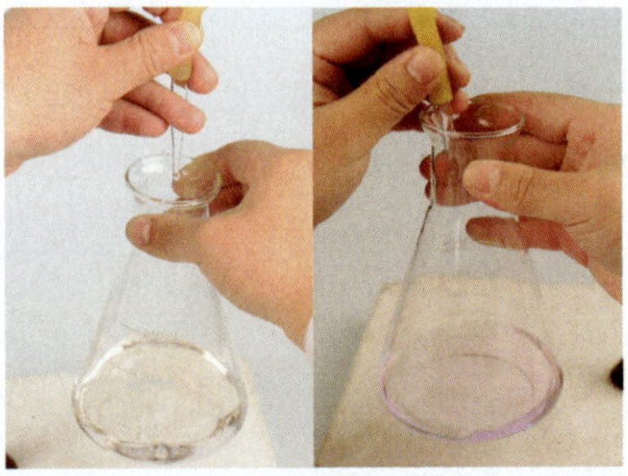	（2）用 0.1%氢氧化钠溶液滴定至微红色	滴定好的锥形瓶要及时清洗，以免沉淀黏附瓶壁上，不容易洗干净

续表

配图	操作步骤	操作说明
	（3）再加 1 mL 5%铬酸钾溶液	现用现配
	（4）边猛烈摇动边用 0.1 mol/L 硝酸银标准溶液滴定至出现红黄色，保持 1 min 不褪色。记录消耗 0.1 mol/L 硝酸银标准滴定溶液的毫升数 (V_2)；空白试验：用 50 mL 水代替试液，其他方法同样品分析	准确判断滴定终点

五、数据记录与处理

1. 准备工作

填写检测原始记录表，见表 5—4—1。

表 5—4—1　　原始记录表

检验依据			检测项目	
仪器名称			仪器型号	
标准溶液名称			标准溶液浓度，mol/L	
名称＼编号		Ⅰ	Ⅱ	Ⅲ
样品的质量 /g				
滴定试样时消耗 0.1 mol/L 硝酸银标准滴定溶液的体积 /mL				
空白试验时消耗 0.1 mol/L 硝酸银标准滴定溶液的体积 /mL				
味精中氯化钠含量 /%	测定值			
	平均值			
检验员			检验日期	

2. 数据处理

味精中氯化钠含量计算公式如下：

$$X_1=\frac{0.058\ 44\times C\times (V_2-V_3)\times K_1}{m_2}\times 100$$

式中　0.058 44——与 1 mL 硝酸银标准滴定溶液 [$C(AgNO_3)$ =1 mol/L] 相当的氯化钠质量的数值，g；

X_1——食品中氯化钠的含量，%；

V_2——滴定试样时消耗 0.1 mol/L 硝酸银标准滴定溶液的体积，mL；

V_3——空白试验时消耗 0.1 mol/L 硝酸银标准滴定溶液的体积，mL；

K_1——稀释倍数；

m_2——试样的质量，g；

C——硝酸银标准滴定溶液浓度的准确数值，mol/L；

说明：计算结果精确至小数点后两位，同一试样两次平行测定的结果之差，每 100 g 试样不得超过 0.2 g。

3. 异常点分析

（1）药品试剂配制出现问题。

（2）滴定终点判断不准确。

（3）滴定分析中操作失误。

（4）原始记录是否记错。

（5）结果计算是否错误。

六、填写检验报告单

1. 按照要求正确填写检验报告单，报告要求实事求是，完整、清晰。
2. 根据相关标准判定味精的质量是否合格。

【考核评价】

素质	内容	评价项目	评价		
	学习目标		自我评价（30%）	小组评价（30%）	教师评价（40%）
知识 20 分	应知应会	1. 了解沉淀滴定法的原理 2. 知道银量法终点检测和标准溶液配制 3. 掌握食品中测定氯化钠的方法 4. 理解氯化钠的检测原理			

续表

素质	内容 学习目标	评价项目	评价 自我评价（30%）	 小组评价（30%）	 教师评价（40%）
专业能力60分	试验准备10分	1. 仪器、试剂、样品准备充分 2. 试验方案设计正确 3. 样品处理方法正确 4. 正确配制试剂			
	仪器使用10分	恒温水浴锅的使用			
	操作规范10分	1. 熟练沉淀滴定法测定食品中氯化钠的含量 2. 碱式滴定管的操作规范			
	检验报告20分	1. 原始记录填写清晰 2. 数据分析正确 3. 检验报告填写正确			
	遵守安全、卫生要求10分	1. 具有安全防护意识 2. 卫生规范			
通用能力10分	语言能力	1. 准确阐述自己的观点 2. 专业术语表达准确			
	合作能力	能与同学配合共同完成工作			
	发现、分析和解决问题能力	1. 善于发现试验过程中的问题 2. 自主分析和解决试验中的问题			
	创新能力	1. 善于总结工作经验 2. 善于体验新的检测方法			
态度10分	工作态度	认真、细致			
合计					

【思考与练习】

1．沉淀滴定法的原理是什么？沉淀滴定类型有哪几种，主要区别是什么？

2．沉淀滴定需要满足哪些条件？

3．沉淀滴定法在滴定时应注意哪些问题？

4．实训题：利用直接沉淀滴定法测定午餐肉中氯化钠的含量。

【拓展任务】 用间接沉淀滴定法测定味精中氯化钠含量

一、检验准备工作

1. 仪器设备

仪器设备同直接滴定法测定味精中氯化钠含量的相关仪器设备。

2. 试剂及溶液配制

（1）冰乙酸。

（2）NaCl 基准试剂或分析纯氯化钠。

（3）0.1 mol/L 硫氰酸钾标准滴定溶液：称取 9.7 g 硫氰酸钾，加水定容到 1 000 mL 容量瓶中，摇匀，置于避光处。

（4）硫酸铁铵饱和溶液：称取 50 g 硫酸铁铵溶于 100 mL 水中，如有沉淀必须过滤。

（5）蛋白质沉淀剂、80% 乙醇溶液、硝酸、0.1 mol/L 硝酸银标准溶液：同直接滴定法测定味精中氯化钠含量的配制方式。

二、0.1 mol/L 硝酸银标准溶液、0.1 mol/L 硫氰酸钾标准溶液的标定

1. 氯化物沉淀

称取 0.10 ～ 0.15 g（精确至 0.000 2 g）基准试剂氯化钠或经 500 ～ 600℃灼烧至恒重的分析纯氯化钠于 100 mL 烧杯中，加水溶解，转移到 100 mL 容量瓶中，加入 5 mL 硝酸溶液，边猛烈摇动边加入 30 mL（V_2）0.1 mol/L 硝酸银标准溶液，用水稀释至刻度，摇匀，在避光处放置 5 min。用快速定量滤纸过滤，弃去最初滤液 10 mL。

2. 过量硝酸银的滴定

取上述滤液 50 mL 于 250 mL 锥形瓶中，加入 2 mL 硫酸铁铵饱和溶液。边猛烈摇动边用 0.1 mol/L 硫氰酸钾标准滴定溶液滴定至出现淡棕红色，保持 1 min 不褪色。记录消耗硫氰酸钾标准滴定溶液的毫升数（V_3）。滴定前后如图 5—4—3 和图 5—4—4 所示。

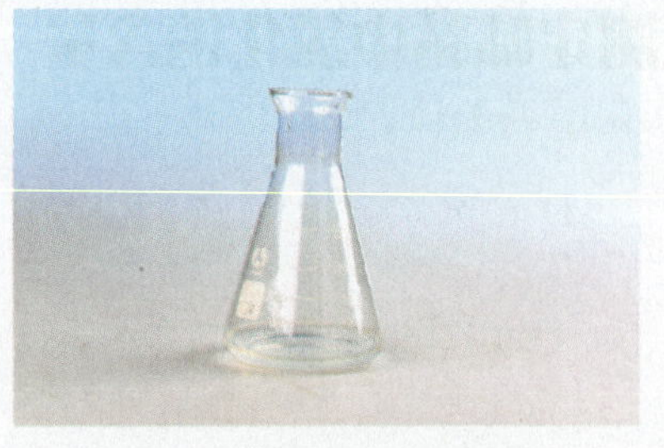
图 5—4—3　滴定前

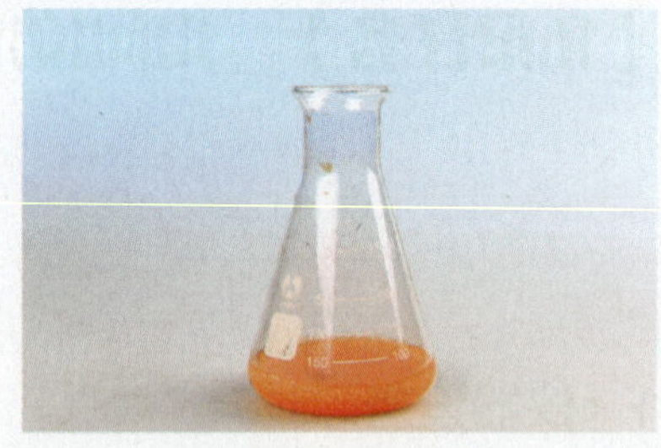
图 5—4—4　滴定后

3. 确定硝酸银标准溶液与硫氰酸钾标准滴定溶液的体积比

取 0.1 mol/L 硝酸银标准滴定溶液 20 mL（V_4）于 250 mL 锥形瓶中，加入 30 mL 水、5 mL 硝酸溶液和 2 mL 硫酸铁铵饱和溶液。以下将按上述标定步骤操作，并记录消耗 0.1 mol/L 硫氰酸钾标准滴定溶液的毫升数（V_5）。滴定前后如图 5—4—5 和图 5—4—6 所示。

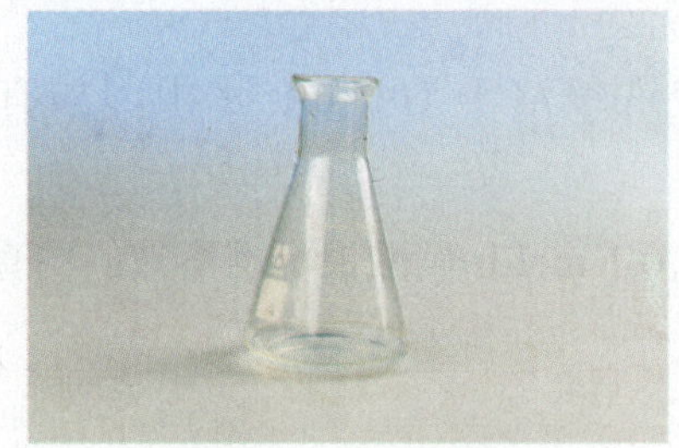
图 5—4—5　滴定前

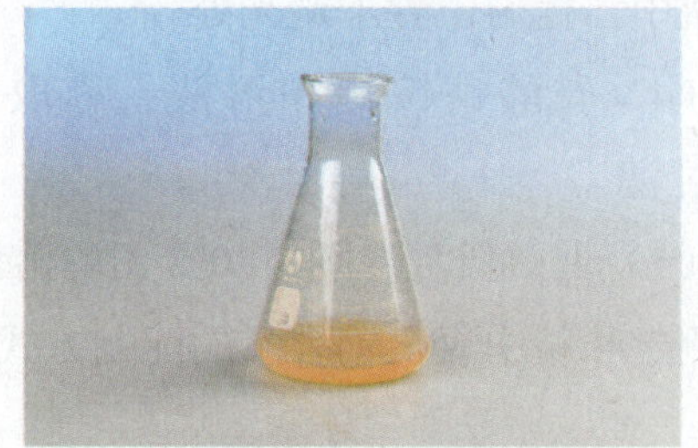
图 5—4—6　滴定后

4. 硝酸银标准滴定溶液浓度和硫氰酸钾标准滴定溶液浓度的计算

根据硝酸银标准滴定溶液与硫氰酸钾标准滴定溶液的体积比（F），计算硝酸银标准滴定溶液和硫氰酸钾标准滴定溶液的浓度（C_1、C_2）：

$$F=\frac{V_4}{V_5}=\frac{C_1}{C_2}$$

$$C_2=\frac{\frac{m_0}{0.058\,44}}{V_2-2\times V_3\times F}$$

$$C_1=C_2\times F$$

式中　C_2——硝酸银标准滴定溶液的实际浓度，mol/L；

m_0——氯化钠的质量，g；

V_2——沉淀氯化物时加入硝酸银标准滴定溶液的体积，mL；

V_3——滴定过量硝酸银时消耗硫氰酸钾标准滴定溶液的体积，mL；

V_4——确定体积比（F）时，硝酸银标准滴定溶液的体积，mL；

V_5——确定体积比（F）时，硫氰酸钾标准滴定溶液的体积，mL；

F——硝酸银标准滴定溶液与硫氰酸钾标准滴定溶液的体积比；

C_1——硫氰酸钾标准滴定溶液的实际浓度，mol/L；

0.058 44——与 1 mL 硝酸银标准滴定溶液 [C（$AgNO_3$）= 1 mol/L] 相当的氯化钠质量，g。

三、样品制备

同直接滴定法测定味精中氯化钠含量的样品制备方法。

四、样品分析

1. 操作步骤

（1）沉淀氯化物。取含有 50 ~ 100 mg 氯化钠的样液，于 100 mL 容量瓶中，加入 5 mL 硝酸溶液。边猛烈摇动边加入 20.00 ~ 40.00 mL 0.1 mol/L 硝酸银标准滴定溶液，用水稀释至刻度，在避光处放置 5 min。用快速定量滤纸过滤，弃去最初滤液 10 mL。

（2）滴定。取 50 mL 滤液于 250 mL 锥形瓶中。加入 2 mL 硫酸铁铵饱和溶液。边猛烈摇动边用 0.1 mol/L 硫氰酸钾标准滴定溶液滴定至出现淡棕红色，保持 1 min 不褪色。记录消耗 0.1 mol/L 硫氰酸钾标准滴定溶液的毫升数（V_6）。空白试验用 50 mL 水代替 50 mL 滤液，加入滴定试样时消耗 0.1 mol/L 硝酸银标准滴定溶液体积的 1/2，以下按上述滴定操作步骤操作。记录空白试验消耗 0.1 mol/L 硫氰酸钾标准滴定溶液的毫升数（V_0）。滴定前后如图 5—4—7 和图 5—4—8 所示。

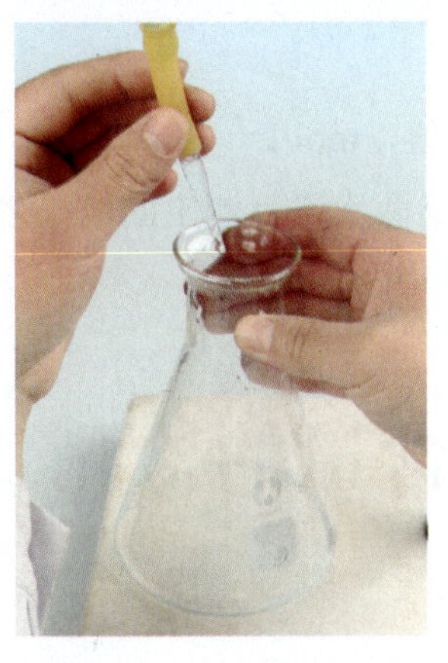

图 5—4—7 滴定前

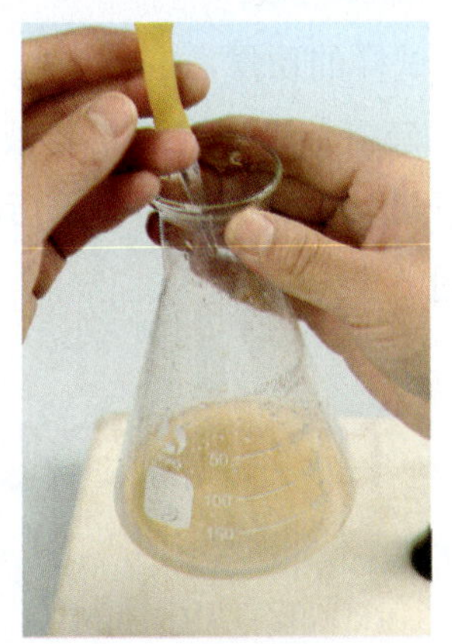

图 5—4—8 滴定后

2. 操作说明

（1）样品处理动作要迅速，以减少水分变化。

（2）当加入 0.1 mol/L 硝酸银标准滴定溶液后，如不出现氯化银凝聚沉淀，而呈现胶体溶液时，应在定容、摇匀后移入 250 mL 锥形瓶中，置沸水浴中加热数分钟（不得在火上直接加热），直至出现氯化银凝聚沉淀。

（3）吸样液所用吸管要用干的，如果是潮的必须用样液洗两次。

（4）吸样液时要用滤纸把吸管外面的液体或油脂等先擦掉后再放至刻度线。

（5）吸取样液要澄清，如太混浊须过滤，否则会影响终点的判定。

五、数据记录与处理

1. 准备工作

设计并填写原始记录表。

2. 数据处理

试样中氯化钠含量按以下公式进行计算：

$$X_1=\frac{0.058\ 44\times C_1\times(V_0-V_6)\times K_1}{m}\times 100$$

式中　0.058 44——与 1 mL 硝酸银标准滴定溶液 [C（$AgNO_3$）=1 mol/L] 相当的氯化钠质量的数值，g；

X_1——食品中氯化钠的含量，%；

V_0——做空白试验时消耗硫氰酸钾标准滴定溶液的体积，mL；

V_6——滴定试样时消耗 0.1 mol/L 硫氰酸钾标准滴定溶液的体积，mL；

K_1——稀释倍数；

m——试样的质量，g；

C_1——硫氰酸钾标准滴定溶液浓度的准确数值，mol/L。

说明：计算结果精确至小数点后两位，同一样品两次平行测定的结果之差，每 100 g 样品不得超过 0.2 g。

任务 5　乳酪中钙含量的检测

【学习目标】

1. 了解钙的营养学知识，了解食品中钙的测定方法。

2. 掌握络合滴定法的原理、反应条件及常用的络合剂和金属指示剂。
3. 能正确配制和标定络合滴定反应的标准溶液。
4. 能正确操作络合滴定反应并滴定反应终点。
5. 能在教师指导下，以小组协作的方式，应用络合滴定法测定不同种类食品中的钙。

【任务引入】

干酪由鲜奶提炼、发酵而成。干酪中的钙含量相当于牛奶的 3 ～ 5 倍，而且易被人体吸收。婴儿、儿童、老年人、妊娠期的妇女及哺乳期的母亲都需要大量的钙来及时补充机体营养，因此，测定食品中的钙具有非常重要的营养学意义。本任务将完成干酪中钙含量的测定。

【任务分析】

测定干酪中的钙依据 GB/T 5009.92—2003《食品中钙的测定》中的滴定法（EDTA 法）。该法属于化学分析法中的络合滴定法，操作简便、快速，测定结果准确，适用于对各种食品中钙的测定。

【相关知识】

一、钙与人体营养

1. 人体中的钙及生理功能

钙是人体内最重要的、含量最多的矿物元素，正常人体内含有 1 000 ～ 1 200 g 的钙，约占体重的 2%。钙广泛分布于全身各组织器官中，其中约 99% 分布于骨骼和牙齿中，构成骨盐并维持它们的正常生理功能；约 1% 的钙分布在体液（即肌体的软组织和细胞的外液）中，其含钙量虽少，却对体内的生理和生化反应起着重要的调节作用。

钙是调节维持神经、肌肉、血液、细胞膜正常生理功能和酶活性的必需元素，与镁、钾、钠等离子保持一定的比例，使神经、肌肉保持正常的反应；钙可以调节心脏搏动，保持心脏连续交替地收缩和舒张；钙能维持肌肉的收缩和神经冲动的传递；钙能刺激血小板，促使伤口上的血液凝结；在机体中，有许多种酶需要钙的激活，才能显示其活性。

2. 人体对钙的正常需求量

食品中钙的含量与人的健康息息相关，为了避免钙缺乏疾病的发生，营养学家确定我国居民膳食中钙的每日推荐摄入量为：成年男女 800 mg/d；青少年 1 000 mg/d；孕妇 1 500 mg/d。我国现有膳食结构中，居民对钙的摄入量普遍偏低，故钙缺乏症是较常见的营养疾病。

3. 钙的缺乏症及过量的中毒症

（1）过量：钙是无毒的元素，但过量摄入将导致高的血清钙，从而导致消化系统、血清系统及泌尿系统的疾病。

（2）缺乏：钙缺乏主要影响骨骼的发育和结构。当人体严重缺钙时，便会成长缓慢，食物消化量降低，基本代谢率变高，活性及敏感性降低，出现骨质多孔症或低钙佝偻症，不正常的姿态与步调，易于内出血，尿量大增和寿命缩短。临床症状表现为婴幼儿的佝偻病和成年人的骨质软化症及骨质疏松症。

4. 钙的食物来源

食物中钙的最好来源是乳及乳制品（每 100 mL 鲜牛乳约含钙 100 mg），因为乳及乳制品中的钙具有含量丰富和吸收率高的特点；其次是海产品，如虾及虾皮、海鱼、海带、紫菜等都富含钙；豆类及其制品、芝麻酱也是钙的良好来源；绿叶蔬菜如油菜、芹菜叶、雪里蕻含钙量也较高。

二、食品中钙的测定方法

食品中钙含量的测定主要依据食品安全国家标准 GB/T 5009.92—2003《食品中钙的测定》，检测方法分别为第一法：原子吸收分光光度法；第二法：滴定法（EDTA 法）。标准中规定此二法适用于对各种食品中钙含量的检测。

EDTA 法属于化学分析法中的络合滴定法，相对于原子吸收分光光度法来说，该方法操作简便、检测成本低；对于钙含量低的食品，原子吸收分光光度法检测结果的准确度高于 EDTA 法。

三、络合滴定法

1. 基本原理

络合滴定法是以络合反应为基础的一种滴定分析法。将络合剂配制成标准溶液，滴定待测物质溶液，待测金属离子与络合剂发生络合反应生成稳定的络合物，并用金属指示剂指示滴定终点。在络合反应中，应用最广的络合剂是乙二胺四乙酸（EDTA）。

2. 络合滴定法在食品分析中的应用

络合滴定法在食品分析中主要应用于对食品中钙的测定和水硬度的测定。钙离子与EDTA能定量地形成金属络合物，其稳定性较钙与指示剂所形成的络合物强。在适当的pH值范围内，以络合剂EDTA标准溶液滴定，在达到定量点时，EDTA就从指示剂与钙离子络合物中夺取钙离子，使溶液呈现游离指示剂的颜色（终点）。根据EDTA络合剂的用量，可计算钙的含量。

3. 络合滴定反应条件

（1）形成的络合物要相当稳定，$K_{MY} \geqslant 10^8$，否则不易得到明显的滴定终点。

（2）在一定反应条件下，络合数必须固定（即只形成一种配位数的络合物）；反应速度要快。

（3）要有适当的方法确定滴定的计量点。

4. 有机络合剂——乙二胺四乙酸（EDTA）

在络合滴定反应中，与金属离子发生络合反应的物质称为络合剂，包括无机络合剂和有机络合剂两类。由于无机络合剂与金属离子反应复杂，生成的络合物不稳定，而有机络合剂乙二胺四乙酸（EDTA）与金属离子反应大多形成1∶1配合物，因此，EDTA常用作络合滴定中的络合剂测定食品中金属离子的含量。

金属离子与EDTA反应：$M+Y=MY$

反应的平衡常数表达式为：$K_{MY}=\frac{[MY]}{[M][Y]}$

K_{MY}是络合物MY的稳定常数，可以用它来衡量配合物的稳定性，K_{MY}值越大，配合物越稳定。

乙二胺四乙酸简称EDTA，为白色晶体，无毒；用H_4Y表示，能与许多金属离子形成具有多个五元环的螯合物。

EDTA难溶于水，易溶于氨水和NaOH溶液中，并生成相应的盐溶液。由于EDTA在水中的溶解度低，通常将其制成二钠盐，一般也称EDTA或EDTA二钠盐，常以$Na_2H_2Y \cdot 2H_2O$形式表示。

5. 金属离子-EDTA络合物的特点

（1）形成络合物的广泛性和稳定性：几乎能与所有的金属离子形成络合物且络合物相当稳定。

（2）生成的环越多越稳定，一般为五元环。

（3）络合比简单，一般为1∶1，络合反应的速率快，易溶于水。

（4）络合物的颜色与金属离子有关，EDTA与无色金属离子络合时形成无色的络合物。

（5）EDTA 与有色金属离子络合时形成颜色更深的络合物。

6. 络合滴定中常用的金属离子指示剂

在络合滴定中，常用一种能与金属离子生成有色络合物的显色剂来指示滴定过程中金属离子浓度的变化，这种显色剂称为金属离子指示剂。金属离子指示剂也是一种配位剂，它能与被滴定的金属离子反应，形成一种与自身颜色不同的配合物：

$$M+In(\text{颜色甲})\rightleftharpoons MIn(\text{颜色乙})$$

滴入 EDTA 时，金属离子逐步被络合，当接近化学计量点时，已与指示剂络合的金属离子被 EDTA 夺出，释放出指示剂，这样就引起溶液的颜色变化：

$$MIn(\text{颜色乙})+Y\rightleftharpoons MY+In(\text{颜色甲})$$

金属离子的显色剂很多，但其中只有一部分能用作金属离子指示剂（见表 5—5—1）。

表 5—5—1　常用的金属离子指示剂

指示剂名称	颜色		配制方法
	游离态	化合物	
铬黑 T	蓝色	红色	将 1 g 铬黑 T 溶于 15 mL 三乙醇胺及 5 mL 甲醇中
钙指示剂	蓝色	酒红色	0.5 g 钙指示剂与 100 g NaCl 研细混匀
二甲酚橙	黄色	红色	0.2 g 二甲酚橙溶于 100 mL 去离子水中
K-B 指示剂	蓝色	红色	0.5 g 酸性铬蓝 K 加 1.25 g 萘酚氯 B，再加 25 g K_2SO_4

7. 指示剂的封闭与僵化

指示剂在化学计量点附近生成络合物的颜色不变时，称为指示剂封闭，颜色变化非常缓慢便称为指示剂僵化。

产生指示剂封闭的原因可能是溶液中存在某些离子与指示剂形成十分稳定的有色络合物，通常，可加掩蔽剂消除指示剂封闭。如在 pH 值为 10 时，用 EDTA 滴定 Ca^{2+}、Mg^{2+}，Al^{3+} 和 Fe^{3+} 对铬黑 T 有封闭作用，可加三乙醇胺作掩蔽剂消除干扰。

僵化的原因是金属离子与指示剂生成难溶于水的有色络合物，由于置换反应速度慢，使终点延长。一般可加入有机溶剂或加热来使指示剂颜色变化敏锐，也可放慢滴定速度，以免滴定过量。

【任务实施】

参照如图 5—5—1 所示的流程，完成干酪中钙含量的检测任务。

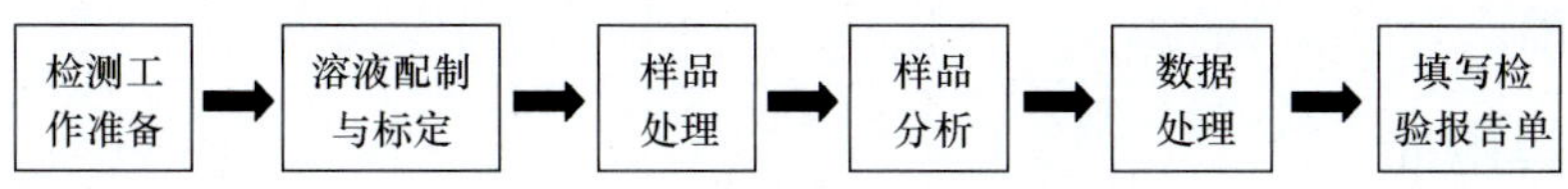

图 5—5—1　干酪中钙含量的检测流程

一、检测工作准备

1. 仪器和设备

（1）50 mL 碱式滴定管、250 mL 烧杯、0.5 ～ 1 mL 刻度吸管、表面皿。

（2）电子天平：精度 ±0.1 mg。

（3）坩埚（见图 5—5—2）、坩埚钳。

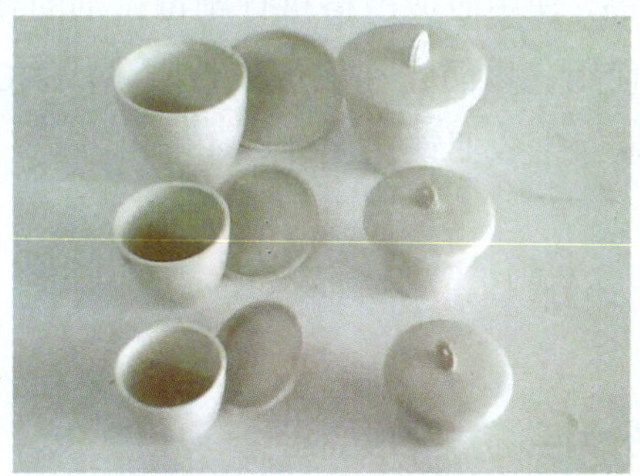

图 5—5—2　坩埚

（4）电热板：1 000 ～ 3 000 W。

（5）马弗炉。

2. 试剂及溶液

（1）EDTA：市售分析纯试剂。

（2）$CaCO_3$：碳酸钙基准试剂（纯度大于 99.99%）。

（3）HCl（1+1）：盐酸与去离子水 1∶1 体积混合。

（4）10 g/L 氰化钠溶液：称取 1 g 氰化钠，加水溶解并稀释至 100 mL。

（5）2 mol/L NaOH 溶液：称取 8 g NaOH，加水溶解并稀释至 100 mL。

（6）（1+4）$NH_3 \cdot H_2O$ 溶液。

（7）0.1% 钙指示剂：称取 0.1 g 钙红指示剂，并加少量乙醇溶解，然后加水溶解稀释至 100 mL。

（8）0.05 mol/L 柠檬酸钠溶液：称取 14.7 g 柠檬酸钠，加水溶解并稀释至 1 000 mL。

3. 检验样品

市售干酪。

4. 用具用品

有记号笔、药匙、手套、口罩、计算器。

5. 相关资料

《食品中钙的测定》（GB/T 5009.92—2003）、检验报告单、原始记录本。

6. 操作说明

（1）所有玻璃仪器均以重铬酸钾洗液浸泡数小时，并用洗衣粉洗刷，再用水反复冲洗，后用去离子水冲洗，最后晒干或烘干，方可使用。

（2）高氯酸具有强腐蚀性，使用时注意防护，应在通风橱中操作。

（3）氰化钠为剧毒药品，使用时应严格执行剧毒试剂的使用规定和安全操作方法。氰化钠必须在碱性条件下使用，以防止在酸性条件下生成 HCN 逸出。测定完的废液要加氢氧化钠和硫酸亚铁处理，生成亚铁氰化钾后才能倒掉。

二、标准溶液的配制及标定

1. 100 μg/mL 钙标准溶液的配制

配图	操作步骤	操作说明
	（1）准确称取 0.124 8 g $CaCO_3$ 于 150 mL 小烧杯中	$CaCO_3$ 在 110 ℃干燥 2 h，并置于干燥器中冷却备用

续表

配图	操作步骤	操作说明
	（2）$CaCO_3$ 先用少量水润湿，盖上表面皿，用滴管从烧杯嘴处滴加 HCl 至 $CaCO_3$ 完全溶解	注意严格控制 HCl 的滴加速度，以防止反应过于激烈而产生 CO_2 气泡致使 $CaCO_3$ 飞溅
	（3）移入 500 mL 容量瓶中，定容至规定刻度	钙标准溶液可储存于聚乙烯瓶中，并置于 4℃冰箱保存以待备用

2. EDTA 标准溶液的配制与标定

配图	操作步骤	操作说明
	（1）精确称取 4.5 g EDTA 二钠盐，用蒸馏水溶解，定容至 1 L	EDTA 可提前配制，储存于聚乙烯瓶中，于 4℃条件下保存
	（2）准确吸取钙标准溶液 10 mL 于 250 mL 三角瓶中，加水 10 mL，用 2 mol/mL 的 NaOH 溶液调至中性，继续加入 2 mL 0.05 mol/L 柠檬酸钠溶液、2 mL 2 mol/mL NaOH 溶液、钙指示剂 5 滴，此时溶液呈酒红色	同时做三个滴定平行

续表

配图	操作步骤	操作说明
	（3）用 EDTA 溶液滴定上述钙标准溶液，当溶液的颜色由酒红色变为纯蓝色即为滴定终点	滴定终点应保持 30 s 不褪色
按下式计算 EDTA 溶液浓度 T（滴定度）： $$T=\frac{0.1\times10}{V}$$ 式中 T——每毫升 EDTA 标准溶液相当于钙的毫克数，mg/mL V——消耗 EDTA 溶液的体积，mL		求出三个平行的平均值 T 为 EDTA 溶液浓度

三、样品处理（干法灰化）

配图	操作步骤	操作说明
	1. 炭化 称取 2 ~ 4 g 均匀样品置于瓷坩埚中，先用小火炭化至无烟	炭化之前坩埚需要恒重
	2. 灰化 将坩埚移入 550 ~ 600℃马弗炉中灰化 5~6 h，至灰分呈灰白色	如未灰化彻底需要继续放入马弗炉中灰化

续表

配图	操作步骤	操作说明
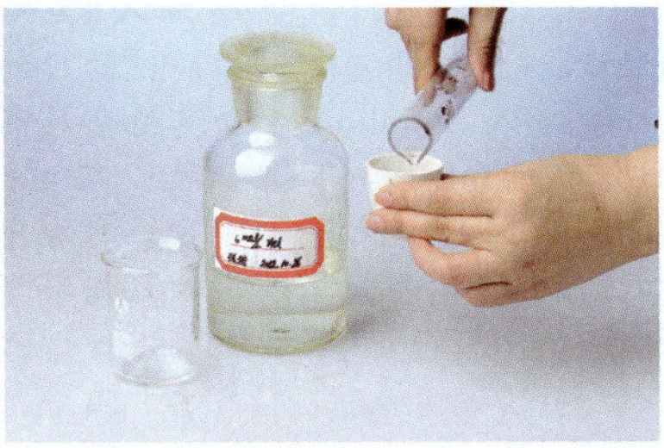	3. 溶解 （1）待炉温降至200℃以下时取出坩埚，冷却后加入 20 mL 6 mol/L 盐酸，加热溶解灰分	减少样品损失
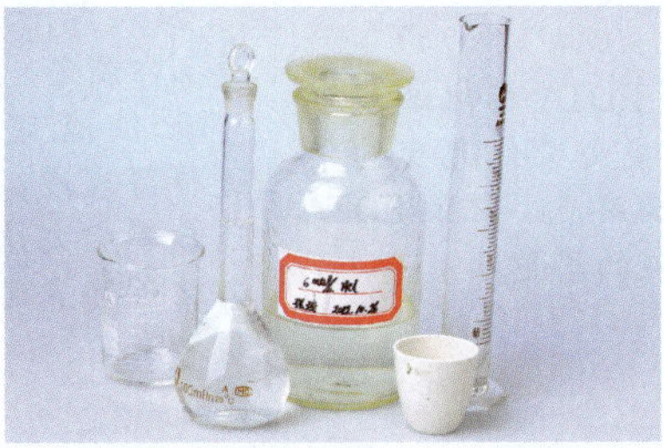	（2）转移至 100 mL 容量瓶中，用少量水洗净坩埚，洗液并入容量瓶中，最后加水至规定刻度，混合均匀备用	减少样品损失
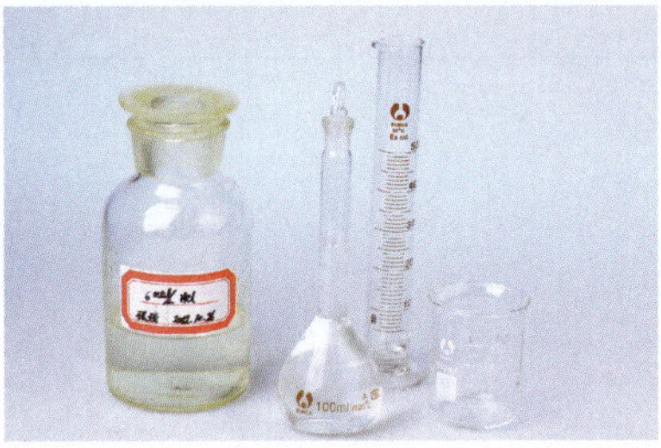	4. 样品空白 在 100 mL 容量瓶中加入 20 mL 6 mol/L 盐酸，定容至 100 mL，作为样品空白	

四、样品分析

配图	操作步骤	操作说明
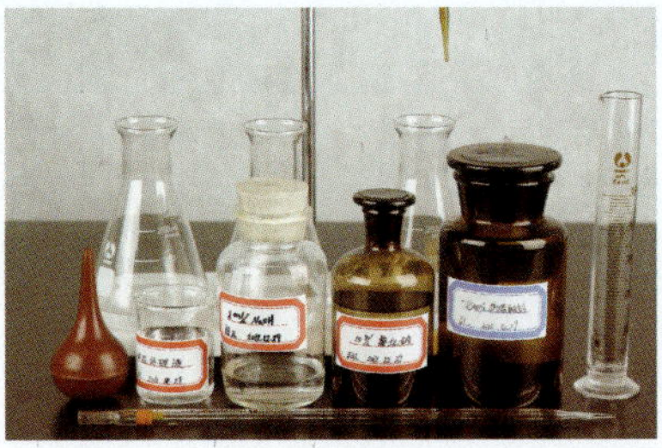	1. 试样滴定 （1）准确吸取上述样品处理液 5 mL 于锥形瓶中，加水 20 mL，加入约 3 mL 2 mol/mL 的 NaOH 溶液中和，再加水稀释至 50 mL	每个样品做三个平行

续表

配图	操作步骤	操作说明
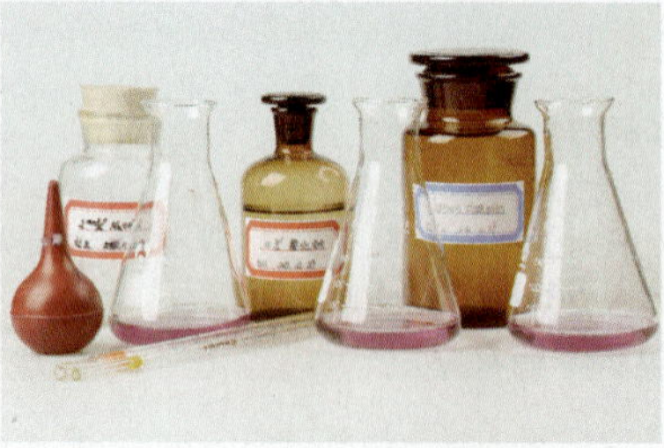	（2）加入柠檬酸钠溶液 0.1 mL，再加入 2 mol/mL 的 NaOH 溶液 1 mL（调节 pH 值至 12 ~ 14），混合均匀后加 3 滴钙指示剂，溶液呈酒红色	加入 KCN 和柠檬酸钠的目的是去除其他金属离子的干扰；在 pH 值大于 8 的溶液中，氰化物可掩蔽 Cu^{2+}、Zn^{2+}、Fe^{2+}、Ag^{+} 等离子干扰
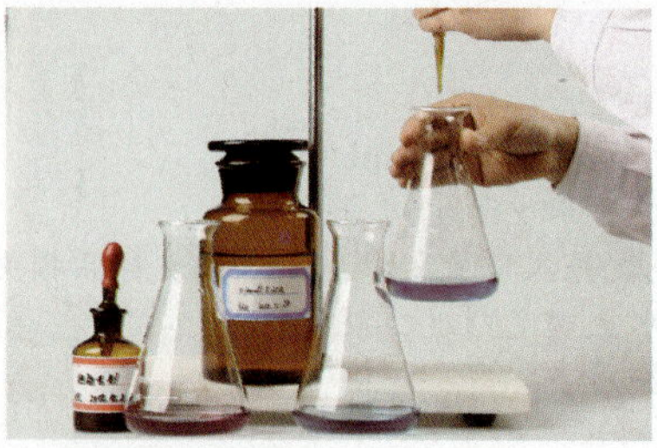	（3）EDTA 标准溶液滴定至溶液由紫红色变为纯蓝色即为终点。记录 EDTA 标准溶液的用量	加入指示剂后要立即滴定 配位滴定反应进行得较慢，滴定速度不宜太快，尤其临近终点时，应缓慢滴定
2. 空白试验 按照试样滴定方法做空白试验		

五、数据记录与处理

1. 准备工作

填写检测原始记录表，见表 5—5—2。

表 5—5—2　　原始记录表

检测方法		检测项目	
仪器名称		仪器型号	
标准溶液名称		标准溶液浓度	
样品编号 名称	Ⅰ	Ⅱ	Ⅲ
试样质量 /mL			
样液定容体积 /mL			
测定样液体积 /mL			
EDTA 标准溶液浓度 /mol/L			

续表

名称 \ 样品编号	Ⅰ	Ⅱ	Ⅲ
空白液消耗 EDTA 标准溶液体积 /mL			
试样溶液消耗 EDTA 标准溶液体积 /mL			
干酪中钙含量 /%			
平均值			
检验员		检验日期	

2. 数据处理

试样中的钙含量按以下公式进行计算。

$$X=\frac{T\times(V-V_0)\times f\times 100}{m}$$

式中　X—— 试样中钙的含量，mg/100 g；

T——EDTA 滴定度，mg/mL；

V—— 滴定试样时所用 EDTA 量，mL；

V_0——滴定空白液时所用 EDTA 量，mL；

f——试样稀释倍数；

m——试样质量。

说明：

（1）计算结果保留小数点后两位。

（2）在重复性条件下获得的两次独立测定结果的绝对差值，不得超过算术平均值的 10%。

3. 异常点分析

（1）试剂纯度不够，影响检测结果。

（2）溶液浓度是否有误。

（3）原始记录是否有误。

六、填写检验报告单

按照要求正确填写检验报告单，报告要求实事求是，完整、清晰。

【考核评价】

素质	内容	评价项目	评价		
	学习目标		自我评价（30%）	小组评价（30%）	教师评价（40%）
知识 20分	应知应会	1. 钙的营养学知识 2. 食品中钙的测定方法 3. 络合滴定法测定食品中钙含量的原理及操作步骤 4. 常用的金属指示剂			
专业能力 60分	试验准备 10分	1. 试验用的仪器、试剂、用具准备充分 2. 组内分工明确			
	仪器使用 10分	1. 正确使用分析天平 2. 正确使用滴定管			
	操作规范 10分	1. 样品处理方法正确 2. 溶液配制方法正确 3. 滴定终点判断正确 4. 按时完成检测任务			
	检验报告 20分	1. 原始记录填写清晰 2. 数据处理方法正确 3. 检验报告填写规范 4. 结果评价正确			
	遵守安全、卫生要求 10分	1. 正确执行安全技术操作规程 2. 试验过程保持现场整洁			
通用能力 10分	语言能力	1. 准确阐述自己的观点 2. 专业术语表达准确			
	合作能力	能与同学配合共同完成工作			
	发现、分析和解决问题能力	1. 善于发现试验过程中的问题 2. 自主分析和解决试验中的问题			
	创新能力	1. 善于总结工作经验 2. 善于体验新的检测方法			
态度 10分	工作态度	工作认真、细致			
合计					

【思考与练习】

1．钙有哪些生理功能?
2．络合滴定法测定食品中钙含量的原理是什么？
3．配制钙标准溶液应注意哪些问题？
4．食品中钙的滴定在接近终点时应注意什么?
5．在钙的滴定中为什么要加入柠檬酸钠?
6．实训题：利用 EDTA 法测定其他食品中钙的含量。
提示：样品处理可采用湿法消化法。

【拓展任务】 EDTA 法测定水的总硬度

一、检验准备

1. 主要仪器

有 250 mL 锥形瓶、移液管、酸式滴定管。

2. 试剂及溶液

（1）0.02 mol/L 钙（$CaCO_3$）标准溶液：准确称取 110℃干燥 2 h 后的 $CaCO_3$ 基准试剂 0.2~0.25 g 于小烧杯中，加少量水稀释，盖上表面皿，用滴管从烧杯嘴滴加 HCl（1+1）至 $CaCO_3$ 完全溶解，移入 250 mL 容量瓶中，加水至刻度。

（2）0.02 mol/L EDTA 标准溶液的配制与标定：

1）粗配：称取 EDTA7.6 g，溶解于 300 ～ 400 mL 温水中，加水稀释至 1 L，摇匀，转移至聚乙烯瓶中。

2）标定：同乳酪中钙含量的测定。

（3）氨缓冲溶液（pH 值为 10）：称取 20 g NH_4Cl 溶于水中，溶解后，加入 100 mL 浓氨水，加水稀释至 1 L。

（4）0.5% 铬黑 T 指示剂：称取 0.25 g 铬黑 T，2.5 g 盐酸羟胺，用 50 mL 无水乙醇溶解。

（5）HCl（1+1）：盐酸与去离子水以 1∶1 的体积混合。

（6）钙指示剂：钙指示剂与 NaCl 以（1∶25）混合均匀。

（7）200 g/L 三乙醇胺。

3. 样品

自来水、瓶装矿泉水、瓶装纯净水任选一种。

二、样品分析

1. 操作步骤

（1）准确吸取 100 mL 试样水于 250 mL 锥形瓶中，加入 HCl（1+1）1 ～ 2 滴以酸化水样。

（2）煮沸数分钟以除去 CO_2，冷却后加入 5 mL 三乙醇胺溶液。

（3）摇匀后加入 5 mL 1 mol/L 氨缓冲溶液，再加 3 ～ 4 滴铬黑 T 指示剂，溶液呈酒红色，如图 5—5—3 所示。

（4）用 EDTA 标准溶液缓慢滴定，充分摇匀，滴定至由酒红色变为纯蓝色到达终点，如图 5—5—4 所示。

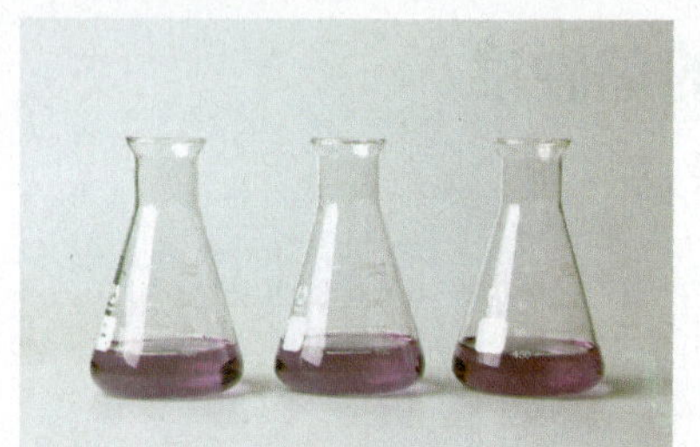

图 5—5—3　滴定前溶液

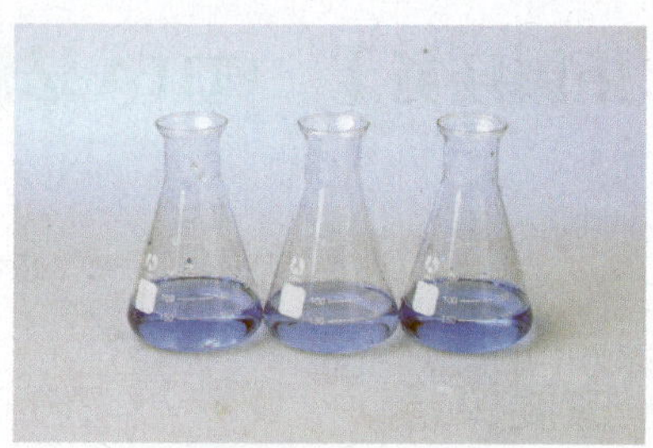

图 5—5—4　滴定后溶液

（5）空白试验。用 100 mL 去离子水代替样品加入锥形瓶中，其他步骤同样品滴定。

2. 操作说明

（1）若水中有 CO_2 或 CO_3^{2-} 存在，其便会和 Ca^{2+} 结合生成 $CaCO_3$ 沉淀，使终点延后，变色不敏锐。故应在滴定前将溶液酸化，并煮沸除去，但是 HCl 不宜加多，以免影响滴定时溶液的 pH 值。

（2）如果水中有微量的 Cu^{2+} 存在，可加入 2%Na_2S 溶液 1 mL，使之沉淀；三乙醇胺能掩蔽少量铁离子、铝离子。

三、数据记录与处理

1. 准备工作

设计并填写原始记录表。

2. 数据处理

水的总硬度的三种计算方法如下：

$$总硬度(mg/L)=\frac{V\times C\times 1\ 000}{V_{水样}}$$

$$总硬度(CaO\ mg/L)=\frac{V\times C\times 1\ 000}{V_{水样}}\times 56.08$$

$$总硬度(CaCO_3\ mg/L)=\frac{V\times C\times 1\ 000}{V_{水样}}\times 100.09$$

式中 C——EDTA 溶液浓度，mol/L；

V—— 滴定时消耗 EDTA 标准溶液的体积，mL；

$V_{水样}$——所需水样的体积，mL；

56.08——CaO 的摩尔质量，g/mol；

100.09——$CaCO_3$ 的摩尔质量，g/mol。

说明：计算结果小数点后保留三位有效数字。

项目六

食品中维生素的检测

【先导知识】

维生素又称维他命，是维持人体正常生命活动，促进人体生长发育和调节生理功能所必需的一类微量小分子有机化合物的总称。

维生素的命名分为三个系统。一是按其发现顺序，以英文字母命名，如维生素 A、维生素 B、维生素 C、维生素 D、维生素 E、维生素 K 等；二是按其生理功能命名，如抗坏血酸维生素、抗干眼病维生素和抗凝血维生素等；三是按其化学结构命名，如视黄醇、硫胺素和核黄素等。

目前，人们发现维生素的化学结构不同，生理功能各异，故根据维生素的溶解性可将其分为两大类，即脂溶性维生素和水溶性维生素。脂溶性维生素是指不溶于水而溶于脂肪及有机溶剂的维生素，包括维生素 A、维生素 D、维生素 E、维生素 K。水溶性维生素是指可溶于水的维生素，包括 B 族维生素和维生素 C。

一、维生素的生理功能

维生素的种类很多，化学结构各不相同，在生理上既不是构成各种组织的主要原料，也不是体内的能量来源，但它们却在机体物质和能量代谢过程中起着重要的作用。通常，它们在体内的含量极少，一般不能在体内合成，或合成量较少，必须由食物供给，但是在机体的生命活动中起到重要的作用。维生素在人体内部不提供能量，不参与机体的构成，却在调节物质的代谢过程中起着重要的作用。如果缺乏维生素，就会引起一系列的维生素缺乏病；而过量摄取维生素却会导致中毒。

二、维生素检测的意义

1. 有助于评价食品的营养价值，开发利用富含维生素的食品资源。
2. 指导人们合理地调整膳食结构，防止维生素缺乏症。

3．研究维生素在食品加工、储藏等过程中的稳定性，指导人们制定合理的工艺条件及储存条件，最大限度地保留各种维生素。

4．监督维生素强化食品的强化计量。

三、维生素缺乏的常见原因

1. 各种原因使食物供应严重不足

由于营养知识缺乏，选择食物不当；食物在运输、加工、烹调、储藏等过程中不当，致使维生素遭受破坏和丢失。

2. 吸收利用降低

维生素吸收利用降低的原因可以举例来说明，如老人肠道功能降低，对营养素的吸收利用降低，肝、胆疾病患者由于胆汁分泌减少会影响脂溶性维生素的吸收。

3. 维生素需要量相对增高

由于维生素的需要量增多，或丢失增加，使体内维生素的需要量相对增高。如哺乳期妇女、发育期儿童、特殊工作环境的人群、疾病恢复期病人等，他们对维生素的需要量都相对较高。

任务 1　果汁中维生素 C 含量的检测

【学习目标】

1. 了解食品中维生素 C 的理化性质和生理功能。
2. 掌握果汁中维生素 C 含量的检测方法。
3. 能遵守安全操作规范，熟练进行滴定分析操作。
4. 能应用 2，6- 二氯靛酚滴定法测定果汁中维生素 C 的含量。

【任务引入】

众所周知，水果中维生素 C 的含量特别丰富，而每天喝果汁更是一种快速补充维生素 C 的好方法。科学研究表明，人体免疫系统的活力主要依靠食物中的营养元素来维持。这些营养元素能够协助人体刺激免疫系统，增强抵抗能力，而维生素 C 正是这些营养元素中重要的角色之一。由于维生素具有外源性，也就是说人们只能通过食物获取维生素，而饮食水果和果汁是获取维生素 C 的重要途径。因此，多吃水果和喝果汁无疑是补充维生素 C 最直接有效的一个方法。其中，100% 果汁由于具有原水果果肉的色泽、风味和可溶性固形物，能够让人体尽快吸收，补充维生素 C 效果较好。本任务将完成果汁中维生素 C 含量的检测。

【任务分析】

果汁中维生素 C 含量的检测依据《水果、蔬菜维生素 C 含量测定法（2，6- 二氯靛酚滴定法）》（GB 6195—1986），此法适用于果品、蔬菜及其加工制品中还原型抗坏血酸的测定（不含二价铁、二价锡、一价铜、二氧化硫、亚硫酸盐或硫代硫酸盐），不适用于深色样品。

【相关知识】

一、食品中维生素 C 的理化性质和生理功能

1. 理化性质

维生素C又称抗坏血酸(ascorbic acid)，是一种含有6个碳原子的酸性多羟基化合物。其虽然不具有羧基，但具有有机酸的性质。在自然界中存在 L- 型、D- 型两种，其中 D- 型无生物活性。抗坏血酸为无色无味的片状晶体，易溶于水，稍溶于丙酮与低级醇类，不溶于脂溶性溶剂，0.5% 的抗坏血酸水溶液，即呈强酸性（pH<3）。结晶抗坏血酸稳定，其水溶液极易氧化，遇空气、热、光和碱性物质，特别是当氧化酶及微量铜、铁等重金属离子存在时，可促进其氧化过程。一般来说，食物在贮存过程中，抗坏血酸都会有不同程度的损失，但在某些食物中如枣、刺梨中含有生物类黄酮，能增加抗坏血酸的稳定性。

食物中的抗坏血酸有还原型与氧化型之分，两者可通过氧化还原互变，均具有生物活性。当氧化型抗坏血酸被氧化或加水分解变成二酮古洛糖酸或其他氧化产物时，则丧失活性。血浆中的抗坏血酸主要以还原形式存在，而还原型和氧化型之比为 15∶1，故测定还原型抗坏血酸即可了解血中抗坏血酸的水平。

2. 生理功能

抗坏血酸是一种生物活性很强的物质，在人体内具有多种生理功能。

（1）抗氧化作用。

（2）作为羟化过程底物和酶的辅助因子。

（3）改善铁、钙和叶酸的利用率。

（4）促进类固醇的代谢。

（5）清除自由基。

（6）参与合成神经递质。

另外，抗坏血酸还能促进抗体形成，增加人体的抵抗力，可减轻流感患者的病情，并缩短病程；对于进入人体内的有毒物质如汞、铅、砷、苯以及某些药物和细菌毒素等，若给予人体大量的抗坏血酸可缓解其毒性；可治疗肌肉疼痛。

3. 缺乏与过量症状

若从膳食中摄入减少或机体需要增加抗坏血酸又得不到及时补充时，可使体内抗坏血酸的贮存减少，从而引起抗坏血酸缺乏。若体内抗坏血酸的贮存量低于 300 mg，将出现缺乏症状。维生素 C 缺乏时主要引起坏血病。临床表现如下：

（1）前驱症状。

（2）出血。

（3）牙龈炎。

（4）骨质疏松。

抗坏血酸的毒性虽然很低，但若是一次口服 2 ～ 8 g 则可能会出现腹泻、腹胀；患有草酸结石的病人，若摄入抗坏血酸的量过多可能会增加尿中草酸盐的排泄，增大尿路结石的危险性。

4. 抗坏血酸的参考摄入量及食物来源

中国营养学会制定的 DRIs 中，提出 18 岁以后成年人抗坏血酸的 RNI 值为 100 mg/d，UL 值为≤ 1 000 mg/d；婴幼儿、儿童和青少年抗坏血酸的 UL 值为 1 000 mg/d；在高温、寒冷和缺氧条件下劳动或生活的人群，以及经常接触铅、苯和汞有毒作业工种的人群，某些疾病的患者、孕妇、哺乳期的母亲应增加抗坏血酸的摄入量。

抗坏血酸的主要来源为新鲜蔬菜和水果，一般在叶菜类中的含量比根茎类多，酸味水果比无酸味水果含量多。其中，抗坏血酸含量较丰富的蔬菜有辣椒、油菜、卷心菜、菜花和芥菜等；含量较多的水果有柑橘、柠檬、柚子和草莓等，而苹果和梨之中的含量则很少；某些野菜、野果中抗坏血酸的含量尤为丰富，如苋菜、苜蓿、刺梨、沙棘、猕猴桃和酸枣等。

二、果汁中维生素 C 含量的检测方法

1. 2,6–二氯靛酚滴定法

染料 2,6–二氯靛酚的颜色反应表现两种特性，一是取决于其氧化还原状态，其氧

化态为深蓝色，还原态则变为无色；二是受其介质的酸度影响，在碱性溶液中呈深蓝色，在酸性介质中呈浅红色。

用蓝色的碱性染料标准溶液，对含维生素C的酸性浸出液进行氧化还原滴定，染料被还原为无色，当到达滴定终点时，多余的染料在酸性介质中则表现为浅红色，根据染料用量即可计算出样品中还原型抗坏血酸的含量。

2. 二甲苯－二氯靛酚比色法

用定量的2，6－二氯靛酚染料与试样中的维生素C进行氧化还原反应，多余的染料在酸性环境中呈红色，用二甲苯萃取后比色，在一定范围内，吸光度与染料浓度呈线性相关，根据剩余染料的浓度，并用差减法即可计算出维生素C的含量。

3. 荧光法

试样中的还原型抗坏血酸经活性炭氧化为脱氢抗坏血酸后，与邻苯二胺（OPDA）反应生成有荧光的喹喔啉，其荧光强度与抗坏血酸的浓度在一定条件下成正比，以此来测定食品中抗坏血酸和脱氢抗坏血酸的总量。

脱氢抗坏血酸与硼酸可形成复合物而不与OPDA反应，故以此来排除试样中荧光杂质产生的干扰。

4. 2，4－二硝基苯肼比色法

总抗坏血酸包括还原型、脱氢型和二酮古乐糖酸，试样中还原型抗坏血酸经活性炭氧化为脱氢抗坏血酸，再与2，4－二硝基苯肼作用生成红色脎，根据脎在硫酸溶液中的含量与抗坏血酸含量成正比的关系，进行比色定量。

【任务实施】

参照图6—1—1所示的流程，完成果汁中维生素C含量的检测工作。

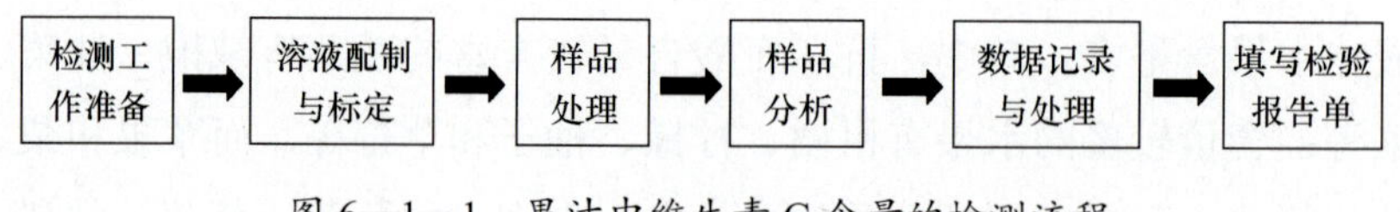

图6—1—1　果汁中维生素C含量的检测流程

一、检测工作准备

1. 仪器和设备

有分析天平、碱式滴定管、容量瓶、锥形瓶、刻度吸管、烧杯、漏斗、量筒。

2. 试剂

（1）浸提剂

1）2% 偏磷酸溶液（W/V）：称取 2 g 偏磷酸，溶于 100 mL 蒸馏水中。（偏磷酸不稳定，切勿加热）

2）2% 草酸溶液（W/V）：称取 2 g 草酸，溶于 100 mL 蒸馏水中。

（2）6% 碘化钾溶液：称取 6 g 碘化钾，定容至 100 mL 容量瓶中。

（3）1% 淀粉溶液：称取 1 g 淀粉，加 5 mL 水使其成糊状，在搅拌状态下将糊状物加到 90 mL 沸腾的水中，煮沸 1 ～ 2 min，冷却，稀释至 100 mL。使用期为两周。

（4）1 mg/ mL 抗坏血酸标准溶液：称取 100 mg（准确至 0.1 mg）抗坏血酸，溶于浸提剂中并稀释至 100 mL。现配现用（一般抗坏血酸纯度为 99.5% 以上，可不标定。如试剂发黄，则弃去不用。若要检查其浓度，可按下述标准溶液的配制与标定中对抗坏血酸纯度的检验法进行标定）。

（5）0.1 mol/L 碘酸钾标准溶液：称取（3.57±0.15）g 已在（180±2）℃的电烘箱中干燥至恒重的工作基准试剂碘酸钾，溶于水，移入 1 000 mL 容量瓶中，稀释至刻度。

（6）0.001 mol/L 碘酸钾标准使用液：吸取 1 mL 碘酸钾标准溶液于 100 mL 容量瓶中，稀释至刻度。

（7）2，6－二氯靛酚（2，6－二氯靛酚吲哚酚钠盐）。

（8）白陶土（或称高岭土）：对维生素 C 无吸附性。

3. 检验样品

超市购买的瓶装果汁。

4. 用具用品

有记号笔、药匙、手套、计算器。

5. 相关资料

《水果、蔬菜维生素 C 含量测定法（2，6－二氯靛酚滴定法）》、果汁质量国家标准、检验报告单、原始记录本、学生评价表。

二、标准溶液的配制与标定

1. 抗坏血酸纯度的检验

配图	操作步骤	操作说明
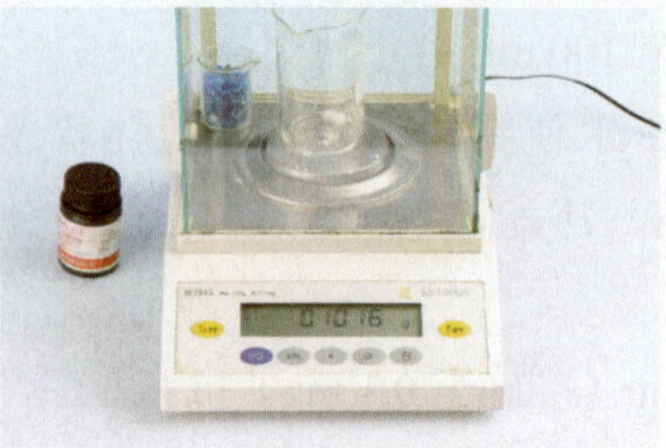	（1）称取 100 mg 抗坏血酸待测样品	准确至 0.1 mg
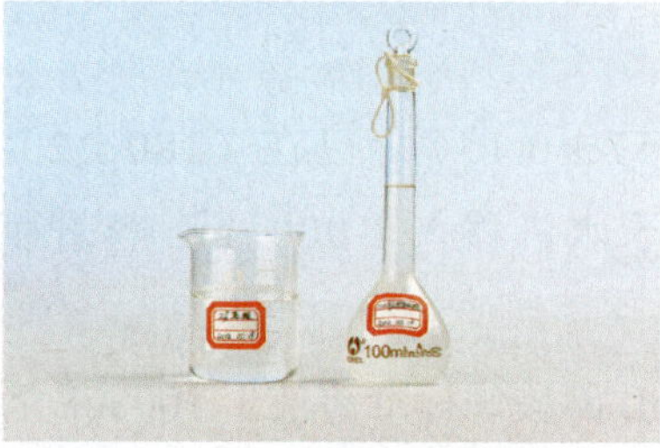	（2）用 2% 草酸溶液溶解稀释至 100 mL	2% 草酸可用 2% 偏磷酸替代
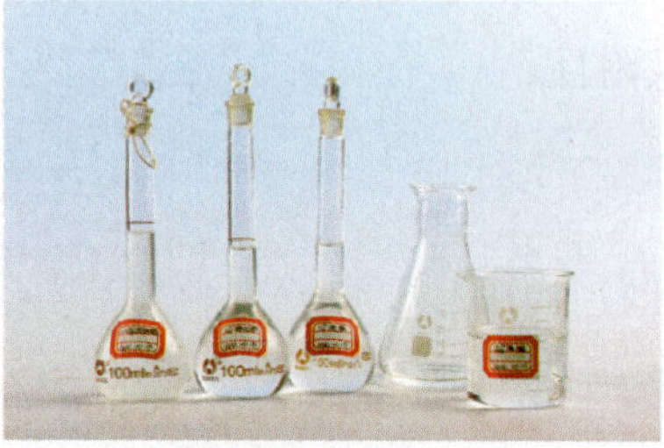	（3）吸取抗坏血酸溶液 1 mL 于盛放 10 mL 2% 草酸溶液的锥形瓶中，加入 6% 碘化钾溶液 0.5 mL 和 1% 淀粉溶液 5 滴，摇匀	（1）2% 草酸可用 2% 偏磷酸替代 （2）同时做三个滴定平行和一个空白
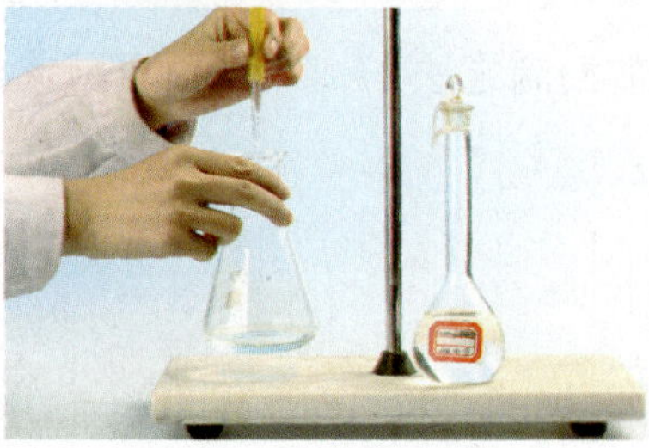	（4）用 0.001 mol/L 碘酸钾标准使用液滴定	（1）终点为极淡蓝色 （2）30 s 不褪色

续表

配图	操作步骤	操作说明
（5）计算公式 1）抗坏血酸浓度按下式计算： $$抗坏血酸浓度=\frac{V_1\times 0.088}{V_2}$$ 式中　V_1——滴定时消耗 1.67×10^{-4}M 碘酸钾标准溶液的体积，mL； V_2——所取抗坏血酸溶液的体积，mL； 0.088——1mL 0.001mol/L 碘酸钾标准使用液相当于抗坏血酸的重量，mg。 2）抗坏血酸纯度（%）按下式计算： $$抗坏血酸纯度(\%)=\frac{C\cdot V}{W}\times 100\%$$ 式中　C——所标定抗坏血酸的浓度，mg/mL； V——抗坏血酸溶液总体积，mL； W——抗坏血酸重量，mg		求出三个平行的平均值为抗坏血酸浓度

2. 2，6-二氯靛酚（2，6-二氯靛酚吲哚酚钠盐）的配制与标定

配图	操作步骤	操作说明
	（1）称取碳酸氢钠 52 mg 溶解在 200 mL 的热蒸馏水中	
	（2）称取 2，6-二氯靛酚 50 mg 溶解在上述碳酸氢钠溶液中，冷却并定容至 250 mL	（1）过滤至棕色瓶内，保存在冰箱中 （2）每次使用前，用标准抗坏血酸标定其滴定度

续表

配图	操作步骤	操作说明
	（3）吸取 1 mL 抗坏血酸标准溶液于 100 mL 锥形瓶中，加入 10 mL 浸提剂，摇匀	（1）同时做 3 个滴定平行 （2）另取 10 mL 浸提剂做空白试验
	（4）用 2，6- 二氯靛酚溶液滴定	（1）滴定至溶液呈粉红色为止 （2）15 s 不褪色
（5）滴定度按下式计算： $$滴定度\ T(\mathrm{mg/mL})=\frac{C\cdot V}{V_1-V_2}$$ 式中 T——每毫升 2，6- 二氯靛酚溶液相当于抗坏血酸的毫克数，mg/mL； C——抗坏血酸的浓度，mg/mL； V——吸取抗坏血酸的体积，mL； V_1——滴定抗坏血酸溶液所用 2，6- 二氯靛酚溶液的体积，mL； V_2——滴定空白所用 2，6- 二氯靛酚溶液的体积，mL		求出 3 个平行的平均值 T 即为 2，6- 二氯靛酚溶液滴定度

三、样品处理

配图	操作步骤	操作说明
	（1）量取具有代表性的果汁 100 mL，加 100 mL 浸提剂，迅速混匀	

续表

配图	操作步骤	操作说明
	（2）吸取 10 ~ 40 mL 样液，用浸提剂将样液移入 100 mL 容量瓶，并稀释至刻度，摇匀过滤	若滤液有色，可按每克样品加 0.4 g 白陶土脱色后再过滤

四、样品分析

配图	操作步骤	操作说明
	（1）吸取 10 mL 滤液放入 100 mL 锥形瓶中	同时做 3 个滴定平行和 1 个空白
	（2）用已标定过的 2，6–二氯靛酚溶液滴定	（1）直至溶液呈粉红色 （2）15 s 不褪色

五、数据记录与处理

1. 准备工作

填写检测原始记录表，见表 6—1—1。

表 6—1—1　　　　原始记录表

检验依据		检测项目	
标准溶液名称		标准溶液浓度	
名称 \ 编号	Ⅰ	Ⅱ	Ⅲ
滴定样液时消耗染料溶液的体积 /mL			
滴定空白时消耗染料溶液的体积 /mL			
2，6- 二氯靛酚染料滴定度 /（mg/mL）			
稀释倍数			
样品质量 /g			
维生素 C 含量 /（mg/100g）	平均值		
检验员		检验日期	

2. 数据处理

维生素 C 含量按下式计算：

$$维生素\ C(mg/100\ g)=\frac{(V-V_0)\cdot T\cdot A}{W}\times 100$$

式中　V——滴定样液时消耗染料溶液的体积，mL；

V_0——滴定空白时消耗染料溶液的体积，mL；

T——2，6- 二氯靛酚染料的滴定度，mg/mL；

A——稀释倍数；

W——样品质量，g。

说明：

（1）平行测定的结果，用算术平均值表示，取三位有效数字；含量低的保留小数点后两位数字。

（2）平行测定结果的绝对差值，在维生素 C 含量大于 20 mg/100 g 时，不得超过 2%，小于 20 mg/100 g 时，不得超过 5%。

3. 异常点分析

（1）试剂是否过期。

（2）标准溶液的配制与标定是否准确。

（3）滴定操作与终点判断是否正确。

（4）原始记录是否记错。

（5）计算是否有错误。

（6）复检。

六、填写检验报告单

按照要求正确填写检验报告单，报告要求实事求是，完整、清晰。

【考核评价】

<table>
<tr><th rowspan="3">素质</th><th>内容</th><th rowspan="3">评价项目</th><th colspan="3">评价</th></tr>
<tr><th rowspan="2">学习目标</th><th rowspan="2">自我评价（30%）</th><th rowspan="2">小组评价（30%）</th><th rowspan="2">教师评价（40%）</th></tr>
<tr></tr>
<tr><td>知识
20 分</td><td>应知应会</td><td>1. 食品中维生素 C 的理化性质和生理功能
2. 果汁中维生素 C 含量的检测方法</td><td></td><td></td><td></td></tr>
<tr><td rowspan="5">专业能力
60 分</td><td>试验准备
10 分</td><td>1. 试验用的仪器准备充分
2. 组内分工明确</td><td></td><td></td><td></td></tr>
<tr><td>仪器使用
10 分</td><td>1. 正确使用分析天平
2. 正确操作滴定管</td><td></td><td></td><td></td></tr>
<tr><td>操作规范
10 分</td><td>1. 样品处理方法正确
2. 溶液配制方法正确
3. 标准溶液浓度标定准确
4. 试样测定正确</td><td></td><td></td><td></td></tr>
<tr><td>检验报告
20 分</td><td>1. 原始记录填写清晰
2. 数据处理方法正确
3. 检验报告填写规范
4. 结果评价正确</td><td></td><td></td><td></td></tr>
<tr><td>遵守安全、卫生要求
10 分</td><td>1. 正确执行安全技术操作规程
2. 试验过程保持现场整洁</td><td></td><td></td><td></td></tr>
</table>

续表

素质	内容 学习目标	评价项目	自我评价（30%）	小组评价（30%）	教师评价（40%）
通用能力10分	语言能力	1. 准确阐述自己的观点 2. 专业术语表达准确			
	合作能力	能与同学配合共同完成工作			
	发现、分析和解决问题能力	1. 善于发现试验过程中的问题 2. 自主分析和解决试验中的问题			
	创新能力	1. 善于总结工作经验 2. 善于体验新的检测方法			
态度10分	工作态度	工作认真、细致			
合计					

【思考与练习】

1．维生素C具有什么性质和生理功能？

2．2,6-二氯靛酚法检测果汁中维生素C含量的原理是什么，属于容量分析中的哪一种方法？

3．测定维生素C时草酸的作用是什么？

4．比较食品中对维生素C含量检测所用方法的异同。

5．为了在试验中得到准确的抗坏血酸含量应注意哪些问题？

6．实训题：2,6-二氯靛酚比色法测定蔬菜汁中维生素C含量。

任务 2 复合维生素片剂中维生素 B_2 的检测

【学习目标】

1. 了解 B 族维生素的种类、性质及生理功能。
2. 掌握荧光分光光度计的结构及工作原理。
3. 掌握标准曲线法定量分析维生素 B_2 的基本原理。
4. 能在教师的指导下，以小组协作方式，完成食品中维生素 B_2 含量的检测。
5. 能遵守操作规程，正确使用荧光分光光度计。

【任务引入】

维生素 B_2 是人体生长、繁殖所必需的物质，它不能在人体内合成，又不能充分地储存，所以只能每天通过食物获取。目前，市场上有很多保健食品都宣称提供了含量不一的维生素 B_2，但是其含量却不一定达标。本任务将完成某复合维生素片剂中维生素 B_2 含量的测定。

【任务分析】

食品中维生素 B_2 的检验方法包括荧光分光光度法、微生物法和紫外分光光度法。本任务参照《谷物中维生素 B_2 的测定》（GB/T 7629—2008）中的荧光分光光度法。荧光分光光度法是利用物质吸收较短波长的光后能发射较长波长特征光谱的性质，对物质进行定性或定量分析的方法。与微生物法和紫外分光光度法相比，荧光分光光度法具有灵敏度高、所需试样量少、操作方法简便、选择性好和测量快速等特点，其既能依据发射光谱，又能依据吸收光谱来鉴定物质，被广泛应用于维生素 B_2 的分析中。

【相关知识】

一、B 族维生素

1. 分类

维生素 B_1、维生素 B_2、维生素 B_6、维生素 B_{12}、烟酸、泛酸、叶酸等统称为 B 族维生素。B 族维生素有许多共同之处，多余的 B 族维生素不会储藏于体内，而会完全排出体外。所以，人体需要每天补充 B 族维生素。

2. 功能

B 族维生素之间有协同作用，一次摄取全部的 B 族维生素要比分别摄取效果更好。B 族维生素是推动体内代谢，将糖、脂肪、蛋白质等转化成热量不可缺少的物质。若缺少 B 族维生素，将会导致细胞功能降低，引起代谢障碍，人体则会出现怠滞和食欲不振等症状。

3. 来源

B 族维生素广泛存在于食物当中，如动物肝脏、肉类、谷类、鱼类、豆类、蛋黄类、乳制品、蔬菜、水果等。通常，谷类食物若加工太精、过分水洗、高温等均会使 B 族维生素有不同程度的损失。

二、维生素 B_2

核黄素又称维生素 B_2，微溶于水，在中性或酸性溶液中加热是稳定的，为体内黄酶类辅基的组成部分（黄酶在生物氧化还原中发挥递氢作用）。当其缺乏时，会影响机体的生物氧化，产生代谢障碍。

1. 维生素 B_2 的结构

维生素 B_2 是一大类具有生物活性的化合物，是带有核糖醇侧链的异咯嗪衍生物，也可以认为其是核糖醇与 6，7- 二甲基异咯嗪缩合而成的。其分子式为：$C_{17}H_{20}N_4O_6$，分子中有三个芳香环，具有平面刚性结构，因此它能够发射荧光。其分子结构如图 6—2—1 所示。

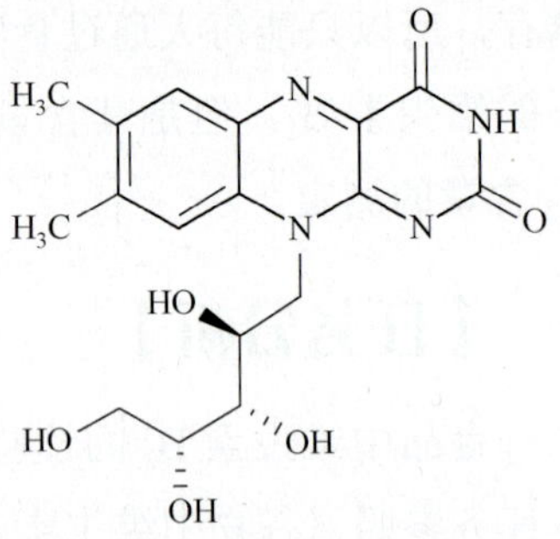

图 6—2—1　维生素 B_2 分子结构

2. 维生素 B_2 的理化性质

（1）维生素 B_2 纯品为结晶，呈黄棕色，有高强度荧光，味苦。

（2）溶于水，溶解度低（27.5℃，12 mg/100 mL）。

（3）在酸性和干燥条件下稳定，碱性条件下易分解；对光敏感，紫外线可促进其分解。

（4）结合形成的核黄素比游离的核黄素稳定。

3. 维生素 B_2 的生理功能

（1）促进发育和细胞的再生。

（2）促使皮肤、指甲、毛发的正常生长。

（3）帮助消除口腔内、唇、舌的炎症。

（4）增进视力，减轻眼睛的疲劳。

（5）其可与其他的物质相互作用来帮助碳水化合物、脂肪、蛋白质的代谢。

三、测定食品中维生素 B_2 的方法

测定食品中维生素 B_2 含量的方法有很多，要根据食品的性质和测定的需要来选择合适的方法。目前测定食品中维生素 B_2 的方法有荧光分光光度法、紫外分光光度法、微生物法等。

1. 荧光分光光度法

某些物质受到一定波长的光照射时，可发射出较长波长的光，而停止照射时，这种光又会随之消失，我们将这种光称为荧光。根据分子荧光强度与待测物质浓度成正比的关系，可对待测物进行定量分析。这种分析方法称为荧光分析法，它具有极高的灵敏度，在生物分析、食品分析与环境分析等方面是十分有用的分析手段。

荧光分光光度法是基于维生素 B_2 微溶于水，其溶液在 420 ～ 440 nm 蓝光照射下会产生绿色荧光，溶液的荧光强度与维生素 B_2 的浓度成正比的关系。应用荧光分光光度计先测得一系列维生素 B_2 标准溶液的荧光强度，并绘制标准曲线，然后测定样品的荧光强度，再进一步计算样品中维生素 B_2 的含量。

2. 紫外分光光度法

紫外分光光度法依据维生素 B_2 在 224 nm、267 nm、375 nm、444 nm 处具有吸收峰，而一般选取 444 nm 的波峰为定量吸收峰，通过绘制标准曲线或者利用 $C_{17}N_{20}N_4O_6$ 的吸收系数 323 计算，从而求得样品中维生素 B_2 的含量。

3. 微生物法

因为干酪乳酸杆菌（LC）必须在维生素 B_2 中才能生长，其生长情况及代谢物乳酸的浓度又与培养基中维生素 B_2 的含量成正比，因此可以用酸度及混浊度的测定法来测定样品中维生素 B_2 的含量。

四、荧光分光光度计

1. 工作原理

荧光分光光度计是以一定强度的激发光，经激发单色器分光，以此选择最佳波长的光去激发液池内的荧光物质。通过液池后的激发荧光沿直线传播，再通过发射单色器的作用滤除干扰物质产生的荧光，最后利用检测器对荧光进行测定。

荧光分光光度计不但可以进行一般的定量分析，而且还可以推断分子在各种环境

下的构象变化，从而阐明分子结构与功能之间的关系。它的激发波长扫描范围一般是190～650 nm，发射波长扫描范围是200～800 nm，可用于液体、固体样品（如凝胶条）的光谱扫描。

2. 仪器结构

荧光分光光度计的结构包括光源、激发单色器、发射单色器、放大器等，如图6—2—2所示。

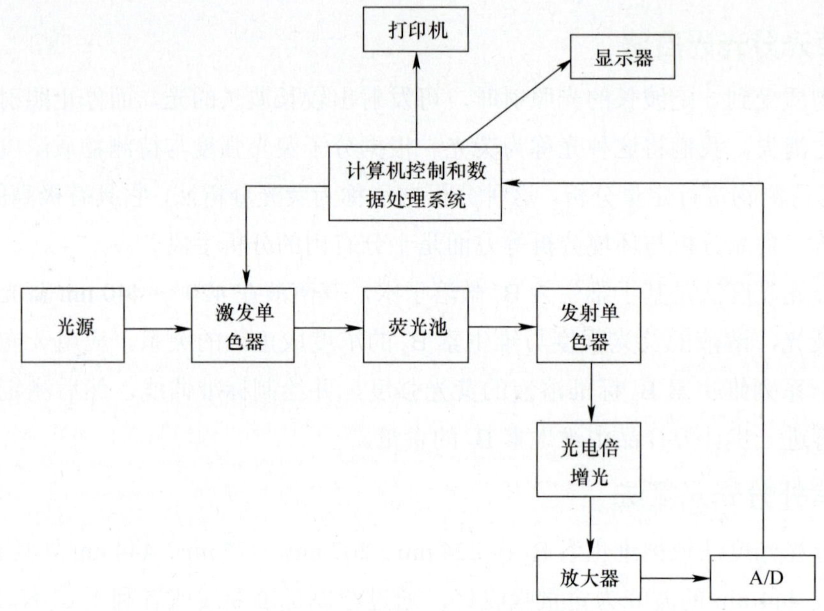

图6—2—2　荧光分光光度计结构示意图

（1）光源。高压汞蒸气灯或氙弧灯，后者能发射出强度较大的连续光谱，且在300～400 nm范围内的强度几乎相等，故较常用。

（2）激发单色器。置于光源和样品室之间的为激发单色器或第一单色器，其作用是筛选出特定的激发光谱。

（3）发射单色器。置于样品室和检测器之间的为发射单色器或第二单色器，常采用光栅为单色器，以筛选出特定的发射光谱。

（4）样品室。通常由石英池（液体样品用）或固体样品架（粉末或片状样品）组成。测量液体时，光源与检测器成直角安排；测量固体时，光源与检测器成锐角安排。

（5）检测器。一般用光电管或光电倍增管作检测器，其可将光信号放大并转为电信号。

3. 使用方法（以天津港东科技发展股份有限公司F—380型分光光度计为例）

（1）开机。打开氙灯，再打开主机，然后打开计算机启动工作站并初始化仪器。

（2）波长扫描。仪器初始化完毕后，在工作界面上选择工具—配制—通用，设置适当的扫描类型——波长扫描，如图 6—2—3 所示。

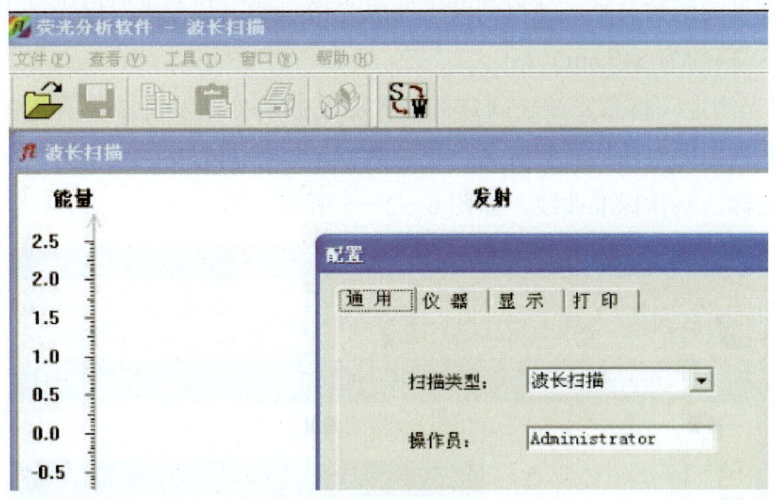

图 6—2—3 波长扫描

设置激发光谱和发射光谱，如图 6—2—4 所示。其中，在激发光谱是指固定测量波长，化合物发射的荧光强度与照射光波长的关系曲线。在激发光谱曲线的最高处，处于激发态的分子最多，荧光强度最大。如设置 λ=540 nm 为发射波长，在 250 ～ 500 nm 范围内扫描，记录荧光发射强度和激发波长的关系曲线，便得到激发光谱。从激发光谱图上可找出其最大激发波长 λ_1（约为 440 nm）。

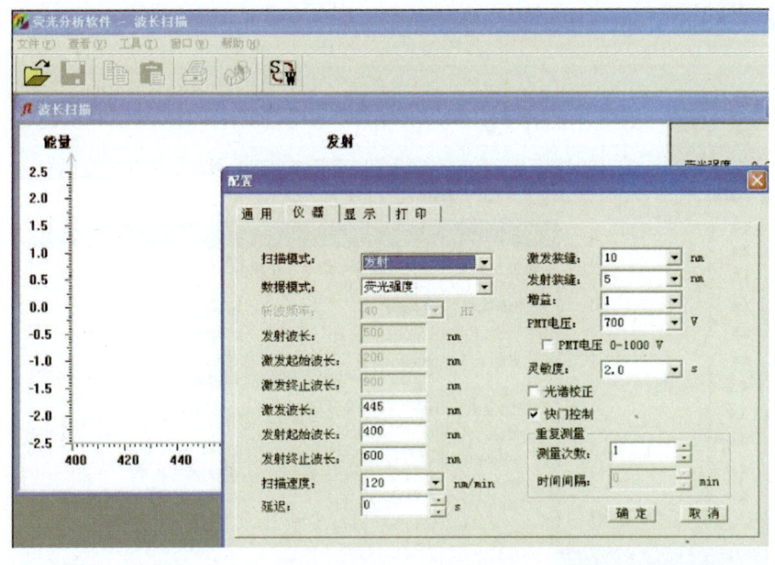

图 6—2—4 波长设置

发射光谱是指固定激发光波长（选最大激发波长），化合物发射的荧光强度与发射光波长的关系曲线。如在 λ_1 激发波长下，在 450 ～ 700 nm 范围内扫描，记录发射强度与发射波常见的函数关系，便得到荧光发射光谱，然可从荧光发射光谱上找出最大荧光发射波长 λ_2（约为 540 nm）。

（3）荧光测定。将激发波长固定在最大激发波长处，发射波长固定在最大发射波长处。测定系列标准溶液的发射强度，记录数据。以溶液的发射强度为纵坐标，标准溶液浓度为横坐标，制作标准曲线。如图 6—2—5 所示。

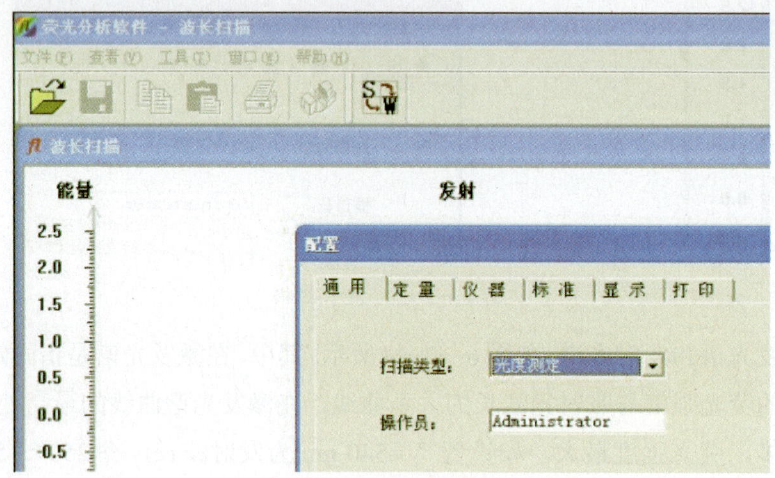

图 6—2—5　荧光测定

在同样条件下测定样品的发射强度，并由标准曲线确定样品的浓度，计算样品中的含量。如图 6—2—6 所示。

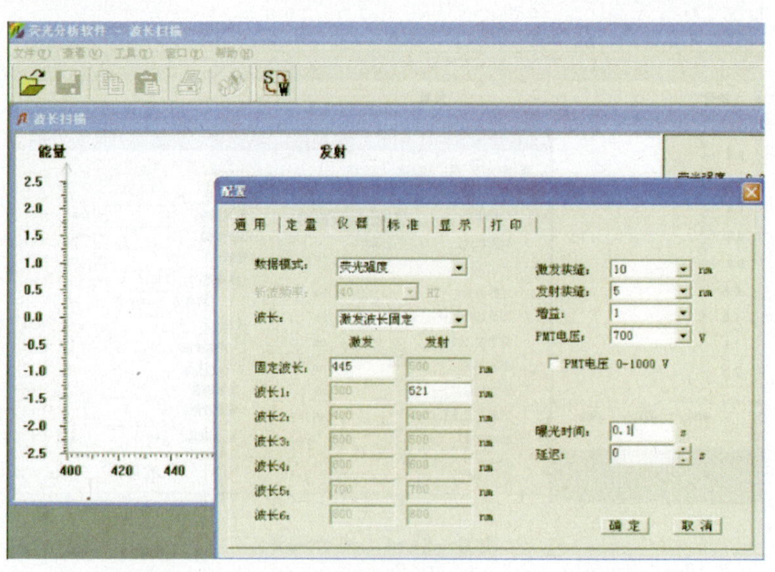

图 6—2—6　强度设置

（4）关机。在联机状态下，依次关闭联机窗口、主机，最后关闭氙灯。

4. 仪器维护

（1）使用环境温度在 15 ～ 35℃，湿度为 30% ～ 80%。移动仪器时，应避免温度变化太大，否则会造成冷凝现象，损害仪器内的光学器件和控制系统，甚至直接导致仪器损坏。

（2）频繁开关灯对氙灯的寿命影响很大，如果在 1 h 内再次使用最好不要关闭氙灯；关闭氙灯后，15 min 内不可再次开启；关机时，为了使氙灯充分冷却，应先关闭氙灯 5 min 后再关闭仪器。

（3）氙灯（光源）属于易耗件，平均使用寿命为 1 200 h 以上，如发现测量的能量值下降较多或者噪声突然变大，即有可能是氙灯的寿命到期，应考虑更换氙灯。

（4）重新安装软件时应输入波长修正参数。

5. 应用范围

荧光分光光度计可以测定数百种有机化合物，尤其是在生物活性物质的测定方面，荧光分析显示了它广阔的应用前景。荧光分光光度计可以测定某些醇、肼、醛、酮、脂、脂肪酸、酰氯、糖类、多环芳烃、酚、醌、叶绿素、维生素、蛋白质、氨基酸、尿素、肽、有机胺类、酶和辅酶等化合物。

【任务实施】

参照如图 6—2—7 所示的流程，完成复合维生素片剂中维生素 B_2 的检测工作。

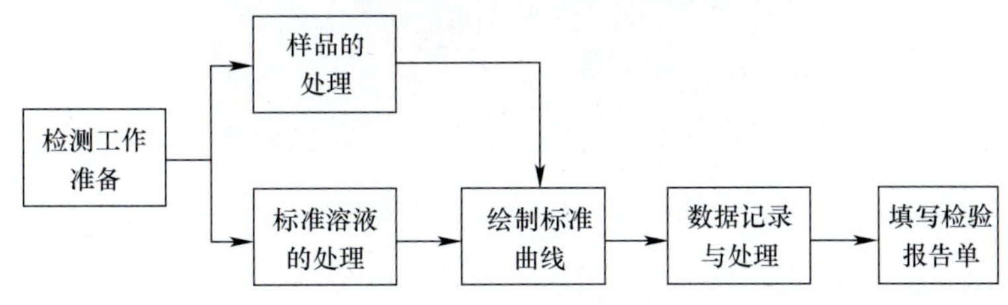

图 6—2—7　复合维生素片剂中维生素 B_2 检测流程

一、检测准备

1. 仪器和设备

（1）分析天平：精度 ±0.1 mg。

（2）电热恒温水浴。

（3）棕色容量瓶：100 mL、2 000 mL。

（4）移液管：1 mL、5 mL、10 mL。

（5）荧光分光光度计：天津港东科技发展股份有限公司 F—380 型（见图 6—2—8）。

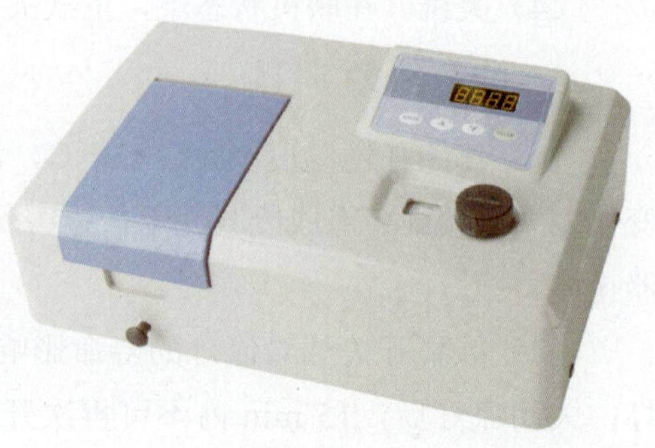

图 6—2—8　荧光分光光度计

2. 试剂及溶液配制

（1）维生素 B_2 标准工作溶液 C=1 μg/mL：将维生素 B_2 置于装有五氧化二磷干燥剂的干燥器内放置 24 h。准确称取 2 mg 维生素 B_2 并置于装有 1 500 mL 水和 2.4 mL 冰乙酸 2 000 mL 的烧瓶中，加热使其充分溶解，冷却，转移至容量瓶中，用水定容至 2 000 mL，充分混匀后再转入棕色瓶中，滴加甲苯覆盖，贮存于冰箱（4℃）中。

（2）冰乙酸。

（3）蒸馏水。

3. 检验样品

复合维生素片剂，如图 6—2—9 所示。

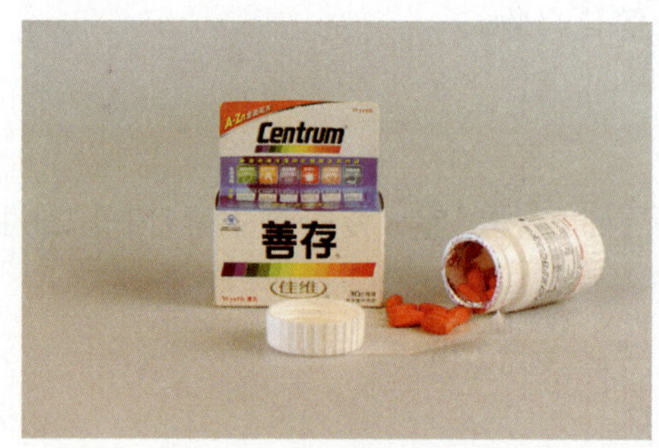

图 6—2—9　复合维生素片剂

4. 用具用品

有记号笔、手套、计算器。

5. 相关资料

分析天平使用操作规程、荧光分光光度计使用操作规程、《谷物中维生素 B_2 的测定》（GB/T 7629—2008）、检验报告单、原始记录本。

6. 说明

（1）配制标准溶液时，为了减少仪器偏差，取不同体积的同种溶液应用同一移液管。

（2）此次试验影响标准曲线线性的主要因素是配制溶液时，操作是否规范、标准。

二、样品分析

<table>
<tr><th>配图</th><th>操作步骤</th><th>操作说明</th></tr>
<tr><td></td><td>1. 标准曲线的绘制
（1）取 6 个 100 mL 棕色容量瓶</td><td rowspan="2">操作应避免直射光</td></tr>
<tr><td></td><td>（2）按表 6—2—1 加入维生素 B_2 标准溶液和冰乙酸，充分混匀

表 6—2—1 标准曲线样品
<table>
<tr><td>管号</td><td>1</td><td>2</td><td>3</td><td>4</td><td>5</td><td>6</td></tr>
<tr><td>维生素 B_2 标准溶液 /mL</td><td>1.00</td><td>2.00</td><td>3.00</td><td>4.00</td><td>5.00</td><td>6.00</td></tr>
<tr><td>冰乙酸 /mL</td><td>4.00</td><td>4.00</td><td>4.00</td><td>4.00</td><td>4.00</td><td>4.00</td></tr>
<tr><td>维生素 B_2 浓度 /（μg/mL）</td><td>0.001</td><td>0.002</td><td>0.003</td><td>0.004</td><td>0.005</td><td>0.006</td></tr>
</table>
</td></tr>
<tr><td></td><td>2. 样品前处理
（1）用研钵对试样进行充分研磨</td><td rowspan="2">操作应避免直射光</td></tr>
<tr><td></td><td>（2）称取试样 3 g，置于 100 mL 棕色容量瓶中</td></tr>
</table>

续表

配图	操作步骤	操作说明
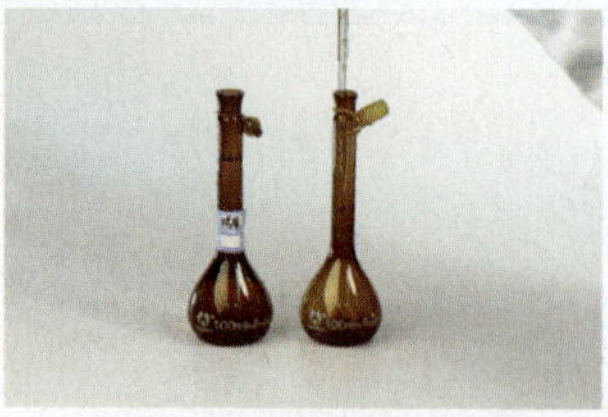	（3）移取 0.2 mL 试样于 100 mL 棕色容量瓶中	
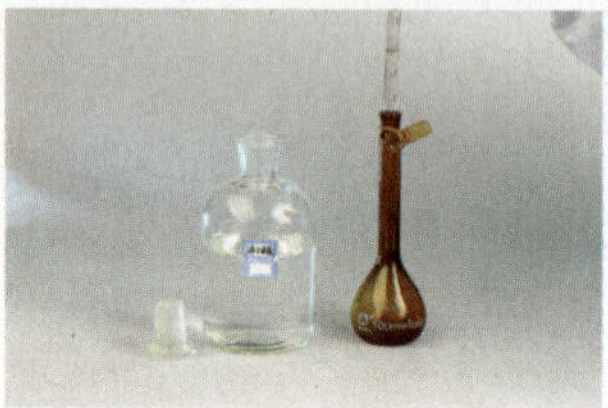	（4）加 4.00 mL 冰乙酸，稀释至刻度，摇匀	
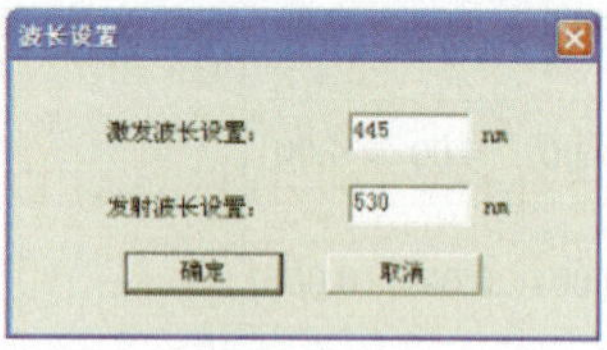 波长设置 激发波长设置：445 nm 发射波长设置：530 nm 确定 取消	3. 试样的测定 （1）调整荧光分光光度计的激发波长为 445 nm，发射波长为 530 nm	（1）样液在仪器中受激发光照射时间应不超过 10 s
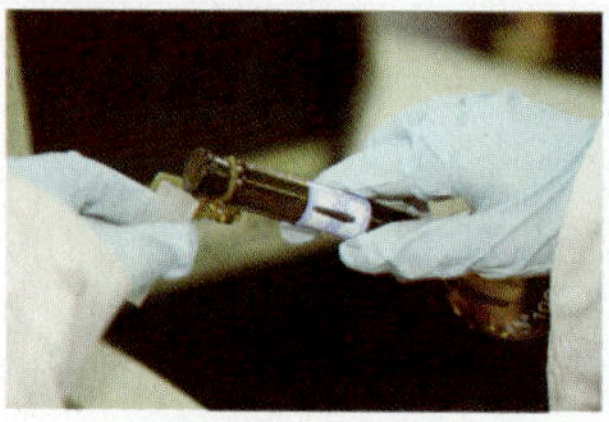	（2）将制备好的标准溶液系列，按照编号依次放入荧光分光光度计中以测量其吸光值，将检测结果填入原始记录表中	（2）用测定标准系列时相同的条件，测量其荧光强度
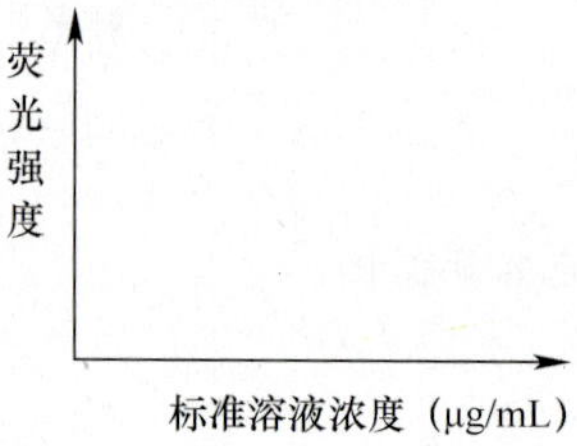 荧光强度 标准溶液浓度（μg/mL）	（3）以溶液的荧光强度为纵坐标，标准溶液浓度为横坐标，绘制标准曲线，并求出标准曲线方程	
	（4）测定试样的荧光强度。由标准曲线方程确定试样中维生素 B_2 的浓度，并计算样品中维生素 B_2 的含量	

三、数据记录与处理

1. 准备工作

填写检测原始记录表，见表 6—2—2。

表 6—2—2　　原始记录表

姓名：　　日期：

管号	1	2	3	4	5	6	样Ⅰ	样Ⅱ	样Ⅲ
维生素 B_2 标准溶液 /mL	1.00	2.00	3.00	4.00	5.00	6.00			
冰乙酸 /mL	4.00	4.00	4.00	4.00	4.00	4.00			
维生素 B_2 浓度/（μg/mL）	0.001	0.002	0.003	0.004	0.005	0.006			
荧光强度									

2. 结果计算

复合维生素片剂中维生素 B_2 含量按下列公式进行计算：

$$X=\frac{100\times100C}{0.2\cdot m}$$

式中　X——试样中维生素 B_2 含量，μg/g；

C——试样中维生素 B_2 的浓度，μg/mL；

m——试样质量，g。

3. 异常点分析

（1）原始记录是否有误。

（2）计算是否有误。

四、填写检验报告单

按照要求正确填写检验报告单，报告要求实事求是，完整、清晰。

【考核评价】

素质	内容（学习目标）	评价项目	评价 自我评价（30%）	小组评价（30%）	教师评价（40%）
知识 20分	应知应会	1. 了解B族维生素知识 2. 掌握维生素B_2的测定方法 3. 理解荧光分光光度法测定保健食品维生素B_2的原理			
专业能力 60分	试验准备 10分	1. 仪器、试剂、样品准备充分 2. 试验方案设计正确 3. 样品处理方法正确 4. 正确配制试剂			
	仪器使用 10分	1. 正确使用荧光分光光度计 2. 学会荧光分光光度计的参数设置			
	操作规范 10分	1. 操作流程熟练 2. 操作规范			
	检验报告 20分	1. 原始记录填写清晰 2. 数据分析正确 3. 检验报告填写正确			
	遵守安全、卫生要求 10分	1. 具有安全防护意识 2. 卫生规范			
通用能力 10分	语言能力	1. 准确阐述自己的观点 2. 专业术语表达准确			
	合作能力	能与同学配合共同完成工作			
	发现、分析和解决问题能力	1. 善于发现试验过程中的问题 2. 自主分析和解决试验中的问题			
	创新能力	1. 善于总结工作经验 2. 善于体验新的检测方法			

续表

素质	内容 学习目标	评价项目	评价		
			自我评价（30%）	小组评价（30%）	教师评价（40%）
态度10分	工作态度	认真、细致			
合计					

【思考与练习】

1．维生素 B_2 的分类和生理功能。

2．简述荧光分光光度计中使用氙灯的注意事项。

3．如何对荧光分光光度计进行正确的维护?

4．荧光检测时为何要找到最大激发波长和最大发射波长?

5．实训题：利用荧光分光光度计法检测玉米中维生素 B_2 的含量。

【拓展任务】　紫外—可见分光光度计法测定硬糖中维生素 B_2 的含量

一、检测准备

1．仪器和设备

准备天平、研钵、棕色容量瓶、移液管、紫外—可见分光光度计。

2．试剂及溶液配制

（1）维生素 B_2 标准溶液：0.3 mg/mL。

（2）冰乙酸：分析纯。

（3）1 mol/L 氢氧化钠溶液。

二、样品处理

用研钵对试样进行充分研磨后，称取试样 5 g，置于 100 mL 棕色容量瓶中；加冰乙酸 0.5 mL，加水稀释至刻度，混匀后备用。

三、样品分析

1. 标准曲线的绘制

（1）取 6 个 100 mL 棕色容量瓶，按表 6—2—3 配制维生素 B_2 标准系列溶液并充分混匀。

表 6—2—3　　维生素 B_2 标准系列溶液的浓度

编号	1	2	3	4	5	6
维生素 B_2 标准溶液 /mL	0.0	2.0	4.0	6.0	8.0	10.0
冰乙酸 /mL	0.5 mL					
水 /mL	至 100 mL					
维生素 B_2 浓度 /（mg/mL）	0.0	0.006	0.012	0.018	0.024	0.030

（2）调整紫外—可见分光光度计的吸收波长为 444 nm。

（3）将制备好的标准溶液系列，按照编号依次放入紫外—可见分光光度计中，测量其吸光度值。

（4）以溶液的吸光度值为纵坐标，标准溶液浓度为横坐标，绘制标准曲线，并求出标准曲线方程。

2. 测定试样的吸光值，并由标准曲线方程确定试样中维生素 B_2 的浓度，计算样品中维生素 B_2 的含量。

四、数据记录与处理

紫外分光光度法测定硬糖中维生素 B_2 含量的计算方法同荧光分光光度法。